クリニカル作業療法シリーズ

高次脳機能障害領域の作業療法

プログラム立案のポイント

鈴木孝治 編集

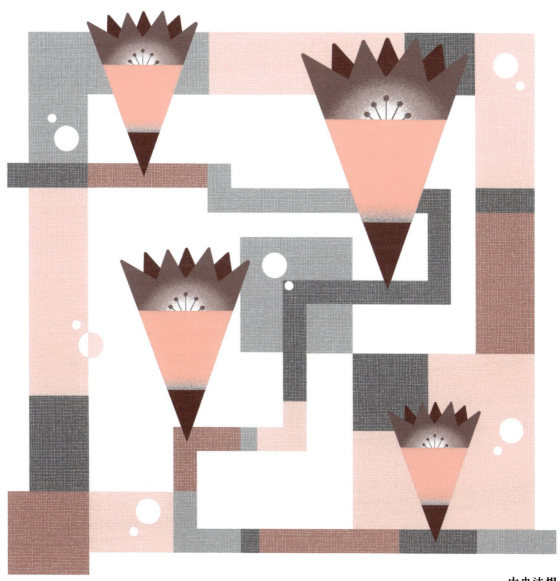

中央法規

序文

　近年では「高次脳機能障害」という用語は，かなり社会に受け入れられた感がある。これは高次脳機能障害支援モデル事業の効果が大きいと思われるが，各種関連学会でのアピールや病院・施設などでの医療関係者の地道な臨床活動の成果とも考えられる。

　しかし，作業療法の臨床では，興味はあるものの，「複雑で難しい」といった意見を聞くことが多い。学生時代からこの障害に興味をもち作業療法士として就職する者も増えつつあるが，未だ全国どこでも同じようなサービスを提供しているとはいい難い。この原因の1つには，作業療法学科（専攻）の大学・養成校の授業で，さらにはその臨床実習で，未だ高次脳機能障害を体系的にしかも症例を基にした評価・介入に関する一貫した教授が不十分であることがあげられよう。つまり，作業療法教育の体系化に問題があるといえる。

　編者は，ここ数年，一般社団法人日本作業療法士協会の教育部で，理学療法士作業療法士学校養成施設指定規則および指導ガイドラインの改定作業に携わっている。本年，6月末に厚生労働省で，久々に理学療法士作業療法士学校養成施設カリキュラム等改善検討会が開催された。前回の改定による現行の指定規則の運用は1999年で，そこではカリキュラムの大綱化により各学校養成施設の特徴は出せるようにはなったが，反面，全国的に同一レベルでの教育がなされてきたかは疑問であるといえる。特に，時間数の減少した臨床実習での経験は個人差が大きいと想像する。

　実習では，協力してくださる病院・施設の特徴があるため，学生個々で経験の差が出てしまうのは致し方ない。しかし，部分的であれ，できるだけ多くの評価・介入を経験することで，個々の経験値を平準化することは望ましいことと思える。そのために，作業療法の臨床実習をクリニカル・クラークシップに基づいた実習形態へと転換することは，歓迎できることである。今回のカリキュラム等の改善検討では，臨床実習の「原点回帰」が1つの大きなポイントと考える。

　その部分的な経験，知識を体系化し，学生自身が深く理解するためには，1つの指針となる教科書が必要である。それに最適な教科書が本書であるといえる。

　それでは，本書の特徴はどのようなものであるかをお示ししたい。まず，現在，世界共通に用いられている健康観・障害観に基づいた国際的な分類であるICFを基礎に，高次脳機能をとらえている。そして，実際の行動・生活面での特徴や問題を全体的に把握して，個々の脳機能の分析へと進めていくトップダウン的なとらえ方と，個々の脳機能に着目し，それらを組み立て積み重ねて，生活機能・能力へと到達するというボトムアップ的なとらえ方の

双方を確実に用いて，対象者の状態および作業を理解するという基本方針を貫いている。

　編者が作業療法の専門学校で高次脳機能障害を学習した記憶はあまりないが，症状概説と一部の「神経心理学的検査」を思い出すことはできる。作業療法士が「高次脳機能障害作業療法学」としてテキストを編纂し，授業を実施する時代ではなかったからである。しかし，当時でも一部の医師たちは，画像所見を活用して神経心理学を基盤に失語・失行・失認・半側空間無視などという診断をくだしていた。こちらの方略は，ボトムアップ的なとらえ方である。

　一方，作業療法士として外せない「心理的側面」は，ボトムアップ的な見方でもとらえられないことはないが，トップダウン的なとらえ方のほうがより理解しやすい。この側面はなかなか数値化しづらいが，作業療法介入プログラムを立案する際には大変有益な情報となる。

　本書では，これらの双方向からのアプローチをきちんと理解して，対象者の利点・問題点を明確にし，介入方略を整理することを重視している。そして，狭い視野にとどまることなく，機能から参加に至るまでの幅広いスペクトラムのなかで介入目標を設定する原則を貫き，介入プログラムを例示している。そのプログラムを応用することで問題解決が図れることとなる。最後に介入例を提示して，作業療法のイメージをもたせやすくしている。

　これらの基本方針を学内の授業で学び，模擬症例検討などを経て，実際の臨床実習を経験すれば，全国的に同一レベルの教育内容にできる限り近づけられると確信する。

　全国の作業療法士学校養成施設で本書を活用して高次脳機能障害に関する基本的な学び方を体得していただければ幸甚である。

　なお，この分野のさらなる発展は，本書に対する批判的な意見から生まれることも否めない。学生，教員を問わず幅広くご意見を賜りたい。

　最後になりましたが，本書の製作にご尽力いただきました執筆者の皆様に深謝いたします。また，執筆者の依頼，自身の原稿執筆の遅さなど，さまざまな苦難を乗り越えてここまでたどり着くことができたのは，中央法規出版の星野氏の忍耐力の賜物であると思う。ここに深く感謝申し上げる。

平成29年7月

　　　湘南の自宅にて
　　　　　　藤田保健衛生大学医療科学部　　鈴木孝治

プロローグ──高次脳機能障害分野における作業療法士の役割

（1）この分野の特徴

　作業療法士は身体・精神両面をバランスよく見られる専門職である。この特徴は，作業療法士の養成課程で，教養科目，基礎および臨床医学で基礎的な知識を学習しているだけではなく，精神障害作業療法学，運動学をはじめとした身体機能に関する学問，代償学などのリハビリテーション関連科目をしっかりと学べるように作業療法の専門科目が順序よくカリキュラムが組まれていることからもわかると思われる。高次脳機能およびその障害は，身体－精神の分類でいえば精神に属すると考えられるが，症状・障害をとらえるためには，行動や認知で確認するので，すべての領域に関与している。つまり，身体・精神両面をバランスよく見ることが求められている領域である。

　そして，私たちの日常生活は，運動機能だけで成り立っていることはなく，必ず高次脳機能が関与している。作業療法士という専門職が対象者の生活を見る際には，高次脳機能を考えずには評価・介入できない。そして何よりも生活の場面での評価・介入を基本とすることに徹しなければならない。近年の厚生労働省の動きは，地域での生活支援を中心的な課題ととらえているので，活動の場は，生活している地域であることは間違いないが，病院や施設での評価・介入もその後の生活に大きな影響を与えることを肝に銘じなければならない。

（2）作業療法士ならではのアプローチ

① 「作業」を武器にする専門職

　作業療法の基本的な治療構造は，最大の武器である「作業」を介入の手段や目的として用いることである。これが，言語聴覚士や臨床心理士と決定的に異なる点である。この「作業」を用いて，高次脳機能の障害に起因する日常生活や職業・学業での生活障害を軽減・改善し，新たな価値へと変換していく専門職，それが作業療法士である。

　また，他の専門職が治療の「場」を軽視しているというわけではないが，作業療法士はこの「場」というのも大切にする専門職だと思われる。筆者は

作業療法士養成校卒業直後より数年間，精神障害分野で働いていたが，その間何となく，「作業療法士は患者さんが生活で困らないように行動してもらうため，できるだけ治療の場面を上手に設定する職種だ」と思っていた。つまり，「場面設定のプロ」と勝手に思い込んでいた。その後，脳血管障害の患者さんと接する機会が多い職場に移ってからは，高次脳機能障害の患者さんの認知面・行動面を変化させようと，より積極的に治療者自身から何かの刺激（仕掛け）を用いて行動変容の処理システムを考えるようになった。この時から，高次脳機能に対して本格的に臨床・研究に取り組むこととなった。

②作業療法士は黒子であれ

しかし，作業療法士の基本は，高次脳機能障害の患者さんに出会って変化したのではなく，精神障害分野で身につけた，「（患者さんの反応を）待てる職種」[1] であった。これは，作業療法士の神髄と今でも考えており，言葉を換えれば，「作業療法士は黒子であれ」ともいえる。それは，目立って堂々と正面から向かうより，背後や近くでそっと患者さんの反応を見守り，誘導・援助すべきという意味である。

③身体・精神両面をバランスよく見られる専門職

現在のところ作業療法士は，臨床実習を含めた3年間の養成課程を修了し国家試験に合格すれば資格が取得できる。その養成課程のカリキュラムには，教養科目，基礎および臨床医学，リハビリテーション関連科目，そして作業療法の専門科目が順序よく配列されている。具体的には，解剖学・生理学はもちろん，精神医学，精神障害作業療法学，神経学，高次脳機能障害作業療法学などをはじめ，整形外科学，運動学などの身体機能に関する学問，代償学などのリハビリテーション関連科目が含まれている。つまり，身体・精神両面をバランスよく見られる専門職になるためにこれらの科目を履修する（した）のであるから，このことを最大限活用すべきである。

（鈴木孝治）

文献
1）鈴木孝治：「待てる」ということ. OTジャーナル 38：998−999, 2004.

編集・執筆者一覧

［編集］

鈴木 孝治（藍野大学医療保健学部作業療法学科教授）

［執筆者（執筆順）］

鈴木 孝治（前掲）

五味 幸寛（国際医療福祉大学成田保健医療学部作業療法学科）

能登 真一（新潟医療福祉大学医療技術学部作業療法学科）

小賀野 操（国際医療福祉大学保健医療学部作業療法学科）

酒井 浩（藍野大学医療保健学部作業療法学科）

酒井 希代江（関西福祉科学大学保健医療学部言語聴覚学専攻）

原 麻理子（国際医療福祉大学福岡保健医療学部作業療法学科）

太田 久晶（札幌医科大学保健医療学部作業療法学科）

井上 里美（石神井公園ひろクリニック）

小圷 仁美（フロイデ工房しろさと）

もくじ

序文
プロローグ── 高次脳機能障害分野における作業療法士の役割 ………鈴木孝治 iv
（1）この分野の特徴
（2）作業療法士ならではのアプローチ

第 **I** 部
総論
─高次脳機能と作業療法─

1.脳の各部位とその機能（障害） ……………………………………五味幸寛 2
（1）高次脳機能（障害）とは ……………………………………………………… 2
（2）脳の構造と機能 ……………………………………………………………… 4
（3）頭頂葉の機能とその障害 …………………………………………………… 10
（4）後頭葉の機能とその障害 …………………………………………………… 11
（5）側頭葉の機能とその障害 …………………………………………………… 11
（6）前頭葉の機能とその障害 …………………………………………………… 13
（7）左半球と右半球─その機能と障害 ………………………………………… 15

2.作業療法における高次脳機能（障害）の考え方・とらえ方
…………………………………………………………………………鈴木孝治 18
（1）ICFを用いた考え方 ………………………………………………………… 18
（2）作業遂行概念図を用いた考え方 …………………………………………… 19
（3）脳の損傷部位と情報処理過程を用いた考え方
　　─神経心理学と認知心理学 ………………………………………………… 21
（4）認知神経心理学的な考え方 ………………………………………………… 24
（5）現症のとらえ方
　　─観察・面接・神経心理学的検査および画像所見の活用 ……………… 26

3.作業療法の展開（とらえ方の手順） ……………………………鈴木孝治 28
（1）作業療法の評価・介入のプロセス ………………………………………… 28
（2）臨床症状からの推測（トップダウン的なとらえ方） …………………… 30
（3）脳画像からの推測（ボトムアップ的なとらえ方） ……………………… 32
（4）神経心理学的検査 …………………………………………………………… 36
（5）統合（残存機能・失われてしまった機能と介入方略との関連）……… 41

第Ⅱ部
各論
—障害別の作業療法の展開—

1. 意識障害 ··· 鈴木孝治 48
（1）生活状況からとらえたこの障害の一般的な特徴 ································· 48
（2）何に着目しようか—ポイントおよびその根拠 ································· 49
（3）脳画像の確認 ··· 52
（4）実施すべき評価 ·· 54
（5）臨床症状・画像所見・検査結果から考えられる利点・問題点の整理
　　·· 57
（6）介入方略の整理 ·· 57
（7）介入目標（機能から参加までの幅広いスペクトラムの中で）··········· 58
（8）介入方針 ··· 58
（9）プログラム ·· 58
（10）実施（問題解決）··· 60
（11）介入例 ··· 60

2. 注意障害 ··· 鈴木孝治 62
（1）生活状況からとらえたこの障害の一般的な特徴 ································· 62
（2）何に着目しようか—ポイントおよびその根拠 ································· 63
（3）脳画像の確認—主要な注意ネットワークとその脳部位 ·············· 64
（4）実施すべき評価 ·· 66
（5）臨床症状・画像所見・検査結果から考えられる利点・問題点の整理
　　·· 69
（6）介入方略の整理 ·· 70
（7）介入目標（機能から参加までの幅広いスペクトラムの中で）··········· 70
（8）介入方針 ··· 71
（9）プログラム ·· 71
（10）実施（問題解決）··· 72
（11）介入例 ··· 72

3. 情動障害 ··· 能登真一 76
（1）生活状況からとらえたこの障害の一般的な特徴 ································· 76
（2）何に着目しようか—ポイントおよびその根拠 ································· 77
（3）脳画像の確認 ··· 78

（4）実施すべき評価 ……………………………………………… 80

（5）臨床症状・画像所見・検査結果から考えられる利点・問題点の整理

…………………………………………………………………………………… 83

（6）介入方略の整理 ……………………………………………… 84

（7）介入目標（機能から参加までの幅広いスペクトラムの中で）………… 85

（8）介入方針 ……………………………………………………… 86

（9）プログラム …………………………………………………… 86

（10）実施（問題解決）…………………………………………… 87

（11）介入例 ……………………………………………………… 88

4. 記憶障害 ……………………………………………………… 鈴木孝治 90

（1）生活状況からとらえたこの障害の一般的な特徴 ………… 90

（2）何に着目しようか—ポイントおよびその根拠 …………… 92

（3）脳画像の確認 ………………………………………………… 95

（4）実施すべき評価 ……………………………………………… 95

（5）臨床症状・画像所見・検査結果から考えられる利点・問題点の整理

…………………………………………………………………………………… 98

（6）介入方略の整理 ……………………………………………… 99

（7）介入目標（機能から参加までの幅広いスペクトラムの中で）………… 99

（8）介入方針 ……………………………………………………… 100

（9）プログラム …………………………………………………… 100

（10）実施（問題解決）…………………………………………… 103

（11）作品作りの場面を用いた介入例 ………………………… 103

5. 失認 ……………………………………………………………… 小賀野操 108

（1）生活状況からとらえたこの障害の一般的な特徴 ………… 108

（2）何に着目しようか—ポイントおよびその根拠 …………… 109

（3）脳画像の確認 ………………………………………………… 114

（4）実施すべき評価 ……………………………………………… 114

（5）臨床症状・画像所見・検査結果から考えられる利点・問題点の整理

…………………………………………………………………………………… 121

（6）介入方略の整理 ……………………………………………… 121

（7）介入目標（機能から参加までの幅広いスペクトラムの中で）………… 122

（8）介入方針 ……………………………………………………… 123

（9）プログラム …………………………………………………… 123

（10）実施（問題解決）…………………………………………… 125

（11）視覚失認患者への介入例 ………………………………… 125

6. 失読・失書 ································· 酒井浩 128

- （1）生活状況からとらえたこの障害の一般的な特徴 ············· 128
- （2）何に着目しようか―ポイントおよびその根拠 ············· 129
- （3）脳画像の確認 ································· 135
- （4）実施すべき評価 ······························ 136
- （5）臨床症状・画像所見・検査結果から考えられる利点・問題点の整理 ································· 137
- （6）介入方略の整理 ······························ 138
- （7）介入目標（機能から参加までの幅広いスペクトラムの中で）··· 139
- （8）介入方針 ································· 139
- （9）プログラム ································· 139
- （10）実施（問題解決）······························ 140
- （11）介入例 ································· 141

7. 失語 ································· 酒井希代江・酒井浩 144

- （1）生活状況からとらえたこの障害の一般的な特徴 ············· 144
- （2）何に着目しようか―ポイントおよびその根拠 ············· 145
- （3）脳画像の確認 ································· 153
- （4）実施すべき評価 ······························ 154
- （5）臨床症状・画像所見・検査結果から考えられる利点・問題点の整理 ································· 155
- （6）介入方略の整理 ······························ 156
- （7）介入目標（機能から参加までの幅広いスペクトラムの中で）··· 157
- （8）介入方針 ································· 157
- （9）プログラム ································· 158
- （10）実施（問題解決）······························ 160
- （11）介入例 ································· 161

8. 失行 ································· 小賀野操 164

- （1）生活状況からとらえたこの障害の一般的な特徴 ············· 164
- （2）何に着目しようか―ポイントおよびその根拠 ············· 165
- （3）脳画像の確認 ································· 168
- （4）実施すべき評価 ······························ 169
- （5）臨床症状・画像所見・検査結果から考えられる利点・問題点の整理 ································· 175
- （6）介入方略の整理 ······························ 175
- （7）介入目標（機能から参加までの幅広いスペクトラムの中で）··· 176

（ 8 ）介入方針 ……………………………………………………………… 176

（ 9 ）プログラム ……………………………………………………………… 177

（10）実施（問題解決） ……………………………………………………… 179

（11）介入例 ………………………………………………………………… 180

9. 遂行機能障害 …………………………………………………… 原麻理子 184

（ 1 ）生活状況からとらえたこの障害の一般的な特徴 ……………………… 184

（ 2 ）何に着目しようか―ポイントおよびその根拠 ………………………… 185

（ 3 ）脳画像の確認 …………………………………………………………… 187

（ 4 ）実施すべき評価 ………………………………………………………… 189

（ 5 ）臨床症状・画像所見・検査結果から考えられる利点・問題点の整理

…………………………………………………………………………… 193

（ 6 ）介入方略の整理 ………………………………………………………… 194

（ 7 ）介入目標（機能から参加までの幅広いスペクトラムの中で）………… 195

（ 8 ）介入方針 ………………………………………………………………… 196

（ 9 ）プログラム ……………………………………………………………… 196

（10）実施（問題解決） ……………………………………………………… 198

（11）介入例―復学を目指した遂行機能障害の作業療法 …………………… 198

10. 半側空間無視 ……………………………………………………… 太田久晶 200

（ 1 ）生活状況からとらえたこの障害の一般的な特徴 ……………………… 200

（ 2 ）何に着目しようか―ポイントおよびその根拠 ………………………… 201

（ 3 ）脳画像の確認 …………………………………………………………… 203

（ 4 ）実施すべき評価 ………………………………………………………… 204

（ 5 ）臨床症状・画像所見・検査結果から考えられる利点・問題点の整理

…………………………………………………………………………… 207

（ 6 ）介入方略の整理 ………………………………………………………… 207

（ 7 ）介入目標（機能から参加までの幅広いスペクトラムの中で）………… 208

（ 8 ）介入方針 ………………………………………………………………… 208

（ 9 ）プログラム ……………………………………………………………… 208

（10）実施（問題解決） ……………………………………………………… 213

（11）介入例 ………………………………………………………………… 213

11. 着衣障害 …………………………………………………………… 井上里美 216

（ 1 ）生活状況からとらえたこの障害の一般的な特徴 ……………………… 216

（ 2 ）何に着目しようか―ポイントおよびその根拠 ………………………… 217

（ 3 ）脳画像の確認 …………………………………………………………… 220

（ 4 ）実施すべき評価 ………………………………………………………… 221

（5）臨床症状・画像所見・検査結果から考えられる利点・問題点の整理
.... 223

（6）介入方略の整理 224

（7）介入目標（機能から参加までの幅広いスペクトラムの中で）............ 224

（8）介入方針 224

（9）プログラム 225

（10）実施（問題解決）............ 226

（11）介入例 226

12. 右半球コミュニケーション障害 .... 能登真一 228

（1）生活状況からとらえたこの障害の一般的な特徴 228

（2）何に着目しようか—ポイントおよびその根拠 229

（3）脳画像の確認 230

（4）実施すべき評価 231

（5）臨床症状・画像所見・検査結果から考えられる利点・問題点の整理
.... 232

（6）介入方略の整理 233

（7）介入目標（機能から参加までの幅広いスペクトラムの中で）......... 233

（8）介入方針 234

（9）プログラム 235

（10）実施（問題解決）............ 236

（11）介入例 236

13. 外傷性脳損傷・社会的行動障害 .... 小ば下仁美 238

（1）生活状況からとらえたこの障害の一般的な特徴 238

（2）何に着目しようか—ポイントおよびその根拠 238

（3）脳画像の確認 239

（4）実施すべき評価 242

（5）臨床症状・画像所見・検査結果から考えられる利点・問題点の整理
.... 242

（6）介入方略の整理 244

（7）介入目標（機能から参加までの幅広いスペクトラムの中で）......... 244

（8）介入方針 245

（9）プログラム 245

（10）実施（問題解決）............ 248

（11）介入例—支援者との関係性構築に重点を置き，就労支援施設への
通所につながった症例 250

さくいん／254

第 I 部

総論

―高次脳機能と作業療法―

第 I 部

1. 脳の各部位とその機能（障害）

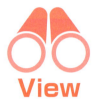

- 言語，認知，行為，記憶，遂行機能，社会的行動は高次脳機能であり，これらの機能が障害された状態を高次脳機能障害と呼ぶ。
- 損傷の部位や大きさによって高次脳機能障害の現れ方が異なることに注意が必要である。
- 高次脳機能障害には病像の個別性がある。

(1) 高次脳機能（障害）とは

　ヒトの脳機能は，意識を基盤として注意，情動，言語，認知（視覚認知，触覚認知など），行為，記憶，遂行機能，社会的行動といったさまざまな機能がある。これらの機能のうち，ヒト固有の言語，認知，行為，記憶，遂行機能，社会的行動は高次の機能と見做されている。脳の損傷に起因して，すでに学習された高次の機能が障害された状態を高次脳機能障害と呼ぶ。

　高次脳機能障害を引き起こす疾患は数多くある。脳梗塞，脳出血，くも膜下出血などの脳血管疾患の場合は，損傷部位に特有の症状が出現する [図1]。アルツハイマー病や前頭側頭葉変性症などの神経変性疾患では，脳細胞の脱落変性の進展の仕方によってさまざまな症状が出現する [図2]。脳外傷の場合は，前頭葉底面と側頭葉底面・先端が損傷を受けやすく，神経線維も広範に損傷される [図3]。その結果，意識障害，注意障害，遂行機能障害，パーソナリティ変化，社会的行動異常，記憶障害などの症状が出現する。

　高次脳機能障害は，脳の損傷部位や範囲が同じであったとしても，症状の現れ方は対象者によって異なる場合がある。個々の患者で，症状の有無，重症度に違いがあるだけでなく，複数の症状が重複することもある。このような多様性は，高次脳機能障害の特徴といえる。さらに，高次脳機能障害は周囲の人から理解されにくいばかりか，患者自身も気づきにくいことがある。また，高次脳機能障害は日によって変動することや，検査場面で認められたとしても日常生活の場面で認められないこともある。これは，高次脳機能障害の患者を支援する者をしばしば困惑させる。

[図1] 脳血管疾患による高次脳機能障害

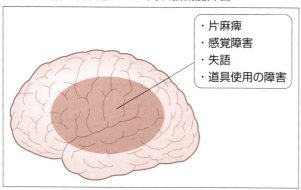

[図2] 神経変性疾患の病変の進行

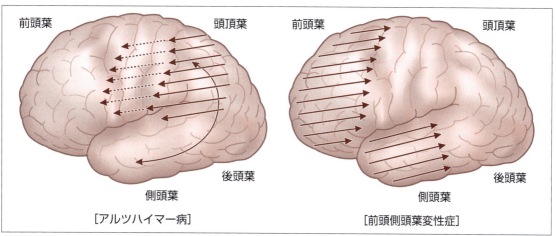

（石合純夫著：高次脳機能障害学，第2版．p244，医歯薬出版，2012．より一部改変）

[図3] 脳外傷による高次脳機能障害

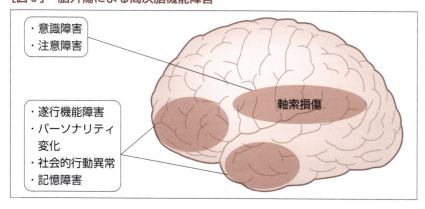

(2)脳の構造と機能

■——大脳

大脳は，大脳縦裂によって左右の大脳半球に分けられる。両側の大脳半球は，脳梁によって結合されている。大脳半球の表面には大脳皮質があり，深部には大脳基底核がある。大脳基底核は，被殻，淡蒼球，尾状核からなり，大脳皮質と線維連絡をもち運動の制御に関わっている。

■——大脳皮質

大脳皮質は前頭葉，頭頂葉，側頭葉，後頭葉および辺縁葉に区分される［図4］。

前頭葉の外側面には中心溝と中心前溝との間に中心前回があり，上前頭溝の上方に上前頭回，上前頭溝と下前頭溝の間に中前頭回，下前頭溝の下方に下前頭回がある。下前頭回は外側溝（シルビウス裂）の前枝と上行枝により前部の眼窩部，中部の三角部，後部の弁蓋部の3部に分けられている。

前頭葉の下面には嗅溝があり，その内側に直回がある。嗅溝の外側には眼窩溝と呼ばれる複数の溝とこれらの溝で分けられる複数の眼窩回がある。頭頂葉の外側面には中心溝と中心後溝との間に中心後回，半球上縁と頭頂間溝の間に上頭頂小葉，頭頂間溝の下方に下頭頂小葉がある。下頭頂小葉はさらに前部で外側溝（シルビウス裂）の後端を囲んでいる縁上回と，後部で上側頭溝を囲んでいる角回とに分けられている。

側頭葉の外側面には外側溝（シルビウス裂）と上側頭溝との間に上側頭回，上側頭溝と下側頭溝の間に中側頭回，下側頭溝と外側面外縁との間に下側頭回がある。上側頭回の背側面の外側溝（シルビウス裂）に隠れている部分に横側頭回がある。

底面には後頭側頭溝と側副溝があり，外側後頭側頭回（紡錘状回），内側後頭側頭回（舌状回）に分けられている。後頭葉外側面の脳溝および脳回は不規則である。主な溝として横後頭溝，外側後頭溝がある。後頭葉底面は側頭葉の溝および回の延長部となっている。また，外側溝（シルビウス裂）の奥で前頭葉，側頭葉，頭頂葉によって覆われている部分に島がある。

大脳皮質は新皮質，古皮質，原皮質に分けられ，ヒトでは皮質の90%を新皮質が占める。新皮質はニューロンの形態と分布により6層構造に分けられる。この層構造は領域によってそれぞれの層の厚みが異なる。知覚や運動に関わる領域は一次中枢と呼ばれ，6層の皮質構築が非常に不均一である。これに対し一次中枢以外の大脳皮質は6層が比較的均一に保たれており，連合野と呼ばれている。大脳皮質の細胞構築による違いから区分されたブロードマンの脳地図を［図5］に示す。

[図4] 脳溝と脳回

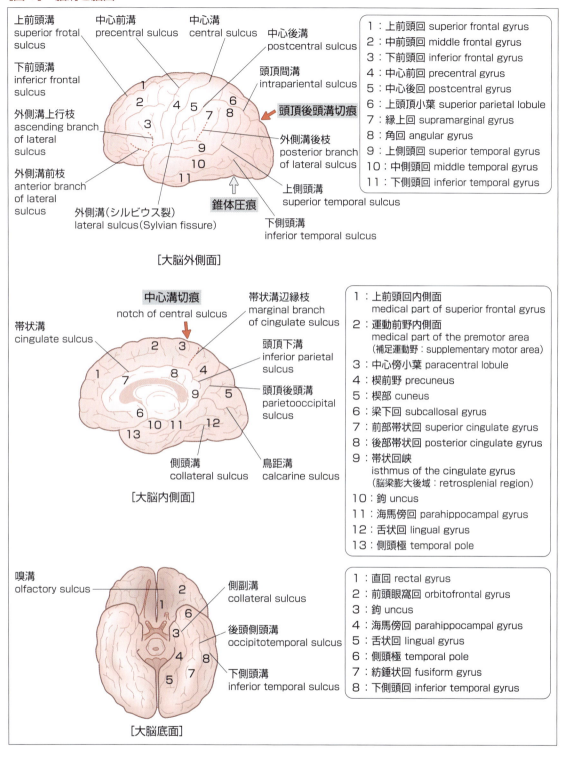

[図5] ブロードマンの脳地図

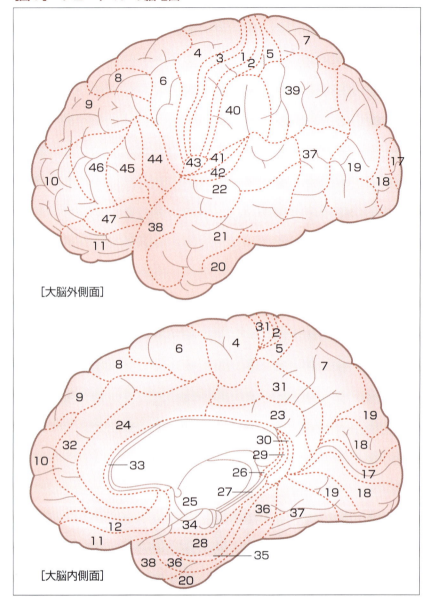

［大脳外側面］

［大脳内側面］

(Nieuwenhuys R, et al : The Human Central Nervous System: A Synposis and Atlas, 3rd ed, Springer, 1988. より)

■──大脳辺縁系

　大脳辺縁系は大脳の内側部に位置する。辺縁系は海馬体，扁桃体，帯状回，海馬傍回を含む。海馬，脳弓，乳頭体，視床前核，帯状回，海馬傍回は閉鎖的な神経回路を形成し，パペッツ（Papez）の回路と呼ばれている。扁桃体，視床背内側核，前頭眼窩皮質後方，側頭葉前方もまた神経回路を形成し，ヤコブレフ（Yakovlev）の回路と呼ばれている［図6］。

　どちらの神経回路も情動や記憶に関わっている。扁桃体は，視覚情報を処理する部分と連絡しており，恐怖や怒りといった表情の認識，快・不快情動の発現に関わる。また，人物の信頼性などの評価に関与しており，社会的行

[表1] 各領野と脳回の対応

脳葉	脳回	ブロードマン野	機能野名
前頭葉	中心前回，中心傍小葉	4	一次運動野
	上・中前頭回後部，中心前回中下部	6（外側面）	運動前野
	上前頭回内側中部	6（内側面）	補足運動野
	中前頭回中部	8	前頭眼野
	上前頭回前部，中前頭回中部	9	前頭前野
	前頭葉極部	10	前頭前野
	眼窩回，直回	11，12	前頭前野
	下前頭回三角部，弁蓋部	44，45	ブローカ野
頭頂葉	中心後回，中心傍小葉後部	3，1，2	一次体性感覚野
	上頭頂小葉	5，7	頭頂連合野
	下頭頂小葉（角回，縁上回）	39，40	頭頂連合野
側頭葉	横側頭回（ヘッシュル回）	41	一次聴覚野
	側頭平面	42	聴覚周辺野
	左上側頭回後1/2	22	ウェルニッケ野
	紡錘状回	36	側頭連合野
	紡錘状回後部，中・下側頭回後部	37	側頭連合野
	下側頭回	20	側頭連合野
	中側頭回	21	側頭連合野
後頭葉	有線野	17	一次視覚野
	有線野周囲	18	二次視覚野
	視覚前野周囲	19	視覚連合野

[図6] 記憶に関わる神経回路

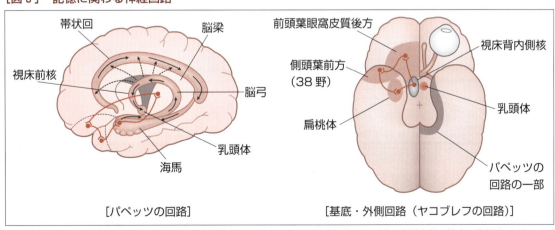

［パペッツの回路］　　　　　［基底・外側回路（ヤコブレフの回路）］

（植村研一：記憶の回路，2つの記憶回路系．高倉公朋・他監，最新脳と神経科学シリーズ8　記憶とその障害の最前線，p49，メジカルビュー社，1999．より）

動にも重要な役割を果たしている。帯状回前部は扁桃体や視床との結合が強く，情動や痛覚への応答に関わる。一方，帯状回後部は側頭葉外側の連合野，側頭葉内側部，頭頂葉後部との結合があり記憶処理や空間認知に関係している[1]。

■——大脳白質

　大脳白質は異なる領域を結ぶ神経線維である。同じ大脳半球内の連絡路を連合線維，半球間の連絡路を交連線維と呼ぶ［図7］。

　連合線維は，短連合線維と長連合線維に分けられる。短連合線維は，同じ脳回または隣の脳回にある皮質間を連絡する。長連合線維は各葉間の連絡をする。長連合線維には，後頭葉と前頭葉を結ぶ上・下後頭前頭束，後頭葉および側頭葉と前頭葉を結ぶ上縦束（前枝を弓状束と呼ぶ），後頭葉と側頭葉を結ぶ下縦束，側頭葉と前頭葉を結ぶ鉤状束がある。また，帯状束は大脳辺縁系の連合線維束であり，前頭葉，頭頂葉の内側皮質と海馬傍回・海馬傍回

［図7］　連合線維と交連線維

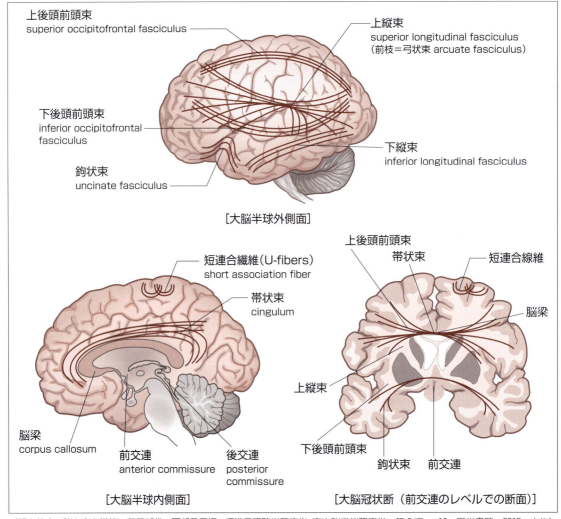

（橋本律夫：脳と高次機能．藤田郁代・阿部晶子編：標準言語聴覚障害学 高次脳機能障害学，第2版．p19, 医学書院，2015．より）

周辺側頭葉皮質を結んでいる。

両側大脳半球間の連絡は脳梁，前交連を通る線維による。左右対称部位の連絡が多いが，一部は非対称部位の機能連絡もある。一次視覚野と一次体性感覚野は例外的に直接の交連線維を出さない。その他の交連線維には後交連，海馬交連，手綱交連がある。

連合線維や交連線維が損傷されて生じる高次脳機能障害を**離断症候群**という。例えば，脳梁が損傷されて起こる**脳梁離断症候群**[★1]がある。

■──神経ネットワーク

注意や言語，視覚認知，記憶などの複雑な高次脳機能は，大脳の単一領域に局在するのではなく，複数の領域からなるネットワークの活動によると考えられている。

選択的に注意を向ける際に働くネットワークは，前頭眼野，頭頂間溝周辺皮質，帯状回が関わる。頭頂間溝周辺皮質は空間を表象し，目標物に対して注意を振り分け，前頭眼野は両側の眼球の共同運動をコントロールする働きをしている。また，前部帯状回は注意における予測と準備に関わる。

言語に関わるネットワークは，[図8]のように広範囲の皮質領域が関わる。また，視床や大脳基底核もこのネットワークの構成要素とされている。このネットワークの損傷により，**失語**が現れるが，損傷の部位によって症状の現れ方はさまざまである。

視覚認知に関わるネットワークは中側頭回，下側頭回，紡錘状回，側頭極が構成要素となっている。このネットワークの損傷により，**視覚認知の障害**が現れる。

Key Word

★1 脳梁離断症候群
左右大脳半球の情報伝達および両半球の抑制経路の障害によって左手一側の失行，失書，左手の触覚失認，拮抗失行，他人の手徴候などが出現する。

[図8] 言語のネットワーク

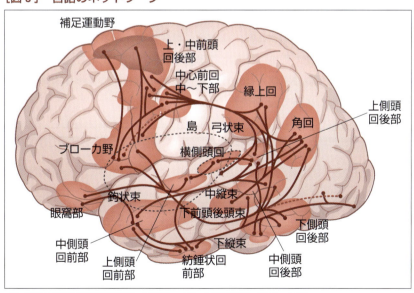

（石合純夫：高次脳機能障害学，第2版．p32，医歯薬出版，2012．より）

(3)頭頂葉の機能とその障害

■——一次体性感覚野

表在感覚（触覚，痛覚，温度覚）および深部感覚などの中枢で，中心後回と中心傍小葉後部にあたる。ほとんどが対側身体からの刺激を受けており，手指・口唇・舌など，感覚が鋭敏な部位を司る皮質は相対的に広い領域を占めている。一次体性感覚野の損傷では，表在感覚や深部感覚の障害はあっても軽度で，複合的感覚★2の障害や，習熟した手指の運動が障害される。

■——頭頂連合野

頭頂連合野は，頭頂葉の体性感覚野の後方から視覚野の前方までの領域で，空間知覚や自らの身体意識に関わる。この領域の損傷では，物体が見えていてもそこへ正確に手を伸ばすことができない**視覚失調**が出現する。また，その他にも病巣と対側の自己身体に注意を向けられなくなる身体に対する**半側無視**，病巣対側上肢に生じた麻痺を認識できない，または，否認する**病態失認**，両手の指を識別・呼称できなくなる**手指失認**，自分の身体について左右を正しく判断できない**左右失認**，服を着る際に左右・表裏を間違える**着衣障害**などもみられる。左右失認や着衣障害は，視覚的なイメージの障害と関係している[2]。

頭頂葉は道具の使用や物体の操作に関わっており，皮質下を含む広範な頭頂連合野の損傷によって道具の操作方法や操作の方向の誤りが出現する[3]。左上頭頂小葉は書字運動にも関与し，**失行性失書**との関わりが指摘されている[4]。

空間性注意には，頭頂連合野，前頭葉，視床が重要な領域として考えられている。下頭頂小葉の損傷によって，**半側空間無視**が出現する。

頭頂葉内側部（特に右側）は地理的な空間情報の処理に関わり，両側の頭頂葉内側部損傷によって**道順障害**が出現する。

Key Word

★2 複合的感覚
複合的体性感覚は，二点識別覚，立体覚からなる。

> ### Column
> #### ゲルストマン症候群
>
> 手指失認，左右失認，失算，失書の4徴候をゲルストマン症候群と呼ぶ。この症候群の責任病巣は，左側の角回上部から上頭頂小葉下部付近と考えられている。4徴候がそろって出現しないこともあり，症候群としてまとめることを疑問視する声もある。

（4）後頭葉の機能とその障害

■――一次視覚野

　大脳半球内側面の鳥距溝周囲の皮質にあり，網膜からの視覚情報を処理する。左右の眼球の右側網膜（左視野）が右半球に，左側網膜（右視野）が左半球にそれぞれ連絡する。網膜からの情報は，視神経，視交叉，視索，外側膝状体，視放線を経て一次視覚野に運ばれる。視交叉よりも後の病変で，片側の経路が完全に損傷すると，損傷と反対側の半分の視野だけが見えなくなる**同名性半盲**が出現する。両側の一次視覚野あるいはそこへ投射する視放線が損傷されると，全視野にわたって視機能が失われる**皮質盲**が出現する。

　一次視覚野に到達した視覚情報は大きく，頭頂葉へ向かう流れと側頭葉へ向かう流れに分かれて処理されている[5]［図9］。頭頂葉に向かう流れは対象の位置や運動の情報を処理する。側頭葉へ向かう流れは色や形の情報処理を行い，対象が何であるか同定することに関わる。両側の一次視覚野や二次視覚野が損傷されると，対象物を見ても形がわからない**統覚型視覚失認**が出現する。

（5）側頭葉の機能とその障害

■――一次聴覚野

　横側頭回（ヘッシュル回）にあり，内耳からの聴覚情報を処理する。両側とも両耳からの刺激を受けるが，対側の内耳からの入力が優位である。一次

[図9]　視覚情報の流れ

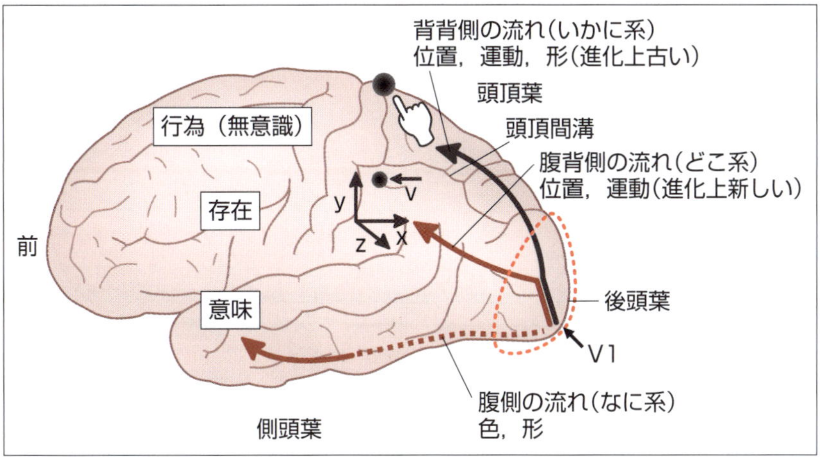

（平山和美：後頭葉損傷による神経心理学的症候.　神経心理学31：169－182, 2015.　より）

聴覚野では、領域により応答する音の高さが異なり、後方から前方に向かって低音から高音に応じる領域が並んでいる。一次聴覚野の損傷と聴知覚の障害との関係はいまだ十分に解明されておらず、**重度の難聴**を示す例と**軽度の聴力障害**しか認めない例がある。左横側頭回（ヘッシュル回）の損傷により、音は聞こえるが音声としては知覚できずに、言語了解、復唱、書き取りが障害される**純粋語聾**が出現する。

■——側頭連合野

上側頭葉は聴覚認知に関わる。この領域の損傷では、まわりの音は聞こえるが、その音が何の音かわからないという**聴覚失認**や、音楽のメロディーやリズムがわからないという**失音楽症**が出現する。左上側頭回後半部から中側頭回後部・前部の領域が言語の聴覚的理解に関与している。皮質下を含む上側頭回から上側頭溝の後部皮質の損傷により、流暢で錯語が目立つ発話、**理解障害**、**復唱障害**を特徴とする**ウェルニッケ失語**が出現する。

[図10] 連合型視覚失認の病巣

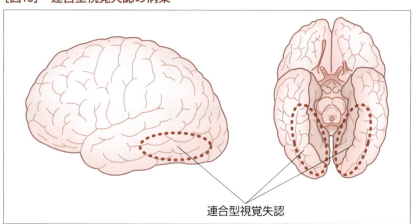

[図11] 言語の意味に関わる腹側神経ネットワーク

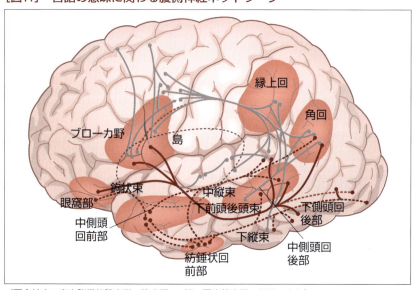

（石合純夫：高次脳機能障害学，第2版．p35，医歯薬出版，2012．より）

後頭葉から続く下側頭葉は視覚認知に関わる。この領域の損傷では，物の形はわかるにもかかわらず，その物が何であるかわからないという**連合型視覚失認**や，よく知っている人物や有名人の顔を見ても誰であるか特定できないという**相貌失認**が出現する。連合型視覚失認の病巣を［図10］に示す。左下側頭回，紡錘状回は漢字の形態的処理に関与し，この領域の損傷により**漢字の読み書きの障害**が出現する[6]。

側頭葉，前頭葉，頭頂葉は言語の意味に関する領域であり，下前頭後頭束を中心とする腹側ネットワークが重要と考えられている［図11］。また，側頭葉前方部は言語の意味だけでなく，物や人物に関する知識に関与している。両側の側頭葉前方部が損傷されると，言語の意味や，物の意味に関する障害が出現する。

（6）前頭葉の機能とその障害

■――一次運動野

中心前回と中心傍小葉前部にあり，随意運動の中枢である。この領域から脊髄へ投射する皮質脊髄路（錐体路）は延髄錐体部で交叉するため，左半身は右半球が，右半身は左半球がそれぞれ支配している。運動中枢には体部位局在があり中心傍小葉前部および中心前回の上方は下肢，中心前回の中央部は上肢，中心前回の下部は顔面，舌，喉頭などに相当している。一次運動野の損傷によって，損傷側と反対側の**片麻痺**が出現する。

■――ブローカ野

ブローカ野は左下前頭回にあり，同側の頭頂葉，側頭葉および後頭葉との間に神経線維の連絡路がある。**ブローカ失語**は，発話や復唱が障害され，聴覚的理解が比較的保たれる失語である。この領域が限局性に損傷されてもブローカ失語が生じない可能性もある。

■――前頭前野

前頭前野は，運動前野より前方の領域で，大きく①背外側部，②眼窩部（腹内側部），③内側部の３つの領域に分けられる［図12］。

前頭前野と線条体，淡蒼球，視床は神経回路を形成しており，背外側部，眼窩部，内側部が関わる３つの回路がある［図13］。

背外側部は目標を設定し，計画を立て実行する能力である遂行機能，認知セットの変換，言語および思考の流暢性，発散性思考や推論，注意の分配や持続，ワーキングメモリ（作動記憶）に関わる[7]。背外側部の損傷では，物事を順序よく行う機能が障害される。

眼窩部（腹内側部）は，性格や社会性，情動のコントロールに関わる。眼窩部の損傷では，**脱抑制**，**パーソナリティ変化**，**社会的行動異常**が見られる

[図12] 前頭前野の3つの領域

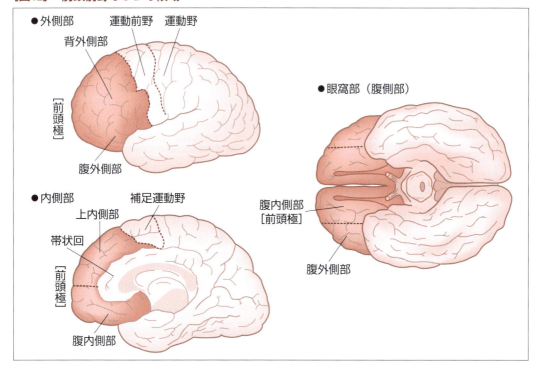

[図13] 前頭葉基底核視床回路

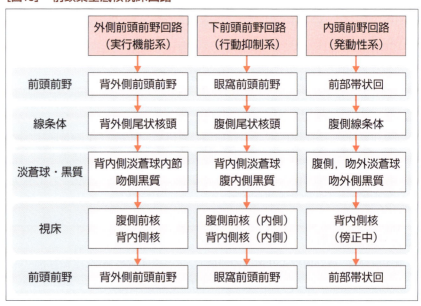

（15頁Column参照）。内側部（補足運動野を含む）は，行為・動作の開始や維持など，その枠組みの発動に関わる。

　内側部が損傷されると，**運動の開始困難**や，**運動全般の自発性低下**が見られる。また，眼前に置かれたものを手に取って使ってしまう**使用行動**や，向かい合った人の動作を模倣してしまう**模倣行動**など，**行為の障害**もこの内側部の損傷によって出現する。

> **Column**
> **前頭葉損傷によるパーソナリティ変化**
>
> 前頭葉損傷後，人格や行動が変化した症例として，1848年に報告されたPhineas P. Gageが有名である。Gageは作業中，鉄棒が頭蓋を貫通する事故にみまわれた。幸い生命はとりとめたものの，元来几帳面で周りから信頼される人物だったのに，事故後はすっかり変わってしまい，礼儀知らずで，優柔不断，傲慢な性格になってしまった。

（7）左半球と右半球―その機能と障害

運動や感覚の機能は，左右の大脳半球が等しく分担しているが，言語や空間性注意などの機能は左右いずれかの大脳半球が主要な役割を果たしている場合が多い。側性化とは，特定の高次脳機能の処理が，左または右大脳半球で重点的に行われていることを指す。左半球に主な役割のある機能には言語，書字，行為がある。一方，右半球に主な役割のある機能には空間性注意，空間情報の処理がある［図14］。

■――左半球の機能と障害

右利き者の大半は，言語性優位半球が左である。右利き失語患者の約99％は左半球に損傷があり，左利き失語患者の約60％でも左半球に損傷がある。右利き失語患者のなかでも側性化に個人差があり，右半球損傷で**失語**が起こる場合がある。失語の他，学習された意図的行為の障害である**失行**も左半球損傷で起こることが大半である。

［図14］　側性化した機能

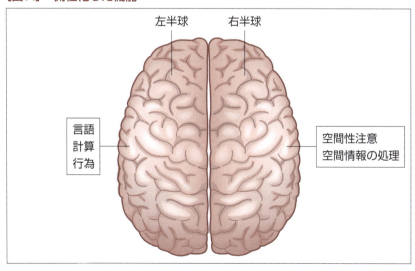

■──右半球の機能と障害

　右利き者の右半球が重要な役割を果たしているのが，空間性注意機能である。右利き者の右半球は左右の空間へ注意を向ける際に働くが，左半球は右空間へ注意を向ける際に働くと考えられている。そのため，右半球損傷では左空間への注意を向ける働きが低下して**左半側空間無視**が起こりやすくなる。しかし，右利き患者で右半球の損傷範囲がかなり大きい場合でも，半側空間無視の程度が軽度のこともある。

（五味幸寛）

文献

1 ）小林靖：帯状回──皮質構造と線維結合．BRAIN and NERVE 63（5）：473−482，2011.
2 ）早川裕子・鈴木匡子・藤井俊勝・山鳥重：着衣失行を呈した1例──発言機序に関する検討．脳神経49（2）：171−175，1997.
3 ）原麻理子・前田眞治：道具の使用障害におけるエラータイプ分類と関連病巣．高次脳機能研究30（2）：336−348，2010.
4 ）関泰子・宮崎泰広・滝澤嗣人：左頭頂葉出血にて失行性失書を呈した1例──書字特徴から捉えた障害メカニズムの検討．言語聴覚研究11（2）：126−136，2014.
5 ）平山和美：後頭葉損傷による神経心理学的症候．神経心理学31：169−182，2015.
6 ）岩田誠：左側頭葉後下部と漢字の読み書き．失語症研究8（2）：146−152，1988.
7 ）加藤元一郎：前頭葉機能障害．老年精神医学雑誌23：1134−1140，2012.

Note

2. 作業療法における高次脳機能（障害）の考え方・とらえ方

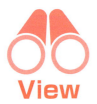

- ICFと作業遂行概念図を用いて高次脳機能をとらえる。
- 神経心理学と認知心理学の考え方を融合させた認知神経心理学的なとらえ方を基本とする。
- 神経心理学的検査、画像所見だけではなく、観察・面接から得られた情報をもとに現症をとらえる。

(1) ICFを用いた考え方

　一人の人間の全体像を理解する、といっても何から手をつけていけばよいのかわからないという声をよく耳にするが、どこから着手すればよいのか？
　それは、対象者の長所や利点をまず探し、次に障害や欠点を取り上げることから始めるのである。では、何を使えば全体像を理解できるきっかけが得られるのか？
　その答えは、2001年に、WHO総会で採択されたInternational Classification of Functioning, Disability and Health（ICF：生活機能・障害・健康の国際分類、略して「国際生活機能分類」）である。これは、国際障害分類（ICIDH, 1980年）の改訂版の位置付けとなっている。ICIDHでは、障害を「病気→機能障害→能力障害→社会的不利」の一方向性で把握し、健常者と比べてどれだけ機能・能力が低下しているかをとらえ、病者や障害者を劣った存在として表現していた。しかし、ICFでは、「生活機能と障害は健康状態と背景因子とのダイナミックな相互作用」であるとの考えに立って、「健康の構成要素」を分類した。つまり、ICFはICIDHの第2版ではなく、新しい健康観・障害観を提起した新しい国際分類とされているのである［図1］[1]。
　作業療法士（OT）が、対象者の障害を生活のなかでとらえるためには、ICFを活用し、心身機能・身体構造、活動、参加を中心とした生活機能を分析することが必要である。一方、高次脳機能がどの過程でどの程度残存または不全なのかを検討するには、インタビューや観察、神経心理学的検査を用いて「高次脳機能の過程」を分析しつつ画像所見を確認し、脳の中での変化を推察するとよい。
　大切なことは、生活機能すなわちADLなどの行動・生活面での特徴や問題を全体的に把握して、個々の脳機能へ進めていくというトップダウン的な流れのなかのみでとらえるのではない。逆に、脳機能の1つひとつに焦点を当て、積み重ねて生活機能へ到達するというボトムアップ的な流れも用いて、

[図1] ICFの構成要素間の相互作用

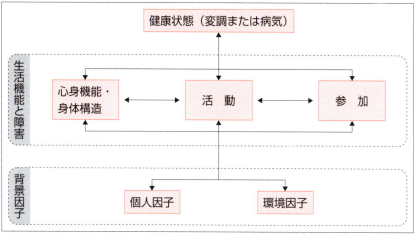

(障害者福祉研究会編：ICF国際生活機能分類——国際障害分類改定版．pp3－23，中央法規出版，2002．より)

一方向的にならずに常に双方向的にとらえて各々の関連性を検討していくことである。なお，この考え方は，急性期から在宅生活に至るまでのすべての時期において必要である。

(2) 作業遂行概念図を用いた考え方

　「生活機能と障害は健康状態と背景因子とのダイナミックな相互作用」であるとの考えに立って，「健康の構成要素」を分類したものがICFである[1]。つまり生活のなかでの障害としてとらえるためには，ICFを活用し，心身機能・身体構造，活動，参加を中心とした生活機能の分析が勧められる。

　また，高次脳機能の検討には，インタビューや観察，神経心理学的検査を駆使して「高次脳機能の過程」の分析を行うことが効果的であり，画像所見を確認しながら脳のなかでの変化を推察することも(1)で述べた。

　OTとして最も注目すべき人間の活動の観点からは，どの活動領域（作業遂行領域）が制限されているかを見極め，どの活動の要素（作業遂行の要素）が不全なのかを細かく分析する必要がある。このためには「作業遂行理論」に基づく概念図[2]（[図2]の中段）が有益である。つまり「作業遂行理論」に基づく概念図が「心的過程」すなわち「高次脳機能の過程」の分析とICFの活用への仲立ちとなり，脳機能の障害から生活の障害までのとらえ方が確認できる。

　「心的過程」すなわち「高次脳機能の過程」の分析や画像情報より，❶保存されていない脳機能があるのか，❷脳機能が保存されている場合，どの程度残存し，どの程度不全に陥っているのか，を確認できる。不全であっても残されている脳機能は強化できる可能性があり，回復訓練の導入が検討できる。ICFでいえば，「心身機能」を訓練し健康状態を変化させることができ

るのである。

　また，残念ながら全く保存されていない脳機能は，回復訓練をあきらめて代償を考えることが必要であり，ICFでいう「心身機能・身体構造」そのものの代償のみでなく，制限されている「活動」や「参加」を改善する方法を検討する。この代償手段は，残存している脳機能に大きく依存するし，導入後は自助具などの代償方略を渡すだけではなく，代償法の訓練も必要である。

　さらに，全く残存していない脳機能の場合は，「活動」や「参加」が制限されている状態を打破するために人的・物理的な支援も必要となる。この場合も，「心身機能」そのものを支援することも大いにあり得る。これらの状況を整理することが，後の介入方針へ大きく影響する[2]。

[図2]　神経心理学・認知心理学・作業遂行モデル・ICFの概観

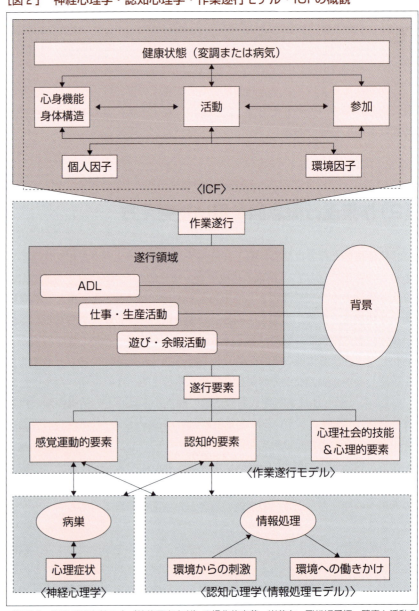

（岩谷力：運動障害を持つ人（肢体不自由者）の操作的定義．岩谷力，飛松好子編，障害と活動の測定・評価ハンドブック，南江堂，2005．／鎌倉矩子：高次神経障害と作業療法．鎌倉矩子編，作業療法学全書，第2版，協同医書出版，1999．より引用，改変）

（3）脳の損傷部位と情報処理過程を用いた考え方—神経心理学と認知心理学

■——「脳と心」⇒「脳から心へ」

　高次脳機能を考えるには，まず脳と心の関係を考える必要がある。子どもに「心はどこにあるか？」と質問すれば，胸つまり心臓を指すのではないか。「心とは何か？」という難問に答えられなくとも，直感的に大切なものということは理解できるので，身体のなかで最も大切な部分，つまり心臓を指し，そこに「心」があると考えてしまうのも自然である。その時，指した「心臓」は臓器であるが，「心」は臓器なのか？

　「どこにありますか？」と，身体のなかの部位を特定させる質問になると，どうしても臓器を考えがちとなる。「心」は，『広辞苑』[3]によると，「人間の精神作用のもとになるもの。また，その作用。知識・感情・意志の総称」とあり，「機能，働き」である。一方，「脳」は，肺や胃などと同じ「臓器」である。「脳と心」について考える際には，「臓器」と「働き」という決定的に違うことを話題にしていることを理解されたい。

　この「脳と心」に関しては，これまでは「脳と心」，つまり「脳」と「心」は別物なのか，一緒のものであるのかという議論であったが，「脳」という「臓器」から「心」という「機能」が生み出される，つまり「脳から心へ」という考え方に変化している［図3］[4]。「脳」対「心」（つまり，「脳」と「心」は別物）と考える二元論は，ペンフィールドやエックルスなどの学者が中心で，一方，「脳」＝「心」である一元論は，スペリーやクリックらが主張し，両学派が長年議論し続けてきた。しかし，近年，「認知脳科学」と呼ばれる学際的な立場は，心を脳の働きの一部として理解し，「脳」という「臓器」

［図3］脳－心の関係

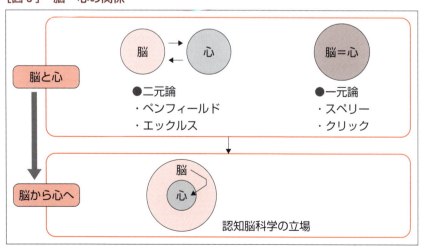

（酒井邦嘉：脳から心へ．岩波科学ライブラリー48 心にいどむ認知脳科学——記憶と意識の統一論，pp 3－18，岩波書店，1997．より一部改変）

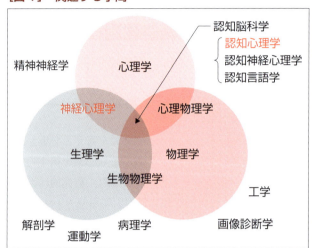

[図4] 関連する学問

(酒井邦嘉:脳から心へ.岩波科学ライブラリー48 心にいどむ認知脳科学——記憶と意識の統一論,pp 3 – 18,岩波書店,1997.より一部改変)

から「心」という「機能」が生み出されると考え,「脳から心へ」という研究姿勢を展開している.

■――関連する学問

近年,脳や心を対象とした学問はかなり存在しており,主だったものをあげても,生理学・解剖学・運動学・病理学などの基礎医学,精神神経学・神経学などの臨床医学,心理学,物理学・工学などがある[図4][4]).脳細胞レベルでの基礎的な解明には基礎医学が不可欠であり,物理学・工学の知見を駆使した画像診断学により生きている人間の脳の活動部位が明らかになってきた.

■――神経心理学

しかし日常の臨床で常に問題となるのは,患者の心理状態を含めた症状・障害であるため,臨床医学や心理学が高次脳機能障害に関連の深い学問となっている.作業療法の臨床場面で馴染みの深い学問は,脳血管障害による失語・失行・失認・半側無視などの心理症状と脳の病巣との関連性を主に検

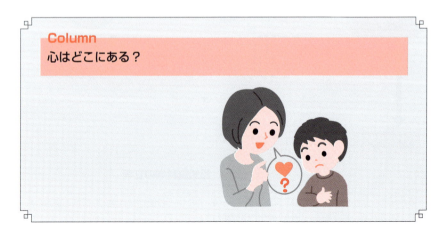

Column
心はどこにある?

[図5] 神経心理学

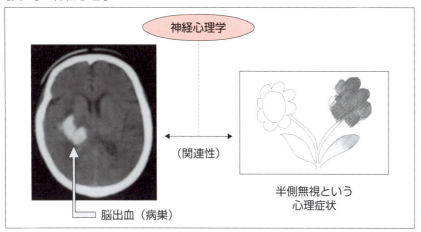

[図6] 脳の働き3水準

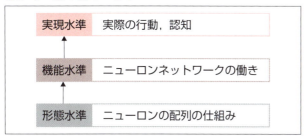

(山鳥重:高次脳機能障害とは.山鳥重・早川裕子・他,高次脳機能障害マエストロシリーズ① 基礎知識のエッセンス,pp12-26,医歯薬出版,2007.より)

[図7] 基盤的・個別的・統合的認知能力の相互関係

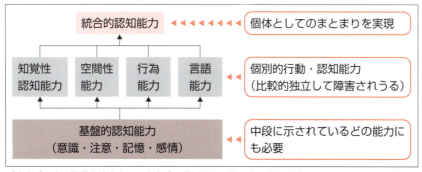

(山鳥重:高次脳機能障害とは.山鳥重・早川裕子・他,高次脳機能障害マエストロシリーズ① 基礎知識のエッセンス,pp12-26,医歯薬出版,2007.より)

討する神経心理学(Neuropsychology)である.これは,失語という脳損傷症例をきっかけに,症例研究という手法を中心に発展し,医学領域の神経学と心理学との融合により生まれた学問である[図5][2]).

脳の働きは,小脳・中脳・間脳・大脳などの解剖学的構造である形態水準,電気生理学的機能という機能水準,脳の働きの表現である実現水準の3つのレベルに分けて考えると理解しやすい[図6][5]).

一般的には,実現水準の心理的過程で高次脳機能を定義することが多く,

意識・注意機能，情動機能，視覚・聴覚的認識機能，言語機能，記憶機能，概念形成，思考・推論機能，判断，遂行機能，行為の計画などの主観的な過程を想定している。実現水準である行動・認知障害は，基盤となる認知能力，個別的行動・認知能力，さらに統合的認知能力の3つの階層構造で示される［図7］[5]。

■——認知心理学

　これに対し，同じ心理学の領域でも日本の作業療法の領域には十分になじんではいない学問が，認知心理学（Cognitive Psychology）である。この心理学は，20世紀初頭にワトソン（Watson JB）らによって築かれ，20世紀後半まで台頭していた行動主義に代わり，1960年代に入って急速に発展してきた。認知心理学は，心の働きについて，外界や人間の身体内部という環境からの情報が脳内に入力され，そこで情報を処理し環境に働きかけるという人間の行動から脳内で処理されている機能を推測することに関心をもっている学問である［図8］[2]。そこでは，人間の脳をコンピュータのような限りなく複雑な情報処理システムにたとえて，心を情報処理系のソフトウェア，つまりプログラムのようなものと考えている[2]。その脳内の処理過程に存在する機能が高次脳機能である。研究を発展させてきた方法は実験が中心で，主な対象は健常者であったが，近年の日本では医学分野の研究者との共同研究で脳損傷症例を対象とすることが多くなってきた。

［図8］　情報処理の基本図式

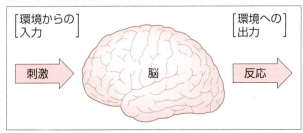

（鈴木孝治：高次脳機能障害を評価するとはどういうことか．鈴木孝治・早川裕子・他編，高次脳機能障害マエストロシリーズ③ リハビリテーション評価，pp 2-10，医歯薬出版，2006．より一部改変）

（4）認知神経心理学的な考え方

　次に，**神経心理学**と**認知心理学**，これら2つの心理学の関係について述べる。最近では，伝統的な神経心理学でも，規準となる健常者の状態を把握するための研究や多数症例を対象にした，認知心理学で用いている実験手法を取り入れた臨床研究が増加している。また，認知心理学でも，健常者を対象とした研究にとどまらず，脳損傷症例を対象にどのように情報処理システムが損傷されているのかについて考察している研究も多い。
　すなわち，神経心理学と認知心理学はお互いに歩み寄っており，新たに**認**

[図9] 情報処理過程としての心的過程（鈴木, 2012）

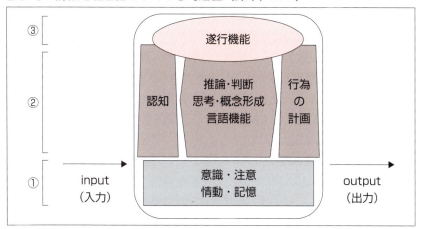

知神経心理学（Cognitive Neuropsychology）と呼ばれる学問が存在している。この学問には，医学研究者，心理学者，OTをはじめとしたリハビリテーション関連職種などが集い，学際的な研究分野となっている。

つまり，認知心理学は，健常者から脳損傷症例にまで研究対象を拡大し，脳内処理過程の障害についても研究を進めている。そして，病巣との関連を重視する神経心理学とは異なり，情報処理過程の障害されたシステムに関心が集まるため，情報処理の手順を考え，タスクアナリシス（課題構成内容分析）といわれる手法[6]を用い，情報処理過程のどこに障害が生じたのかを考えていくのに適した学問となっている。

したがって，刺激を受け入れる側（入力側）に近い部分の機能不全なのか環境に働きかける側（出力側）に近い部分の障害なのかを推定することができるため，これから活躍するOTは，高次脳機能障害をとらえる際には，このような認知神経心理学の考え方で対象者の状況をとらえていくのが適切である。

人間と環境との相互作用は，情報処理システムととらえ，脳への情報の出入力を基礎に考えるとよい[7]。[図9][7]の中央の大きな四角を脳と考え，左から外界や人間の身体内部からの情報が脳内に入力され，そこでさまざまな情報の処理がなされ，環境に働きかける。

例えば脳内は，上下に大きく3層構造になっていると考えると，最下層[図9-①]には，脳活動のなかでも最も基盤となる機能，すなわち**情動**，**意識**，**注意**，**記憶**を想定している。

次に，中段[図9-②]に前半，中盤，後半に位置する機能があるが，図中の左側，すなわち前半部分には情報処理の初期の段階で，入力された直後の感覚レベルの情報を「わかる，理解できる」レベルに処理する機能がある。これは視覚や聴覚などによる**認知**であり，その障害が「失認」である。

中段の次の段階では，認知レベルの情報を，**言語**（または非言語）を用いて保存されている記憶と照合したり，新たに学習することにより，**概念を形成**し，**思考**し，**推論**し**判断**を下す，というかなり高次の処理を想定している。これらの機能の障害は，失語，記憶障害，思考障害などとなる。

情報処理の後半では，**行為の計画**という機能で，行為のプログラムづくりの段階である。この機能が障害されると麻痺がないのに目的に見合った行為ができないという失行などの高次の動作性障害となる。

最後に，最上層［図9-③］に位置する機能が，**遂行機能**で，言語，行為，認知，記憶などを制御し統合する「より高次の」機能[8]とされている。この機能が障害されると，自ら目標を定め，計画性をもち，同時進行で起こる出来事を処理し臨機応変に柔軟に対処し，計画を実行することが困難である遂行機能障害[8]となる。

そして，この情報処理システムの構造[★1]は，基盤となる最下層が機能不全に陥ると，その上部の機能，例えば記憶や言語の機能は十分に発揮できないという関係にある。例えば，重度の意識障害であれば，記憶が想起されなかったり，言葉が話せない。また，情報処理の流れも基本的には左から右への順序性があるので，視覚的な認知が低下していると，パズルがうまくできなかったり，目的に合わない道具を使ってしまうこととなる。

なお，これまで述べたように，基本的には，これらの階層性は下から上，左右の順序性は左から右であるが，各機能間では，逆方向の向きもあり，双方向の情報のやりとりを行っていると考えてもらいたい。

One Point

★1　情報処理システムの構造

情報処理システムの構造は，最下層の基盤となる機能が不全に陥ると，脳機能全体の機能が低下する。情報処理の流れも基本的には左から右への順序性があると考える。各機能間では，逆方向の向きもあり，双方向の情報のやりとりを行っている。

（5）現症のとらえ方─観察・面接・神経心理学的検査および画像所見の活用

作業療法の過程は，評価から介入までの一連の流れを理解することから始まる[7]（第Ⅰ部-3-［図1］（29頁）参照）。高次脳機能障害の場合は，珍しい症状，見えにくく難しい症状，重複した障害が多いことなども手伝って，神経心理学的検査を優先しがちとなる傾向がある。しかし，この姿勢は検査を多用し，対象者に負担をかけることになるので，きちんと情報収集や観察・面接および画像所見を活用し，必要最低限の検査のみ実施すべきである。

失語・失行・失認のような巣症状では，まだ生活への影響を予測しやすいが，注意・意識・記憶などの基盤的な認知能力の障害や，統合的認知能力に含まれる社会的行動障害は複雑で，神経心理学的検査の結果からだけでは実際の生活障害を予測し説明し得ないことが多い。神経心理学的検査により脳機能の状態を推定することはできるが，脳のすべての機能を測定しているとはいいがたく，対象者の作業行動を生活場面で把握することが重要である。

そのような場合には，画像所見を参照しつつ失われた機能と残存している機能をきちんととらえ，出現した行動の原因を考える。このため，実際の生活で出現している症状について，神経心理学的検査にのみ頼ることなく日常生活活動（ADL）を中心とした評定尺度でもしっかりと記録を残し，情報処理モデルで障害の位置付けを把握し，現在ある神経心理学的検査と病巣との関係を詳細に検討することを積み重ねていくことが重要である[9]。

このように，作業療法で高次脳機能障害に対して評価・介入を行う際には，

作業療法の構造と生活障害についての基本を確認し，きちんとしたOTの視点をもち，評価から介入までの一連の作業療法の流れを理解し，脳機能の状態に合わせた介入方法を選択して，対象者の生活障害に対処していくことが求められる。

（鈴木孝治）

文献

1）障害者福祉研究会編：ICF国際生活機能分類——国際障害分類改訂版．pp 3 –23，中央法規出版，2002．
2）鈴木孝治：高次脳機能障害を評価するとはどういうことか．鈴木孝治・早川裕子・他編，高次脳機能障害マエストロシリーズ③ リハビリテーション評価，pp 2 –10，医歯薬出版，2006．
3）新村出編：広辞苑，第 6 版．岩波書店，2008．
4）酒井邦嘉：脳から心へ．岩波科学ライブラリー48 心にいどむ認知脳科学——記憶と意識の統一論，pp 3 –18，岩波書店，1997．
5）山鳥重：高次脳機能障害とは．山鳥重・早川裕子・他，高次脳機能障害マエストロシリーズ① 基礎知識のエッセンス，pp12–26，医歯薬出版，2007．
6）福沢一吉：認知心理学の方法論と神経心理学——認知神経心理学の誕生．神経心理学14：76–83，1998．
7）鈴木孝治：作業療法における評価．澤俊二，鈴木孝治編，作業療法評価のエッセンス，pp 2 –16，医歯薬出版，2009．
8）石合純夫：高次脳機能障害学，第 2 版．pp220–235，医歯薬出版，2012．
9）鈴木孝治：評価の組み立て方．鈴木孝治編，作業療法学ゴールド・マスター・テキスト　高次脳機能障害作業療法学，改訂第 2 版，pp29–30，メジカルビュー社，2016．

3. 作業療法の展開（とらえ方の手順）

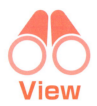
View

- 対象者の状態像のとらえ方には，トップダウン/ボトムアップの双方向のとらえ方がある。
- トップダウン的なとらえ方では，臨床症状，すなわち行動特徴および語りの内容から推測する。
- ボトムアップ的なとらえ方では，脳画像から高次脳機能の障害を推測する。
- これら双方向のアプローチでとらえられた状態像を神経心理学的検査で確認する。
- 介入方略を考える際には，残存機能および失われた機能に対し，どのような訓練・支援を行うのかを見極め，病期に対応したトップダウン/ボトムアップアプローチを選択する。

(1)作業療法の評価・介入のプロセス

「評価」という言葉は，医療以外の私たちの日常生活でもよく用いられる。言葉の印象として，高く評されるときに用いられる感があるが，辞書的にも評価とは，「品物の価値を定めること。また，評定した価格。善悪・美醜・優劣などの価値を判じ定めること。特に高く価値を定めること」[1]とある。また，「査定」という，類似した言葉もあるが，これも自家用車の下取りなどの際に耳にすることがある。査定とは，「（金額・等級などを）とりしらべて決定すること」[1]とある。どちらも，金額やグレードを定めることといえる。英語では，これらを意味する主な単語として，

①evaluate（1 to form an opinion of the amount, value or quality of sth after thinking about it carefully）

②assess（1 to make a judgement about the nature or quality of sb/sth：2 to calculate the amount or value of sth）[2]

があるが，どちらも同様の意味をもつと考えられる。作業療法の分野では，これまでこれら2つの用語が頻用されているが，その違いは正確には明らかにされていない[3,4]。なお，リハビリテーション医学の成書では，評価（assessment）とは，「測定結果に意味づけをすることである。ある規準に照らして，測定対象の優劣，価値を定めることである。例えば，測定された数値から重症度を判断し，経時的な測定結果から治療の適否を判断することである」[5]とされている。

評価の手段には，一般的に，面接・観察・検査・測定がある．評価手順の基本的な流れを[図1]に示す[6]．運動機能障害などの一般的なリハビリテーションを実施する際の評価過程と基本的には何ら変わるところはなく，❶家族などを含めた各種関連部門からの情報収集・整理と，❷面接と観察による状態像の理解からはじめる．なお，この❶と❷は実際の臨床場面では前後し

[図1] 評価から介入プログラム立案・実施までの流れ

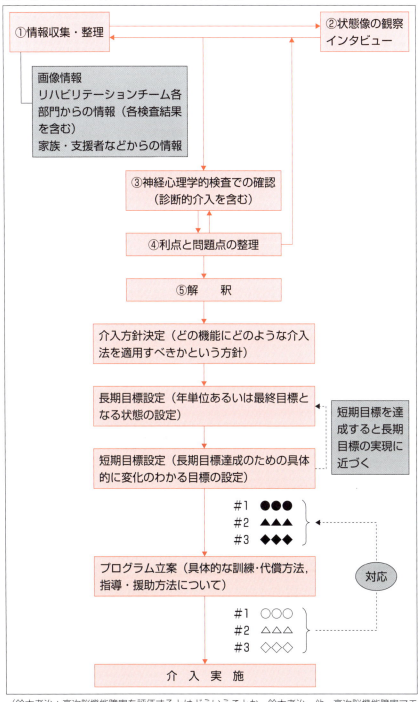

(鈴木孝治：高次脳機能障害を評価するとはどういうことか．鈴木孝治・他，高次脳機能障害マエストロシリーズ③ リハビリテーション評価, pp 2−10. 医歯薬出版, 2006. より一部改変)

> **Column**
>
> **診断的介入とは**
>
> ［図1］および［図5］のなかにある「診断的介入」とは，医師が薬物への反応を確認して確定診断をくだすような試み的な取組みを意味する。一例を示せば，視覚だけでは対象が何であるのか理解できないが，触覚や立体覚などの体性感覚を用いるとその対象が何であるか理解できるという視覚失認患者に，別の感覚刺激を入力した際の反応で状態を判断することなどが該当する。

ていることが多く，前後しても構わないと考える。

これらの次に，各種の情報や面接と観察によって理解された状態像の確認の意味で，❸検査・測定を実施する。ここまでの段階で状態像ができかかってきたら，情報を分析することによって，❹対象者の呈する利点と問題点を整理する。整理した段階で不十分な点や疑問点が生じれば，これまでの過程を繰り返す。

最後に，❺「解釈」という過程を通し，❻介入方針を決め，介入計画を立案し，その計画を実施する。なお，解釈とは，情報収集，インタビュー・観察，神経心理学的検査などの結果を整理し対象者の現状分析をし，今後の方針を見極め，それらのことを対象者やその家族に伝えることである。介入の結果，再評価によって一定の成果を対象者とともに確認することで，さらなる方針が見えてくる。

高次脳機能障害の評価でクローズアップされがちな神経心理学的検査は，評価全体のごく一部でしかない。検査に頼りすぎず，観察から解釈までの一連の手順をきちんと踏んで評価を実施することが重要なのである。

（2）臨床症状からの推測（トップダウン的なとらえ方）

（a）行動特徴からの推測[7]

①目の動き，表情，態度

覚醒，視覚的注意，意欲・発動性など基礎的な高次脳機能を見ることができる。ボーッとして目の輝きが鈍く動きが乏しい場合は，覚醒，視覚的注意の機能低下を疑う。

表情の変化においては，その量が少なく平坦な場合と，泣く・笑う・怒るなどの感情表現が極端な場合は，情動面の障害を疑う。不安などの精神面も表情で判断することが可能である。

情動に関しては，個人差が大きいため，事前に家族など対象者の病前の状況をよく知っている人に確認しておくことが必要である[7]。

②姿勢・身体運動・バランス能力

姿勢は，重力の影響を抜きには考えられない。重力という感覚を背景とした環境に対し，結果として最適な適応状態としての臥位，座位，立位などをとるのである。頸部が極端に右に回旋しているとか，体幹が極度に左に側屈しているなどの身体軸のずれや歪みが観察される[7]。いずれも半側空間無視やプッシング症候群などが推測される。食事や更衣の場面で観察されやすい。

③目的活動

目的をもった随意運動で日常生活の活動は構成されている。この随意性の高い運動には意志の発動が要求されるが，意志の発動が低い人は「やる気のない」人と評されてしまう。この意志の発動に影響を及ぼすものとしては，食欲やその他の生理的欲求などの内的環境と外部からの聴覚や視覚，体性感覚などの外的刺激である外的環境が考えられる。

食事になると起き上がったり，平行棒を見ると立ち上がったりする場面では，これらの内的・外的環境による変化と考えられる[7]。ぶつかりそうにないのにドアの桟を大きく避けたり，物品を見る際に，顔をしかめたり斜に構えて見つめたりする動作があると，視覚的な異常，特に視覚失認ではないかと推測する。

また，道具そのものの名前や使用方法がわかっているにもかかわらず，鋏がうまく使えないなどの道具の使用そのものに誤りをおかしたり，複数の道具を順序立てて行わなければならない「お茶を入れる活動」などで，正しい手順で行うことができなくなってしまうと，道具の使用障害や系列動作の障害を疑う。

④記憶

新たな事象を記銘できず，何度も聞き返したり，約束や買うべき品物を忘れてしまい正しく買い物ができないなど，生活場面での特徴的な行動が確認される。これらは，生活管理に関連した見守りのなかで記憶の問題を浮き彫りにすることが大切である。すなわち，一日の生活のなかで，何に対して指示をしたり確認が必要なのかを抽出し，それを時間，人，場所，エピソードなどの項目に分類し，どの程度保持ができるのかを観察する。これらが1週間，1カ月という期間に拡大することや，慣れ親しんだ毎日繰り返す事項と，偶発的・突発的で初めて経験する事項で異なるのかを確認する[7]。

(b)語りの内容からの推測

ベッド上臥位でも，「左側へ転げ落ちていきそう」と語ったり，ベッド上端座位で，「左側へ倒れそう」と訴える場合は，左半側空間無視が疑われる。「曇りガラスを通してみているようで見にくい」と語るようであれば，視覚失認ではないかと疑う。「うまく鋏が使えない」「どうしてもくしで髪の毛をとかせない」などの発言が聞かれると，まずは，視覚的に認知できているこ

とを確認したうえで失行の要素があると推測する。話言葉が極度に少なくたどたどしかったりすれば，失語，特に運動性失語を疑い，ペラペラと語るが内容的につじつまが合わなかったりするも，本人はそれに気づかないようであれば，感覚性失語を疑う。明らかに約束を忘れているのに，「もの忘れなど全くない」と語るようでは，妄想性障害などの疾患の鑑別をしたうえで，記憶，特に記銘力障害を考えてよい。

（3）脳画像からの推測（ボトムアップ的なとらえ方）

（a）画像の見方

　脳の部位と機能とを関連付けるには，利き手の情報が欠かせない。一般的に，右手利きの人のほとんどは，左側に言語中枢があることが知られており，この知見をもとに脳の部位と機能とを検討する。しかし，まれに右半球損傷で失語症を生じる患者がおり，これを**交叉性失語**と呼ぶ。利き手を確認する方法は，下の**Column**を参照されたい[8]。

①脳の部位

　高次脳機能を画像情報から考えていく際には，大脳皮質を外表から形態的に**脳葉**という構成単位でとらえ，前頭葉，側頭葉，頭頂葉，後頭葉の４区分となる。また，大脳半球内側面には辺縁葉があり，前頭葉と頭頂葉の境界となる指標は**中心溝**，前頭葉と側頭葉および側頭葉と頭頂葉のそれは**シルビウス裂**となる。しかし，他の各葉間の境界は明白な解剖学的な構造は存在しない。この２つの大きな溝をはじめとする脳表面に走る溝が**脳溝**で，脳溝と脳

Column
N．H．「利き手」テスト[8]

　以下の各項目について，左手にはマイナス１点，右手にはプラス１点，どちらでもない場合には０点をそれぞれ配点する。
- 消しゴムはどちらの手に持って消しますか？
- マッチをするのに軸はどちらの手に持ちますか？
- ハサミはどちらの手に持って使いますか？
- 押しピンはどちらの手に持って押しますか？
- くだものの皮をむくときナイフはどちらの手に持ちますか？
- ネジまわしはどちらの手に持って使いますか？
- クギを打つときカナヅチはどちらの手に持ちますか？
- カミソリ，または口紅はどちらの手に持って使いますか？
- 歯をみがくとき歯ブラシはどちらの手に持って使いますか？
- ボールを投げるのはどちらの手ですか？
- ●判定基準——10項目の合計がマイナス４点以下は「左利き」，プラス８点以上は「右利き」，それ以外は「両手利き」とする。

[図2] 大脳表面の模式図

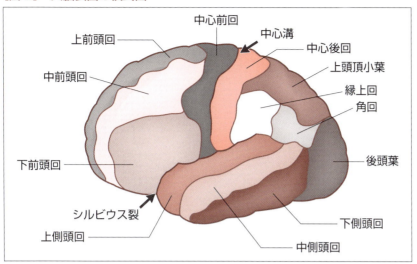

溝の間に位置する大脳皮質の隆起が**脳回**である。前頭葉には，上から上前頭回，中前頭回，下前頭回，中心溝の前方に中心前回，頭頂葉には，上から上頭頂小葉，その下に縁上回と角回，中心溝の後方に中心後回，側頭葉には，上から上側頭回，中側頭回，下側頭回がある［図2］[9]。

そして，水平断，矢状断，冠状断の3種類の断面像により脳の各部位を確認できる。水平断では，大脳皮質の各葉，脳室系と視床レベルでの断面像である。脳室系では，側脳室，第3脳室，第4脳室の位置をスライスレベルと合わせて確認する。視床レベルでの断面像では，内包前脚・後脚，尾状核頭およびレンズ核の位置の確認である。矢状断では，意識と生命の維持を司る脳幹（中脳・橋・延髄）と運動機能の調節を司る小脳の位置，さらに脳室系も確認する[10]。

②脳画像の種類[9]

脳画像では，形態学的な特徴を表すコンピュータ断層撮影（CT：computed tomography）と核磁気共鳴画像法（MRI（magnetic resonance imaging），および日常の臨床で頻繁に用いられている代表的な脳機能画像であるSPECT（single photon emission computed tomography）を把握する。

CTでは，基本的に水平断面での観察となり，基準となる線は眼窩耳孔線（orbitomeatal line：OM line）である［図3］[11]。モニター上で眼窩も耳孔もはっきりと同定できるのでこの基準が採用されている。

MRIは，CTよりも精彩で多方向からの観察が可能な検査方法である。SPECTは放射性同位元素を含む薬剤を体内に注入し，脳の局所的な血流量を計測することで脳の機能を評価できる。

また，CTとMRIの検査の特徴を比較しまとめたものが［表1］[10]である。

[図3] 眼窩耳孔線と脳回

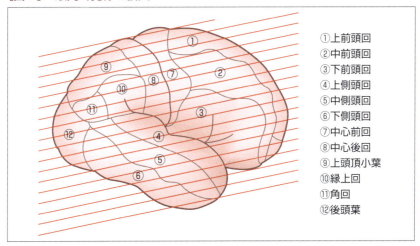

①上前頭回
②中前頭回
③下前頭回
④上側頭回
⑤中側頭回
⑥下側頭回
⑦中心前回
⑧中心後回
⑨上頭頂小葉
⑩縁上回
⑪角回
⑫後頭葉

One Point

★1 T₂*強調画像（T₂ star weighted image：T₂*WI）
T₂*強調画像は出血性病変の検出力が極めて高く（黒色に描出される），過去に発症した出血巣の確認や無症候性微小出血の検出に優れている。

[表1] CTとMRIの相違点

	CT	MRI
脳出血，くも膜下出血	◎	○（T₂*などを利用）★1
脳梗塞	○	◎
後頭蓋窩の画像	○〜△	◎
骨の描出	◎	×
3D-血管の描出	造影剤が必要	造影剤は不要
ペースメーカー装着者	◎	禁忌
検査時間	短	長
普及度	診療所レベルから	大病院レベルが中心
撮像原理	放射線	強磁場
放射線被爆	あり	なし
閉所恐怖症（＋）	検査：可能	検査：難（オープンMRIならば可能）
金属片	原則可能	磁性があれば危険

（七條文雄：CT/MRIの読み方 その3 MRIの見方（単純MRI編）．徳島県理学療法士会広報誌「酢橘」31：26−31，2009．より）

One Point

★2 各脳画像の特徴のまとめ
①T₁強調画像は，解剖学的な構造の同定に適している
②T₂強調画像・FLAIR画像は，脳梗塞の病変の同定に適している
③拡散強調画像は，急性期の病変の同定に適している

(b) 病態ごとの画像所見

①MRIの撮像方法★2

●T₁強調画像（T₁ weighted image：T₁WI）[10]

T₁WIでは水は黒く低信号で描出され（脳室は黒色），CTとよく似た画像を呈し，大脳皮質と白質などの解剖学的な構造がとらえやすいという特徴がある。

[表2] CT・MRIにおける血腫の経時的変化

病期	ヘム鉄の変化	局在	MRI所見		CT所見
			T$_1$強調画像	T$_2$強調画像	
超急性期（1日以内）	オキシヘモグロビン	赤血球内	軽度低信号	軽度高信号	高吸収域
急性期	デオキシヘモグロビン		軽度低信号	低信号	高吸収域
亜急性期	メトヘモグロビン		高信号	低信号	高吸収域
	フリーメトヘモグロビン	赤血球外	高信号	高信号	周辺部より低下
慢性期（1カ月以上）	ヘモジデリン		低信号	低信号	低吸収域

（七條文雄：CT/MRIの読み方　その3　MRIの見方（単純MRI編）. 徳島県理学療法士会広報誌「酢橘」31：26−31, 2009. より）

◉T$_2$強調画像（T$_2$ weighted image：T$_2$WI） [10]

　T$_2$WIでは水は白く高信号で描出され（脳室は白色），多くの病巣が高信号で描出されるため，病変の抽出に有用とされている。

◉FLAIR画像（fluid attenuated inversion recovery image：水抑制画像）

　FLAIR画像は，基本的には水の信号を抑制したT$_2$強調画像（脳室が黒く見えるT$_2$WI風の画像）で，脳室と隣接した病巣が明瞭に描出される。T$_1$強調画像と同程度の解剖学的な構造を描出し，T$_2$強調画像と同程度の明瞭度で病変を示す。ラクナ梗塞に代表されるかくれ脳梗塞や血管性認知症にみられるビンスワンガー型白質脳症などの慢性期の脳梗塞部位（白色に描出される）の確認に有用とされている。

◉拡散強調画像（diffusion weighted image：DWI）

　水分子の拡散運動（自由運動度）を画像化したもので，拡散が低下した領域が高信号として描出される。急性期の脳梗塞では，拡散が低下してくるため，超急性期の脳梗塞の部位判定（白色に描出される）に有用とされている。

②CTとMRIの比較

　病巣の特徴はMRIでより鮮明となるが，特にMRIで急性期の血腫の変化がわかりやすくなる。血腫の時期的な変化に応じた画像の特徴を示したものが［表2］ [10] である。

（c）予測される機能障害

　まずは，脳幹や基底核などの皮質下の病変で機能の問題が出現しているのか，皮質の病変で顕在化した問題なのかを見極める。橋や視床など皮質下の病変であれば，その部位を通って投射する皮質の部位の機能低下が想定されることを考慮する。皮質の病変であれば，まず2つの大脳半球のどちらが障害されているのかを見極めることが必要である。そして，各病変で出現しやすい症状を推測し，病変と同側の画像上問題がないと考えられる部位の機能および反対側皮質の機能を残存されている機能と，とりあえずは考えておく。

　ここで大切なことは，画像情報のみで脳機能を判断してはならず，必ず観

察や神経心理学的検査の結果を総合して，残存している脳機能と障害されて
しまった脳機能を理解することである。

(4)神経心理学的検査

(a)神経心理学的検査の用い方—その役割と実施上の ポイント

①検査（test）とは

「（基準に照らして）適不適や異状・不正の有無などを調べること」が検
査の意味である[1]。判定基準を設定して対象者の心身機能や動作能力を判定
することである。ある一定の基準を設定して判定する方法が検査であるが，
対象者を全人間的にとらえるのではなく，一部のみをとらえた情報でしかな
い。標準化のプロセスを経たものには，日本高次脳機能障害学会が作成した
数種類の検査や既に海外で標準化された検査の日本語版（日本での標準化の
プロセスを経たもの）がある[★3]。

②神経心理学的検査の役割[12]

神経心理学的検査には，3つの役割があるとされている。第1は，スクリー
ニングで，対象者に生じている高次脳機能障害を大まかに把握する役割であ
る。第2に，掘り下げ検査（ディープ検査）で，大まかに把握した障害を詳
細に分析し確信に迫る役割である。第3には，経過において，変化や訓練効
果を確認する役割である。

神経心理学的検査は，手当たりしだい実施すればよいというものではない。
対象者の行動様式や脳の損傷部位から神経心理学的知見を活用し，予想され
る状態像をイメージし，必要な検査を組み立てるべきである。

例えば，右の中大脳動脈の広汎な梗塞であれば，前頭葉，側頭葉，頭頂葉
に病巣が広がっている可能性があり，全般性の注意障害や半側無視などが考
えられ，注意と半側無視の検査が必須であると考える。脳画像の情報が入手
できない場合には，ADLや本人の訴えなどからどのような機能が障害され
ているのか「あたり」をつけて検査を組み立てるとよい。

③神経心理学的検査実施の際のポイント

検査と聞くだけで，緊張してしまう人も多い。プライドの高い対象者や過
度に緊張してしまう人の場合は，「検査」という言葉は用いず，「確認させて
欲しい」などの言い回しにするとよい場合がある。実施する場所は，静かな
個室が望まれるが，設備的に設定が困難な場合は，静かな時間帯や部屋のコー
ナーなどを利用することをすすめる。また，視覚的な刺激を極力排除するこ
とも大切である。

One Point

★3　検査の判定基準
検査の判定基準には，尺度
（「好き−嫌い」，「できる−
できない」，「陽性−陰性」な
ど）で判定するものと数量化
（注意評価スケールなど）し
て判定するものとがある[5]。
これらには絶対値がなく，順
位の判定となるため，順位尺
度が用いられる。その他の検
査は統計学的には問題の多い
ものもあるが，対象者の作業
遂行が不十分な理由や，その
程度を見極めるためには有効
なものもある。

標準化された検査では，マニュアルが作成されているので，基本的にはマニュアル通りに実施する。そこには，準備すべき物品や検査手順，記載方法などが記載されているので，初学者の場合は特にこれらを用いて，健常者を対象に十分に練習をする必要がある[★4]。

得られた結果は，個人の経時的な変化だけではなく，年齢などを考慮して算出された標準化された数値との比較をし，健常者との比較が可能となる。こうして得られた結果に基づいて，解釈するのであるが，患者や家族などが納得でき，介入の方針に貢献できるものでなければならない。

(b)各種神経心理学的検査の特徴

ここでは，各部門や家族などから得られた情報や観察，面接などにより，確認すべき項目がしぼられた段階で実施すべき標準化された検査を中心に紹介する［表3］。なお，各検査の実施手順などの詳細は成書にゆずる。

[表3] 主な神経心理学的検査

意識	・JCS ・GCS
注意	・標準注意検査法（CAT） ・かなひろいテスト ・TMT ・日本版レーヴン色彩マトリックス検査（RCPM）
認知	・BIT行動性無視検査日本版（BIT） ・標準高次視知覚検査（VPTA）
言語	・標準失語症検査（SLTA） ・WAB失語症検査 ・実用コミュニケーション能力検査（CADL）
記憶	・日本版ウェクスラー記憶検査（WMS-R） ・日本版リバーミード行動記憶検査（RBMT） ・三宅式記銘力検査 ・ベントン視覚記銘検査
行為	・標準高次動作性検査（SPTA）
遂行機能	・遂行機能障害症候群の行動評価（BADS） ・ウィスコンシンカード分類検査（WCST）
知能	・WAIS-Ⅲ成人知能検査（WAIS-Ⅲ） ・Kohs立方体組み合せテスト ・改訂長谷川式簡易知能評価スケール（HDS-R） ・MMSE
人格・情動	・SDSうつ性自己評価尺度 ・ミネソタ多面的人格目録（MMPI） ・新版TEGⅡ東大式エゴグラムVer.Ⅱ ・標準意欲検査法（CAS）

🔦 One Point

★4　検査の変法について
検査実施中は，患者の状態により標準的な実施方法を多少変更せざるを得ないことが生じる可能性がある。例えば，失語症などにより言語的な指示の理解が悪く規定の時間を超えてしまったり，発語が困難で口頭で答えるべきところをポインティングに変更することがあるが，検査の目的が果たせることや患者の示した結果から妥当な推論が立てられる方法であることに注意すべきである[12]。

3　作業療法の展開（とらえ方の手順）

①意識

　生活の基本は，覚醒であり，活動時に十分な覚醒を維持するためには，睡眠を確保しなければならず，覚醒と睡眠とのバランス・リズムを確認しなければならない。覚醒は**JCS**（Japan Coma Scale）および**GCS**（Glasgow Coma Scale）で評価し，さらに作業行動を観察により評価する場合，JCSのうち軽度の状態を詳細に評定できる軽症意識障害の12項目評価法が有用である[13]。

②注意

　注意機能に関する検査は，机上での検査が主流で，MMSEとHDS-Rに含まれている数唱（順唱・逆唱）や連続7減算，各種の抹消検査，Trail Making Test（TMT），等速打叩課題[14]，かなひろい検査[15]，などが中心である。なお，机上検査と生活場面での能力との乖離を示す症例も多く，実際の評価ではまず観察による生活場面の評定を実施すべきである。

　注意と類推思考の測定と考えられている**日本版レーヴン色彩マトリックス検査**[16,17]は，同一性・対照性・類推性の3カテゴリーで構成され，36枚の刺激図版が用意されている。各刺激図版の欠如部分に該当する模様を6つの選択肢から選ばせる。

　標準注意検査法（Clinical Assessment for Attention：CAT）[18]は，❶Span（Digit Span〈数唱〉，Taping Span〈視覚性スパン〉），❷Cancellation and Detection Test（Visual Cancellation Task〈視覚性抹消課題〉，Auditory Detection Task：ADT〈聴覚性検出課題〉），❸Symbol Digit Modalities Test（SDMT），❹Memory Update Test（記憶更新検査），❺Paced Auditory Serial Addition Test（PASAT），❻Position Stroop Test（上中下検査），❼Continuous Performance Test（CPT）の7種の検査から構成されている。

　❶は，単純な注意の範囲や強度，短期記憶の検討，❷は，視覚的および聴覚的に選択的注意の検査，❸〜❻は，注意の配分能力，変換能力および制御能力が大きく関与している課題であり，特に上中下検査では注意の監視機能が反映されると考えられる。❼は，持続性注意が検討可能である。

　なお，デバイスとしてADTとPASATでは音声収録がなされたCDを，CPTではパソコンを必要とする。標準化されているため，同一患者の継時的変化をとらえるだけでなく，健常者との乖離が測定でき回復の程度を検討できるが，検査時間が1時間以上かかり，患者負担とともに変動する注意機能を反映しづらいという側面があるので慎重に検査に臨むべきである。

③認知

　ここでは，視覚失認と空間認知および操作の検査を取り上げる。外空間の認知の障害では，構成障害の評価として，着衣の様子や積み木の組立ての観察を通し，混乱している状況なら，**コース立方体組み合せテスト（Kohs Block Design Test）**[19]などで確認する。

「曇りガラスを通して見ているような感じ」とか「何となくボーッとして見える」など，視覚の異常を訴えるエピソードが聞かれ，物品を見ただけではその名前を言えないようであれば，視覚失認を疑う。

総合的スクリーニング検査として**標準高次視知覚検査(VPTA)**[20]を行う。❶視覚の基本機能，❷物体・画像認知，❸相貌認知，❹色彩認知，❺シンボル認知，❻視空間の認知と操作，❼地誌的見当識，の7つの上位項目にそれぞれ下位検査項目が設定されている。

④半側無視

標準化された検査としては，**BIT行動性無視検査日本版（Behavioral Inattention Test：BIT）**[21]があり，半側無視の診断が可能である。この検査は，従来から行われてきた古典的な机上検査である6つの通常検査と，電話課題・硬貨課題・トランプ課題など9つの行動検査から構成されている。

⑤言語

言語機能そのものの検査としては，標準失語症検査（Standard Language Test of Aphasia：SLTA）やWAB失語症検査（Western Aphasia Battery）がある。これらの検査の後に行われる掘り下げ検査としては，総合的なものとして標準失語症検査補助テスト（SLTA-ST）とSALA失語症検査（Sophia Analysis of Language in Aphasia），語彙レベルの理解に関するものとして，標準抽象語理解力検査（The Standardized Comprehension Test of Abstract Words）と失語症語彙検査（A Test of Lexical Processing in Aphasia：TLPA），文レベルの聴覚的理解力検査として，新日本版トークンテスト，失語症構文検査（Syntax Test of Aphasia）があげられる。

私たちOTは，言語機能の詳細な評価よりはむしろ，日常生活での困難さを把握し，生活場面での機能代償法を分析することを考えるべきである［表4][22]。

つまり，標準失語症検査やWAB失語症検査よりは，可能ならば**実用コミュニケーション能力検査（Communication ADL Test：CADL）**などを実施する。このCADLでは，実際の生活用品を用い，検者との相互のやりとりを通じて，情報伝達の実用性を評価する。34の実際的な項目（短縮版は11項目）からなり，重症度とコミュニケーションレベル（全面介助・大半介助・一部介助・実用的・自立の5段階）を判定できる。また，使用されたコミュニケーション・ストラテジー（聞き返し・代償反応・自己修正・回避）から，コミュニケーション活動の特徴を知ることができ，失語症以外の，右半球損傷・認知症などのコミュニケーション障害にも適応できる。

⑥記憶

記憶機能に関して作業療法評価として有用な標準化された検査は，**日本版リバーミード行動記憶検査（The Rivermead Behavioral Memory Test：RBMT）**と**日本版ウェクスラー記憶検査法（Wechsler Memory Scale Revised：WMS-R）**，三宅式記銘力検査，ベントン（Benton）視

[表4] 実用コミュニケーション能力検査と従来の包括的な失語症検査との相違点

	実用コミュニケーション能力検査	従来の包括的な失語症検査
測定対象とする能力	・日常のコミュニケーション活動そのものをみる	・聞く・話す・読む・書くの言語様式ごとに単語・文・パラグラフの各段階別にみる
検査刺激	・主として実際の生活用品：言語以外の状況文脈を積極的に利用する	・絵カード・字カード：言語以外の状況文脈の手がかりが少ないように構成
検査方法	・ロールプレイなど相互のやりとりを重視する	・検者が刺激を与え，患者がそれに反応する
採点	・実用性（情報が伝達できたかどうか）の有無が採点の基準となる	・言語学的に正確であるかどうか採点の基準となる
解釈	・コミュニケーションの実用性によるレベル分け：障害された機能の代償法（コミュニケーション・ストラテジー）の分析など	・失語症のタイプ分類：障害された機能の分析

（綿森淑子：高次脳機能の評価 その1 失語症. 総合リハ10：771-776, 1982. より）

覚記銘検査がある。RBMTは，顔と姓名，約束，道順と要件など日常生活に近い状況での評価が特徴である[23]。WMS-Rは，13の下位検査から構成され，言語を使った問題と図形を使った問題がある。言語性記憶・視覚性記憶・一般的記憶（言語・視覚の両記憶の総合）・注意/集中力・遅延再生の各指標を算出できる特徴がある。

遠隔記憶の検査では，物の価格を利用したプライステスト，自伝的記憶検査としては，慶應版自伝的記憶検査[24]がある。

手続き記憶の検査としては，認知技能学習に関する課題を用いたハノイの塔課題やトロントの塔課題がある。

⑦行為

行為の障害を評価するには，定量的評価のみならず，定性的評価が重要である。わが国で標準化されている検査としては，**標準高次動作性検査（Standard Performance Test of Apraxia：SPTA）**がある。この検査では，13の下位検査から構成され，反応を正反応と，錯行為，無定形反応，保続，無反応，拙劣，修正行為，開始の遅延，その他（Body Parts as Object：BPOなど）の8つの誤反応に分類している。

なお，WAB失語症検査にも簡単な行為の評価が含まれているので，参考にするとよい。

⑧遂行機能

遂行機能を検査する前に実施すべき評価として，セットの転換障害の評価がある。この検査としては，**ウィスコンシンカード分類検査（Wisconsin Card Sorting Test：WCST）**があり，近年はコンピュータ版がインターネット上で，無償で入手できる。この検査は，色・形・数の3つの属性でカードを分類していく課題で，途中でコンピュータが分類基準を変えた後に，以前のカテゴリーのまま続ける誤りと，直前の誤反応と同じカテゴリーにしてしまった誤りで分類する。

遂行機能の検査として，わが国で標準化されているものには，**日本版BADS遂行機能障害症候群の行動評価（Behavioural Assessment of the Dysexecutive Syndrome：BADS）**がある。この検査は，6つの下位検査と遂行機能に関する質問表（The Dysexecutive Questionnaires：DEX）から構成されている。

⑨知能

知能の定義は，知覚，言語，記憶，思考，推理などの因子から複合的に構成される能力とされており，単一の概念ではない[25]。

検査全体を言語性と動作性に分け，総合的に知能を測定する検査として，**WAIS-Ⅲ成人知能検査（WAIS-Ⅲ）**がある。また，20～30分程度の短時間で実施可能な検査として，改訂長谷川式簡易知能評価スケール（The revised version of Hasegawa's Dementia Scale：HDS-R）とMMSE（Mini-Mental State Examination）がある。言語を用いないで実施できる動作性の検査として，コース立方体組み合せテストがある。

⑩人格・情動

うつ状態に関する評価として，SDSうつ性自己評価尺度（Self-rating Depression Scale），MMPIミネソタ多面的人格目録（Minnesota Multiphasic Personality Inventry），新版TEGⅡ東大式エゴグラムVer.Ⅱ（Tokyo University Egogram New Ver.Ⅱ）などがある。なお，意欲に関する検査としては，標準意欲検査法（Clinical Assessment for Spontaneity：CAS）が用意されている。意欲は注意機能を検討する際の背景となりうるもので，標準注意検査法とセットになっており，生活場面での評価には参考となる。

（5）統合（残存機能・失われてしまった機能と介入方略との関連）

（a）臨床症状・検査結果・画像所見から考えられる利点・問題点の整理

①観察を先行して臨床症状をつかむという原則

観察は，対象者が何に困っているのか，大まかな「あたり」をつけ，生活上の困難さの原因を探索する態度で行うと，臨床症状を把握しやすい。情報収集などを先に行う場合もあるが，少なくとも神経心理学的検査から実施すべきではないし，万一，神経心理学的検査を先行したとしても，スクリーニング検査の時点で大まかな「あたり」をつけて実施することが大切である。

②神経心理学的検査の実施で注意すべきこと

　高次脳機能障害を評価するということは，個々の標準化された神経心理学的検査をできるだけ多く実施するということではない。もちろん，多くの検査を正確に行えば，情報量は増えるし，症状の核心に迫れる。しかし，対象者の負担も考慮すれば，必要最低限の検査にとどめたい。また，「検査」というと標準化されたものだけを想定しがちであるが，刺激に何回反応できたかなどの試み的な確認や特定の領域に特異な創作検査も，立派な「検査」であるといえる。これは介入計画を立てる際には重要な情報となる。

③神経心理学的検査は各部門からの情報・インタビュー・観察結果の確認である

　神経心理学的検査を実施する前には必ずその実施手順を整え，検査結果によっては予定していた検査の変更ないしは予定外の検査の追加をも考慮して実施すべきである。

　神経心理学的検査は，介入の効果判定に使用する目的もあるが，評価過程で用いる場合には，家族や関連各部門からの情報・インタビュー・観察の結果を確認する意味合いが重要である。もちろん，神経心理学的検査の結果により，新たに発見される側面もあるが，その場合は観察などで十分には把握できなかった病前の性格や生活の特徴などや，妨げられた活動の側面が露呈されたということであり，その後のさらなる十分な観察につなげられる。新たに観察を行った結果，患者が現在陥っている状況を理解できれば検査の目的は達成されたと考える。

④画像所見から得られること

　CTやMRIのような神経解剖学的な特徴を描出できる画像所見からは，損傷部位に関する神経心理学的な知識から想定される臨床症状を予測することができる。しかし，解剖学的に明らかな欠損がない形態画像では，SPECTやPETのような機能画像で機能的病変を確認する必要がある。しかし，SPECTやPETなどは，どこの病院・施設でもあるわけではないため，CTやMRIのような形態画像から想定される臨床症状との整合性を確認することが必要である。

⑤情報の分析・整理・統合→利点と問題点の整理

　観察や神経心理学的検査からの情報および画像所見を含め，さまざまな分野からの情報を整理・統合し，利点と問題点にまとめあげ，残存している機能と障害されている機能を見極め，どのような機能がどの程度残っているのかを考察することが介入にとっては重要である。

⑥解釈

　対象者の状態像を理解し，今後の介入計画の段取りが漠然とでもついたならば，評価のまとめができたと考えられる。そして，❶対象者の問題につい

ての理解，❷その原因となる脳機能の低下，❸残存している脳機能（健康な部分），❹現状を改善するための価値ある試みを対象者・家族に平易なことばで伝え，評価を締めくくることができれば，対象者について解釈できたということになる。

(b)介入方略の整理—脳機能の回復・代償および支援の視点から

ICFの普及により，健康な部分（すなわち利点）も十分に評価し，障害を双方向的にとらえる考え方が主流となり，さらに近年，わが国の作業療法では，「生活行為向上マネジメント（Management Tool for Daily Life Performance：MTDLP）」が始動したため，トップダウン・アプローチの発想が受け入れられる状況となった。しかし，このトップダウン・アプローチのみでは，障害の理解にはつながらない。特に，高次脳機能障害では，機能障害をしっかりととらえていなければ活動や参加，特に社会復帰にはつなげられない。すなわち，ここで取り上げるトップダウン/ボトムアップの双方のアプローチが重要となる［図4］[26]。

脳血管障害や外傷性脳損傷の急性期では，意識，特に覚醒の障害が背景にあり注意機能が全体的に低下していることが多い。適切な反応が得られず，何から手をつけていけばよいかがわからないことになる。このようなときに威力を発揮するのがトップダウン・アプローチである。観察により刺激に対する反応や自発行動を中心に把握する。

しかし，徐々に覚醒度が向上し，周囲の状況を理解し始めると，対象者の身体機能および高次脳機能を調べたくなるだろう。しかし，インタビューで確認できるレベルとなれば，まずは人的・物的な環境を調整し，対象者本人

[図4] トップダウン・アプローチとボトムアップ・アプローチ

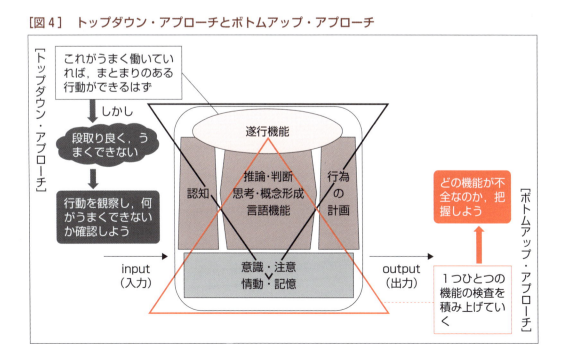

の希望・意思・趣味・嗜好などについて評価するプログラムにしていく。すなわち，本人の興味ある活動・できる活動を中心に，機能や気づきのレベルに応じて，「気づき」を促進させ，将来問題となりうる社会的行動障害に対処していくのである。

しかし，本人の興味ある活動・できる活動を用いて治療を展開していくだけでは，いずれ顕在化してくる他の高次脳機能障害への効率的なアプローチを組み立てることが難しい。ここに正確な機能評価，つまり神経心理学的評価を実施することが必要となる。1つひとつの機能検査を積み上げていくことで，どの機能が不全で，何がうまく機能しているのかを把握することができる［図5］[6]。回復できそうな高次脳機能であれば，反復の回復訓練を行い，それが不可能であれば，残存している機能を活用した代償訓練を実施する。その際には，代償法や代償方略の使用法の訓練を行う必要がある。また，対

［図5］ 介入の種類

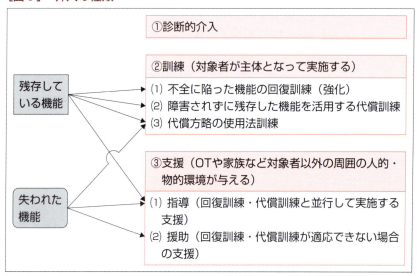

（鈴木孝治：高次脳機能障害を評価するとはどういうことか．鈴木孝治・他，高次脳機能障害マエストロシリーズ③ リハビリテーション評価，pp 2－10．医歯薬出版，2006．より）

［図6］ トップダウン・アプローチとボトムアップ・アプローチの病期による変化

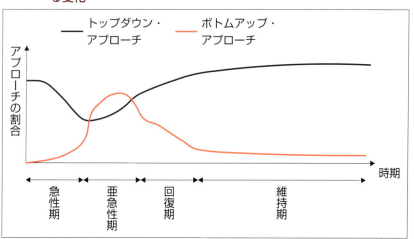

象者本人の単独での訓練や代償手段の活用が不十分な場合は，OTや家族などの訓練に関する人的支援や環境整備などの物的支援を考えなければならない。

つまり，介入初期の対象者の高次脳機能全体が機能不全に陥っているときにとるアプローチがトップダウン・アプローチであり，次に，高次脳機能に応じた対処を徐々に高めていくのがボトムアップ・アプローチである。以後，適宜2つのアプローチを組み合わせ，徐々にトップダウン・アプローチを中心に組み立てていく。

このように両アプローチの比率を入れ替えるタイミングと，時期に応じた配分を考えていくことが，長期的に高次脳機能障害の作業療法を実践していくためには重要なポイントとなる［図6］[26]。

(鈴木孝治)

文献

1) 新村出編：広辞苑，第5版．岩波書店，1998.
2) Hornby AS：オックスフォード現代英英辞典，第7版．オックスフォード大学出版局，2005.
3) 岩﨑テル子：評価の意義と目的．岩﨑テル子・他編，標準作業療法学 専門分野 作業療法評価学，pp14-17，医学書院，2005.
4) 吉川ひろみ：評価の意味と目的．OTジャーナル38：506-515，2004.
5) 赤居正美・岩谷力：測定と評価とは．岩谷力・他編，障害と活動の測定・評価ハンドブック——機能からQOLまで，pp1-2，南江堂，2005.
6) 鈴木孝治：高次脳機能障害を評価するとはどういうことか．鈴木孝治・他，高次脳機能障害マエストロシリーズ③ リハビリテーション評価，pp2-10，医歯薬出版，2006.
7) 渕雅子：観察の方法．鈴木孝治・他編，高次脳機能障害マエストロシリーズ③ リハビリテーション評価，pp19-28，医歯薬出版，2006.
8) 八田武志：左ききの神経心理学．医歯薬出版，1996.
9) 石原健司：画像の読解に必要な基礎知識．三村將・他編，高次脳機能障害マエストロシリーズ② 画像の見かた・使いかた，pp2-6，医歯薬出版，2006.
10) 七條文雄：CT/MRIの読み方 その3 MRIの見方（単純MRI編）．徳島県理学療法士会広報誌「酢橘」31：26-31，2009.
11) 石原健司：画像の読解に必要な基礎知識．三村將・他編，高次脳機能障害マエストロシリーズ② 画像の見かた・使いかた，pp8-32，医歯薬出版，2006.
12) 早川裕子・浦野雅世：神経心理学的検査の使いかた．鈴木孝治・他編，高次脳機能障害マエストロシリーズ③ リハビリテーション評価，pp29-38，医歯薬出版，2006.
13) 佐野圭司・間中信也・喜多村孝一・他：軽症意識障害の評価方法に関する統計的研究——評価尺度の妥当性および簡便実用尺度の検討．神経進歩26：800-814，1982.
14) 坂爪一幸・平林一・金井敏男：脳損傷患者の持続的注意力の障害と主観状態，知的機能，及び日常情意行動の関連．精神医学32：1111-1119，1990.
15) 今村陽子：臨床高次脳機能評価マニュアル2000．新興医学出版社，2000.
16) 杉下守弘・山崎久美子：日本版レーヴン色彩マトリックス検査手引．日本文化科学社，1993.
17) 坂爪一幸・今村陽子：脳損傷患者のレーヴン色彩マトリックス検査の成績と痴呆，年齢，構成障害および性差の関連．神経心理学11：158-169，1995.
18) 日本高次脳機能障害学会編：標準注意検査法．新興医学出版社，2006.
19) 大脇義一：コース立方体組み合わせテスト使用手引き，第3版．三京房，1996.
20) 日本高次脳機能障害学会編：標準高次視知覚検査．新興医学出版社，1997.
21) 石合純夫：BIT行動性無視検査日本版．新興医学出版社，1999.
22) 綿森淑子：高次脳機能の評価 その1 失語症．総合リハ10：771-776，1982.
23) 綿森淑子・原寛美・宮森孝史・江藤文夫：日本版リバーミード行動記憶検査．千葉テストセンター，2002.
24) 吉益晴夫・加藤元一郎・三村將・他：遠隔記憶の神経心理学的評価．失語症研究18：205-214，1998.
25) Spreen O, Straus E, 秋元波留夫監，滝川守国訳：神経心理学検査法．創造出版，2004.
26) 鈴木孝治：頭部外傷．大嶋伸雄編，クリニカル作業療法シリーズ 身体領域の作業療法——プログラム立案のポイント，第2版．pp257-284，中央法規出版，2016.

第II部

各論

―障害別の作業療法の展開―

第II部

1. 意識障害

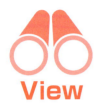

- 意識障害は，覚醒と意識内容でとらえることが大切である。まず，覚醒のレベルをしっかりおさえて，重症であれば開眼している時間の延長を目指す。評価としては，GCSやJCSを用いる。治療としては，種々の感覚様式を用いて刺激を入力する。開眼していないから視覚は困難とあきらめず，自然光に近い明るさを確保することも重要である。
- 軽度の意識障害であれば，覚醒はほとんど問題なくなるが，注意機能の障害が顕在化してくる。注意機能障害の詳細は別の章で詳述するが，背景に覚醒状態の変動があるため，評価としては軽症意識障害の12項目評価表や注意機能スケールなどで評定する。治療としては，症状が変動することを前提に，覚醒レベルを向上させて注意が持続できるような環境を設定し，アウェアネスを高め，領識を向上させることで，自発的で目的的な活動を増大させることが主目標となる。
- 症状の程度にかかわらず，初期より家族など対象者の病前の状態をよく知っている人から情報を得て，治療に関する指導を行うことが重要である。

(1) 生活状況からとらえたこの障害の一般的な特徴

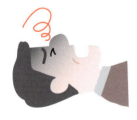

　人の生活は，起きていること，すなわち覚醒が基本である。覚醒を維持して活動するためには，十分な睡眠を確保しなければならず，覚醒と睡眠との良好なバランスおよびリズムが必要である。意識という言葉を定義することは大変困難であるが，ここでは臨床的な立場から，覚醒と意識内容とに分けて考えることとする [図1]。その他に医学的な見地からは，全身性の疾患を考慮する必要があるが，作業療法士（OT）の立場からの生活状況を考えた一般的な特徴なので割愛する。

①覚醒障害

　重度の覚醒障害では，外界からの刺激には一切もしくはほとんど反応できない状態である。もちろん，自身の記憶や思考に基づく反応も外部からは確認できない状態である。このレベルでは，注意機能が関与することはほとんどないが，覚醒状態が改善してくるにつれ，注意機能の影響が顕在化する。注意機能の定義は難しいが，ここでいう注意とは方向性注意と汎性注意とに二分した際の汎性注意を指す。注意機能に関しては別の章で解説するが，覚

醒状態が注意の1つの側面でしかないと理解することは重要である[1]。

②意識内容の障害

意識内容とは，主に大脳皮質で処理されるもので，見当識すなわち自分自身の置かれている状況や自身に対する理解度などを対象とする。さらに，自己意識，つまり自覚についても不十分な面が多く，状況にそぐわない言動が散見される。

[図1] 意識の構成要素

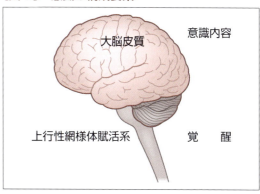

(2) 何に着目しようか―ポイントおよびその根拠

①まずは覚醒の状態に着目

覚醒の調節には，脳幹網様体調節系と視床下部調節系が関与する。脳幹網様体が上行性感覚路からのインパルスを受けて賦活され，視床・視床下部を介して大脳皮質を賦活する。また，視床下部より扁桃核や梨状葉，海馬などの辺縁系に興奮を送るとともに，中脳を介して再び大脳皮質へ興奮を送る視床下部賦活系がある［図2］[2]。

脳の機能を，散在性機能と局在性機能の2つに分けると，この覚醒の障害は散在性機能の障害，すなわち両側性の障害もしくはより広範な障害で出現しやすい。もちろん，一側に限局されてはいるが，かなり広範囲な病巣の場合も急性期には出現することはある★[1]。

[図2] 意識を調節する機構

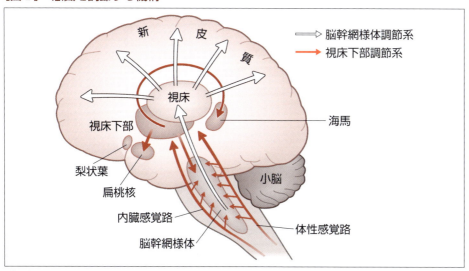

（駒井則彦：意識障害．土肥信之・他編，精神機能評価 増補版，pp141-152，医歯薬出版，1993．より）

②覚醒レベルに応じた注意機能の把握

　覚醒水準と注意機能との関係について，生理学的な見地から覚醒水準による注意機能の変化を示す概念図[図3]やそれらの関係[図4]としてわかりやすく示されているので，まずはこれを参考に，健常者に当てはめて検討することが必要である[3]。

　注意がうまく機能するためには，適度の覚醒が必要であることはいうまでもない。覚醒が低いと注意が1つのことにしぼれなくて，外からの無関係な刺激に注意が乱されやすく，話も行動も一貫性がなくなり，脱線しやすくなる。つまり注意散漫となる。覚醒が高まり注意が集中すると，最適な言動となるが，激しい感情などにより覚醒水準が上昇しすぎると，意識が狭窄し，1つのことに注意が集中しすぎて他のことがわからない状態となる。さらに覚醒水準が高くなると，すべての刺激に対して敏感となり注意がしぼれなくなる。感覚情報が脳にあふれるように入ってきて，注意の転導が急速に起こるという現象で，これを**注意拡散**としている[3]。

[図3] 覚醒水準による注意機能の変化を示す概念図

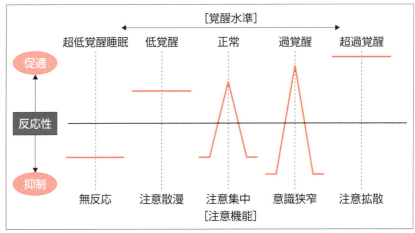

（山本健一：ライブラリ脳の世紀：心のメカニズムを探る8　意識と脳――心の電源としての意識．pp85-99，サイエンス社，2000．より）

[図4] 覚醒水準と注意機能水準の関係（Hebb, 1949）

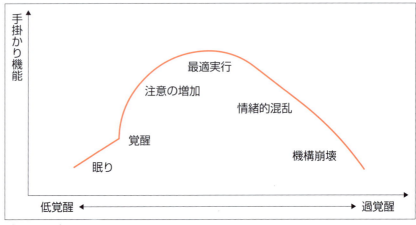

（図3と同じ）

One Point

★1　救急医学で確認すべき意識障害——AEIOUTIPS（カーペンターの分類）

日本ではAIUEOTIPS（アイウエオチップス）のほうがなじんでいる。

- A：alcoholism：急性アルコール中毒
- I：insulin：インスリン
- U：uremia：尿毒症
- E：endocrine：内分泌
- O：oxygen, opiate：低酸素血症，麻薬
- T：trauma, temperature：外傷，体温異常
- I：infection：感染症
- P：psychiatric, porphyria：精神疾患，ポルフィリア
- S：syncope, stroke, SAH：失神，脳卒中，くも膜下出血

③意識内容の把握

意識内容の障害については，重度の覚醒障害ではまず確認することは困難である。中等度から軽度の覚醒障害の患者では，見当識や自己意識を確認することが必要である。つまり，Japan Coma Scale（JCS）[表1][4]の1桁レベルの確認および，原田[5]の提唱している軽症意識障害★2の徴候[表2]，さらには障害に対する気づきを確認すると，生活面での特徴が浮かび上がってくる。

この意識の階層性・順序性は，意識の階層モデル[図5]から説明できる。このモデルはピラミッド形式なので，より下層のレベルがしっかりと機能しなければ，その上層は十分には機能しないと考える。最下層の意識である「覚醒」は，上向性網様体賦活系の機能を反映する生物的な意識である。中間層

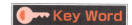

Key Word

★2 軽症意識障害
JCSのⅡ-1からⅠ-1までの軽い意識障害の状態のことを指す。言語障害がない場合は，この状態で会話をすることが可能であるが，後日，会話内容を確認しても記憶されていないことがある。この症状を即座に記憶障害と決めつけてはいけない。軽度でも意識が障害されていれば，記憶すべき内容を把持できず，後日に再生できないのである。

✔意識障害が回復すると，記憶の障害がみられなくなることが多い。

[表1] Japan Coma Scale（赤枠が軽症意識障害）

[表2] 軽度意識障害の症状とその評価方法

症　状	評価方法
注意の持続困難に起因する誤り	連続7減算（100 - 7 = ?　100から順々に7を引き算していってください，とだけ言って反応を待つ）
会話における単語の言い間違い	語性錯語の確認（例　午前 → 午後）（語性錯語が多いが，字性錯語〈例：タバコ→タビコ〉が出現することもある。失語症がないのに時々，錯語が出現するのなら注意の障害を考えざるを得ない）
思考のまとまりの悪さ	首尾一貫しない会話内容の確認（例：朝起きてから今日これまでの出来事について話してください，と言って自発的な会話の内容で，話の脱線や首尾一貫性のなさを確認する）
感情面の異常	感情の細やかな動きや表出の乏しさが存在するか否かを確認する

（原田憲一：症状精神病の症候学への一寄与「軽い意識混濁」について．精神経誌69：309-322, 1967. より）

[図5] 意識の階層モデル

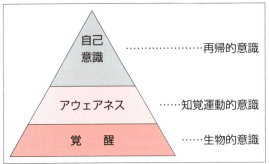

(苧阪直行：脳とワーキングメモリ. 京都大学学術出版会, 2000. より作成)

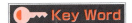

★3 アウェアネス
特定のモノやコトに向かう志向的な意識であり, 何かに「気づく」というはたらきを含んでおり, 感覚や知覚の「覚」に近いとされている。

にある「アウェアネス」★3とは, 外界に向かう意識で, 刺激を受け入れている状態である。私たちが普通に目覚めて日常生活を送るときの極めてありふれた状況下での意識である。見たり聞いたり触ったりといった知覚している状態やその内的統合状態である。また, 注意に基づく刺激や反応への選択性が認められるのもこの段階の特徴といえる[6]。Baars[7]は, この段階では注意は意識をコントロールする働きをもつと考えている。

最上層に位置する「自己意識」とは, 情報処理的には自己認識のためのメタ意識ということである。対象が自分の意識そのものである場合で, 自分自身に対する理解度（＝自覚）のことである。自己に向かう意識という意味で再帰的（リカーシブ）な意識という。意識はそれ自身を意識できるという興味深い働きをもっており, デカルトの「我思う, ゆえに我あり」という意識もこのレベルの意識を指している。

なお, 意識の階層モデルでは, ワーキングメモリ（53頁Column参照）の説明が欠かせないが, これについては第Ⅱ部－2.「注意障害」にて詳述する。

(3) 脳画像の確認

意識障害の病変は, 主には脳幹網様体か, 両側大脳半球の病変もしくは広範な一側病変である。

①テント上病変

発症初期には大脳半球病変による局所神経徴候（テント上の病巣）, すなわち片麻痺, 知覚障害, 視野障害, 失語症, 焦点性痙攣等がみられることが多い。昏睡は脳ヘルニアの進展とともに進行し, 間脳→中脳→橋→延髄レベルの障害を示唆する神経症状が順次出現する。

②テント下病変

急激な脳幹障害である橋出血[図6]や髄膜腫（外部から徐々に脳幹圧迫）

[図6] 橋出血のCT像　　　[図7] 右内頸動脈閉塞のCT像　　[図8] くも膜下出血のCT像

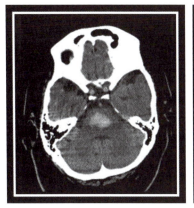
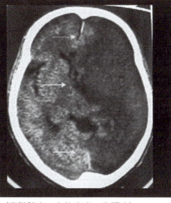
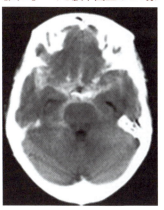

（意識障害，右片麻痺，失語症）

等，重篤な場合は大後頭孔ヘルニアによる延髄障害で心肺停止することがある。発症から昏睡までの時間的経過は速い。テント上病変による脳ヘルニアでは一般にみられない，片麻痺側へ向かう共同偏視，MLF症候群，などの脳幹障害を示唆する症状がみられる。

Column
ワーキングメモリとは

　目標志向的な課題や作業の遂行に関わるアクティブな記憶で，過去ではなく現在をベースに近未来を射程に収めて働くという側面が意識と深く関わる。容量制約的な環境で働き，情報が時間的制約のなかで統合され，アクティブに保持した情報を柔軟に処理する。処理に負荷がかかれば保持に当てられる容量は削減され，忘れてしまう[11]。

ワーキングメモリのモデルは，提唱者のバドリーによると，当初は中央実行系と2つの従属システム（視空間スケッチパッド・音韻性ループ）から構成されていたが，近年，バドリー[12]自身で4つめのコンポーネントであるエピソード・バッファを加えており［図］，今後さらに従属システムは増えることが考えられる[13]。

[図] ワーキングメモリのモデル

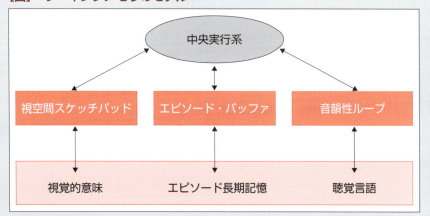

(Baddeley A : The episodic buffer : a new component of working memory? *Trends in Cognitive Sciences* 4 : 417-423, 2000. より)

③広範な大脳半球病変

その代表例として，大血管根幹部の梗塞［図7］や，くも膜下出血[★4]（Subarachnoid hemorrhage：SAH）［図8］があげられる。

（4）実施すべき評価

①覚醒障害の評価

基本は，刺激に対する反応の評価である。つまり，刺激が加えられた際の対象者の言動をしっかりと観察することである。また，病前および発症前後の変化に関する情報について，他部門や家族など対象者の周囲の人から収集することも重要である。

脳損傷の急性期にみられる覚醒度の評価や頭部外傷の予後判定では，世界各国で用いられているGlasgow Coma Scale（GCS）[8]やJCSを用いる。GCSは，開眼反応（eye opening：E），言語による応答（verbal response：V），運動機能（motor response：M）の3つの因子を用い，それぞれの最大刺激による最良反応の合計点で意識レベルを評価する［表3］。頭部外傷患者の急性期で，GCSの合計得点が7以下の場合は，重症例で，一般に予後不良とされている。

JCSは，まず，❶覚醒している意識障害，❷覚醒しうる意識障害，❸覚醒

Key Word

★4　くも膜下出血

脳を覆う3層の髄膜のうち2層目のくも膜と3層目の軟膜の間の空間「くも膜下腔」に出血が生じ，脳脊髄液中に血液が混入した状態をいう。具体的な症状としては，突然の発症，今まで経験したことがないようなバットで殴られたような激しい頭痛，吐き気や嘔吐を伴うことが多い意識障害である。約半数が即死あるいは昏睡状態に陥ることからも，全身に大きな影響を及ぼす疾患である。24時間以内（特に最初の6時間以内）に再出血を起こすことが多く，再出血を起こした場合の死亡率は約50%，再々出血後の死亡率は約80%以上との報告がある。

［表3］ Glasgow coma scale（GCS）

大分類	小分類		スコア
A 開眼（eye opening）	自発的に（spontaneous）		E 4
	言葉により（to speech）		E 3
	痛み刺激により（to pain）		E 2
	開眼しない（nil）		E 1
B 言葉による応答 （verbal response）	見当識あり（orientated）		V 5
	錯乱状態（confused conversation）		V 4
	不適当な言葉（inappropriate words）		V 3
	理解できない声（incomprehensible sounds）		V 2
	発声がみられない（nil）		V 1
C 運動による最良の応答 （best motor response）	命令に従う（obeys）		M 6
	痛み刺激部位に手足を持ってくる（localises）		M 5
	四肢を屈曲する（flexes）	逃避（withdraws）	M 4
		異常屈曲（abnormal flexion）	M 3
	四肢伸展（extends）		M 2
	全く動かさない（nil）		M 1

(Jannett B, et al.：Glasgow coma scale（GCS）. Aspects of coma after severe head injury. *Lancet* 1：878－881, 1977. より)

しえない意識障害の3群に覚醒の程度で大別し，さらに，❶は意識内容により，❷は覚醒に要する刺激の強度により，❸は痛み刺激に対する反応および生命徴候の程度により，各々3段階に分類し合計9段階としている[表1]⁴⁾。

②意識内容の評価

軽度の意識障害では，覚醒はほぼ問題ないため，意識の内容的側面である

［表4］　軽症意識障害の12項目評価法

<table>
<tr><td colspan="6"></td><td colspan="2">第　　　回評価
平成　年　月　日実施</td></tr>
<tr><td colspan="3">ID No.　－　　　－</td><td colspan="3">M・T・S・H　年　　月　　日生（　　歳）</td><td colspan="2">（第　　病日）</td></tr>
<tr><td colspan="3">氏名</td><td colspan="3">M・F　　　教育歴：</td><td colspan="2">職業歴：</td></tr>
<tr><td colspan="8">診断名</td></tr>
<tr><td>①呼名・挨拶への反応</td><td>おはよう○○さん，具合はいかが？</td><td>3：全く反応なし</td><td>2：多少の反応あり</td><td>1：かなりの反応あり</td><td>0：ほぼ正常</td></tr>
<tr><td>②見当識（場所）</td><td>ここがどこかわかりますか？</td><td>3：全く反応なし</td><td>2：自宅と病院の区別ができる</td><td>1：病院名がわかる</td><td>0：ほぼ正常</td></tr>
<tr><td>③見当識（季節）</td><td>今の季節は何ですか？</td><td>3：季節がわからない</td><td>－</td><td>－</td><td>0：季節がわかる</td></tr>
<tr><td>④見当識（人）</td><td>身近な人をさして，この人は誰ですか？</td><td>3：全く反応なし</td><td>2：周囲のものがわかる（1人でも正解ならよし）</td><td>1：医療関係者がわかる</td><td>0：ほぼ正常</td></tr>
<tr><td>⑤意欲</td><td>家や仕事のことが気になりますか？</td><td>3：反応なし</td><td>2：うなずく（内容を伴わない）</td><td>1：何らかの意欲がみられる</td><td>0：ほぼ正常</td></tr>
<tr><td>⑥知識</td><td>いとこを説明してください。</td><td>3：答えられない</td><td>2：説明するがまるでダメ</td><td>1：了解可能な範囲の解答</td><td>0：正解</td></tr>
<tr><td>⑦計算力</td><td>100から順々に7を引き算してください。</td><td>3：100－7　10秒待っても答なし</td><td>2：100－7　答をいうが間違う</td><td>1：100－7が正しく答えられる</td><td>0：93－7が正しく答えられる</td></tr>
<tr><td>⑧声の調子</td><td></td><td>3：聞き取れず</td><td>2：とぎれとぎれ</td><td>1：不活発</td><td>0：ほぼ正常</td></tr>
<tr><td>⑨診察中の態度</td><td></td><td>3：協力得られず（3/3ダメ）</td><td>2：困難（2/3ダメ）</td><td>1：やや困難（1/3ダメ）</td><td>0：ほぼ正常</td></tr>
<tr><td>⑩自発動作</td><td></td><td>3：なし</td><td>2：無目的動作あり</td><td>1：目的を伴った動作をするが正常ではない</td><td>0：ほぼ正常（身辺処理をする）</td></tr>
<tr><td>⑪自発発語</td><td></td><td>3：うめき声程度まで</td><td>2：痛いなど数語，無意味語</td><td>1：簡単な言葉</td><td>0：ほぼ正常</td></tr>
<tr><td>⑫注意</td><td>目の動きで見る。</td><td>3：なし</td><td>2：呼びかけに目を向ける</td><td>1：追視できる</td><td>0：ほぼ正常</td></tr>
<tr><td colspan="4">/36点</td><td colspan="2">軽症意識障害の重症度
軽度の軽症意識障害　　11〜1点
中等度の軽症意識障害　23〜12点
重度の軽症意識障害　　36〜24点</td></tr>
</table>

（佐野圭司・間中信也・喜多村孝一・他：軽症意識障害の評価方法に関する統計的研究——評価尺度の妥当性および簡便実用尺度の検討. 神経進歩26：800－814, 1982. より）

アウェアネスと自己意識を評価することが中心となる。つまり，外界に対する注意と自分自身に対する理解度を確認することである。まず，観察を中心に，先にあげた原田[5]による軽症意識障害の4徴候［表2］を確認する。

そして，JCSの延長線上に位置する軽症意識障害の12項目評価法[10]［表4］を用いる。この評定尺度は，36点満点で，得点が低いほど正常に近い状態と判定される。ほぼ覚醒している意識障害では，覚醒度だけではなく注意やワーキングメモリの要素が反映されるため，活動場面での観察を基にした注意の評定尺度や標準注意検査法の抹消課題（第Ⅱ部-2.「注意障害」参照）などで注意機能を，連続7減算や数字の逆唱などでワーキングメモリを評価する必要がある。

また，意識内容では，その把握の程度だけではなく，変容についても評価する場合がある。この評価には，Delirium Rating Scale（DRS）[9]を用いる。これは10項目で構成され，各項目は0～3（4）の評定段階で，32点満点となっている。得点が低いほど正常に近く，12点をカットオフ値としている［表5］。

[表5] Delirium Rating Scale（DRS）の略表

項 目		得 点	項 目		得 点
1	発症の時間経過	0 変化なし 1 緩徐な発症，6カ月以内 2 急性な行動や人格の変化，1カ月以上にわたる 3 急激な行動の変化，1ないし3日程度	6	テストによる認知力の程度	0 認知障害がない 1 ごく軽度の認知障害 2 一領域にのみ障害 3 多くの領域に認知障害 4 重度の認知障害
2	知覚障害	0 徴候がない 1 離人感や疎隔体験 2 錯視または知覚の誤り 3 外界についての現実吟味の著しい混乱	7	身体的障害	0 認めない 1 身体疾患がある 2 身体要因を認める
3	幻覚の種類	0 幻覚なし 1 幻聴のみ 2 幻視がみられ，幻聴の有無は問わない 3 幻触，幻臭，幻味があり，幻視や幻聴の有無は問わない	8	睡眠・覚醒周期の障害	0 障害を認めない 1 日中の眠気，夜間の睡眠の持続困難 2 頻回の居眠りと夜間の睡眠の持続困難 3 眠気が強く覚醒困難 4 昏迷または昏睡
4	妄想	0 妄想なし 1 体系化された妄想 2 新しい妄想 3 漠然とした妄想	9	気分の動揺性	0 認めない 1 時間経過の中で変動 2 明らかな気分変動 3 重篤な情動の脱抑制，怒りの爆発
5	精神運動行動	0 精神運動制止あるいは焦燥がない 1 軽度の不穏・震え，不安 2 中等度の興奮 3 激しい興奮	10	症状の変動	0 症状は安定 2 症状は夜間に悪化 4 症状の強さは動揺し，24時間の期間に漸増，漸減
合計（ ／32点）					

（一瀬邦弘・土井永史・中村満・他：せん妄を評価するための測度．老年精神医学 6：1279-1285，1995．より）

（5）臨床症状・画像所見・検査結果から考えられる利点・問題点の整理

①重度から中等度の意識障害

　覚醒状態に応じた臨床症状を呈する。画像所見もテント上の病変であれば，比較的その病巣の大きさに比例するといわれている。脳幹レベルの場合は，障害の程度は部位との関連が強いことが一般的である。評定尺度としては，GCSとJCSで評価することが鉄則である。意識清明な時間が長ければ長いほど，予後は良好とされ，この時期にさまざまな刺激を入力することができる。

　問題点としては，他の高次脳機能を適切に発現させることができない覚醒障害であり，自発的で目的的な活動の制限である。

②軽度の意識障害

　基本的に開眼しており，視覚的な情報が入力できる状態にあり，言語中枢を障害されていなければ会話が可能な状態である。覚醒障害が軽度であるため，注意機能やワーキングメモリの異常が顕在化する。画像上の部位や損傷程度と臨床症状とは関連性が高いとはいい難い。

　軽度といえども意識障害であるため，症状の浮動性は認められることが多く，注意機能の変動が生活に影響する。具体的には，呼びかけに対する応答が遅い，ミスが多い，うっかり段差を踏み外す，などの不注意な状態が原因での生活障害や，感情が平坦で伝わりにくい，相手の感情が理解しづらいなどの感情障害，家事活動で顕在化しやすいワーキングメモリの障害があげられる。

（6）介入方略の整理

　介入方略としては，覚醒が重度に障害されている場合は，まず覚醒レベルの改善，そして回復に伴い注意機能の改善を目指す。そのためには，第Ⅰ部－3－［図5］介入の種類（44頁）を参考にしてほしい。

①訓練
・感覚刺激の入力による機能回復訓練
・代償方略の使用法訓練

②支援

　対象者が自身で行う訓練の際のOTによる指導，および家族指導について，作業療法の目的，目標を活用できる脳機能に合わせて設定・変更すべきである。

（7）介入目標（機能から参加までの幅広いスペクトラムの中で）

①心身機能・身体構造
- 覚醒レベルの向上（開眼時間の延長）
- 聴覚・体性感覚，および視覚刺激への反応の向上

②活動・参加
- 自発的な姿勢維持，聴覚・視覚的な環境への探索
- セルフケアへの能動的な参加

③個人・環境因子
- 興味・関心のある活動の確認および活用

（8）介入方針

　　覚醒障害が重度の場合は閉眼しており，視覚刺激が入力しづらいため，できる限り，聴覚・体性感覚を用いた刺激入力を考える。しかし，自然の太陽光ないしはそれに近い照度の光を与えることは意識障害を改善させる効果があるといわれているので，暗い部屋に寝かせきりにするようなことは避けるべきである。

　　覚醒障害が軽度もしくは重度～中等度より改善してきた場合は，聴覚・体性感覚に加え，視覚刺激を大いに用いるべきである。それらの刺激は，各感覚様式に基づく注意機能の訓練となり，さらなる覚醒レベルの向上へとつながる。アラームなどの外的補助手段の使用法訓練はこの段階で導入できる。

　　なお，OTによる訓練時の指導や家族への指導は初期より一貫して実施する。

　　意識の階層モデル（52頁［図5］参照）を絶えず確認しながら介入レベルを上げていく。

（9）プログラム

①情報収集
　　訓練や支援を実施する前に，対象者の病前の状態についての情報収集は欠かせない。覚醒状態が十分に回復していない対象者にとっては，病前に経験

していない作業よりは，経験のある仕事や趣味などのほうが，手続き記憶を利用しスムースに導入できるため，ぜひとも情報を入手しておくべきである。

②環境の設定

受け入れやすい感覚を探索しつつ，介入する環境を整理して簡素にし，さらには静かな環境を設定する★5。覚醒しつつある状況では，注意が散漫となりやすく，他の刺激に容易に転導してしまうからである。

③覚醒レベルの向上

環境設定したうえで，覚醒レベルを上げていく★6。そして，少しずつ覚醒レベルが向上しつつある状況でもまだ注意が不十分な場合，まずは興味ある活動などを用いて注意の持続時間を少しずつ延長させることである。

④持続性注意の向上

注意機能では，まずは持続性の向上を目指す。この中で，注意の選択性も強化できる。その後，程よい転導性を確保し，最終的には注意の分割性の向上を目指す。

⑤見当識・領識の向上

この状況が確保されてから，見当識・領識の向上のため，口頭言語や書字言語を用いて日時，場所，担当者の名前・顔，なぜここ（病院・施設など）にいるのかなど，自身の置かれている状況の確認を行う。

⑥アウェアネスの向上

以上のプログラムを実施することで，アウェアネスの向上★7を図る。自分自身のことがわかっていなければ外界への注意が十分に向けられないという考え方もある。覚醒レベルが高まり，開眼していることが多くなって外界へ視覚的注意をより多く向けるという意味で特に視覚的なアウェアネスを向上させることを主眼とする。このためには，聴覚的なアウェアネスも同時に活用することが望ましい。そして，視覚的および聴覚的なアウェアネスを向上させるためには，座位バランス訓練などの運動覚を用いて体幹へ刺激を加えると効果的である（（11）介入例（60頁）参照）。

⑦家族指導

これらの関わりを，家族などのキーパーソンに実際の作業療法場面を見学してもらうことが最良の方法と思われる。しかし，必ずしも実現できるとは限らないので，少なくとも担当OTが家族に患者の現状・予後，家族ができる介入方法を指導することが大切である。

One Point

★5 環境の設定
カーテンやパーテーションで仕切ったり，壁に向かって坐らせるなど物理的環境の設定をする。

One Point

★6 覚醒レベルの向上
以前に実施していた織物や籐細工など手続き化された興味ある活動を用いて注意の持続性および覚醒レベルを向上させる。

One Point

★7 アウェアネスの向上
外界の物や人に気づくことから始める。

（10）実施（問題解決）

　意識障害の患者への作業療法では，まず機能面での問題解決の指標として
は，覚醒レベルの向上，つまり開眼している時間の延長である。

　また，言語的に疎通性のある場合は，見当識の改善も問題解決の指標とな
る。

　そして，注意の持続時間の延長と自ら視覚的に外界の事物に対して探索す
る回数の増加をアウェアネスの向上として，問題解決の指標とする。

　活動・参加の指標としては，反応時間の短縮，行動の正確さ，行動時の感
情表出の増加などがあげられ，総合的には自発的で目的的な活動の増加であ
る。

（11）介入例

　65歳，男性。右中大脳動脈領域梗塞。第3病日より作業療法開始。第7病
日より車いす乗車にて作業療法室で，基本動作およびセルフケアの向上，座
位耐久性の確立，右上肢随意性の向上，詳細な高次脳機能障害の評価を目的
に作業療法の依頼があった。

　ベッドから車いすへの移乗の際もなかなか開眼しないが，プラットフォー
ム上での座位バランス訓練では，立ち直り反応の改善とともに開眼する確率
が向上した。また，声かけに対しては，うなずきなどの反応がみられたので，
ヘッドホンを装着し，好きなジャズを聴かせる。ジャズを聴いているときは，
閉眼したまま首や体幹をリズムに合わせるかのように揺らしていたが，聴き
終わると，5分ほど開眼し質問に応じるようになった。

　このプログラムを1週間繰り返して継続すると，ジャズを聴き終わったあ
と，30分は開眼できるようになり，趣味のジグソーパズルが導入できるよう
になった。椅子座位での座位耐久性訓練と更衣訓練，および高次脳機能障害
の検査としてMMSEやRCPMをはじめCATまで実施できた。

（鈴木孝治）

［文献］

1) 林敦子訳：第1章　散在性認知機能．森悦郎監訳，臨床家のための高次脳機能のみかた，pp1 −30，新興医学出版社，2011．（Hodges JR: Cognitive Assessment for Clinicians second edition. Oxford University Press, UK, 2007.）

2) 駒井則彦：意識障害．土肥信之・他編，精神機能評価，増補版，pp141−152，医歯薬出版，1993.

3) 山本健一：ライブラリ脳の世紀：心のメカニズムを探る8　意識と脳──心の電源としての意識．pp85−99，サイエンス社，2000.

4) 太田富雄・和賀志郎・半田肇・他：急性期意識障害の新しいgradingとその表現法（いわゆる 3−3−9度方式）．第3回脳卒中の外科研究会講演集，pp61−69，にゅーろん社，1975.

5) 原田憲一：症状精神病の症候学への一寄与「軽い意識混濁」について．精神経誌69：309− 322，1967.

6) 苧阪直行：脳とワーキングメモリ．京都大学学術出版会，2000.

7) Baars : In the theater of consciousness. New York University Press, New York, 1997.

8) Teasdale G, Jennett B : Assessment of coma and impaired consciousness. A practical scale. *Lancet* 2 : 81−84, 1974.

9) 一瀬邦弘・土井永史・中村満・他：せん妄を評価するための測度．老年精神医学6：1279− 1285，1995.

10) 佐野圭司・間中信也・喜多村孝一・他：軽症意識障害の評価方法に関する統計的研究──評価 尺度の妥当性および簡便実用尺度の検討．神経進歩26：800−814，1982.

11) 苧阪直行：注意と意識の心理学．安西祐一郎・他，岩波講座 認知科学9　注意と意識，pp1 −52，岩波書店，1994.

12) Baddeley A : The episodic buffer : a new component of working memory? *Trends in Cognitive Sciences* 4 : 417−423, 2000.

13) 前掲6

2. 注意障害

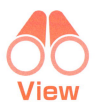

- 注意機能は，覚醒との関係でとらえることが大前提である。まず，覚醒のレベルをしっかりおさえて，持続性，選択性，転導性，分割性のどの機能が主に障害されているのかを見極めることが重要である。評価としては，観察でできるMARSや注意機能スケール（ARS）を用い，CATで詳細な機能評価を実施する。治療としては，静かな環境を設定し，本人の趣味や興味を十分に参考にしながら用いる活動を選択する。第Ⅱ部-1「意識障害」の章で述べたように，自発的で目的的な活動を増大させることが主目標となる。
- 軽度の意識障害であれば覚醒はほとんど問題なくなるが注意機能の障害が顕在化してくる。注意機能障害の背景には覚醒状態の変動があるため，評価としては軽症意識障害の12項目評価表や注意評価スケール，MARS日本語版などで評定する。治療としては症状が変動することを前提に覚醒レベルを向上させて注意が持続できるような環境を設定し，アウェアネスを高め領識を向上させることで注意機能が改善する。
- 症状の程度にかかわらず，初期より家族など対象者の病前の状態をよく知っている人から情報を得て，治療に関する指導を行うことが重要である。

(1) 生活状況からとらえたこの障害の一般的な特徴

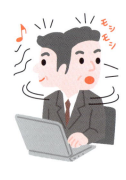

　日常会話では，「あの人は注意散漫だからよく転んでしまうんだ」などという発言は聞かれると思うが，注意機能についてわかりやすい説明は困難である。しかし，自動車の運転では，「前方をよく見ながら，左右，後方に『注意』しなければ事故を起こしてしまう」ということは運転する者なら誰でもわかる。眠たそうにボーッとしていたり，声をかけられてハッとする，キョロキョロしている，うっかりミスを繰り返すなどの行動的な特徴はあるものの，とらえにくい機能である。

　人間の日常活動では，情報を選択して認知し，記憶をもとに言語活動・思考・判断し，最適な行動を計画・実行している[1]。これらの活動を意識的に行うためには，注意の働きが欠かせず，さまざまな認知機能の基盤となる[2,3]。人間の脳内で行われている情報処理過程では，注意は基礎的な機能に位置づけられるが，同時に複雑で高次な機能に影響を与えているシステムとしてもとらえられる。

（2）何に着目しようか―ポイントおよびその根拠

①まずは，注意は何に対して働くのか？

　私たちが存在する空間には，人間や物体などの対象が存在する。この対象を規定する要素には，空間的位置とその属性があり，人間の注意は，この空間的位置とその属性について働いている[4]。なお，本項では，視覚的注意を取り上げる。

②次に，覚醒の状態との関連の理解

　注意の機能は，意識すなわち覚醒状態に依存している。覚醒水準と注意機能との関係について，第Ⅱ部-1「意識障害」の章で述べた，生理学的な見地から覚醒水準による注意機能の変化を示す概念図を参照して欲しい。

③注意機能とその分類に着目

　注意は単一の機能から構成されているのではなく，複数の機能が想定されている。研究分野や立場によりその分類は異なるが，一例をあげると，**持続機能，選択機能，制御機能（転導機能・分配（分割）機能）**である。

　持続機能は，一定時間の維持能力で注意の強度とも関連している。選択機能は，注意の中心的な機能で刺激対象にスポットライトを与える機能で，多くの刺激の中から，唯一の標的を探し出す機能である。制御機能は，ネットワークについて考えるには特に重要であり，1つの刺激から他の刺激に注意を振り向ける機能である転導機能（もしくは転換機能）や，2つ以上の刺激に同時に注意を向けるという同時処理を要求される分配（分割）機能がある。どちらも，目標志向的な行動の制御であるといえる。

　これらをその性能からとらえ，**持続性，選択性，転導性，分配性**の4つに分けて，その関係を表すと，[図1][5]のようになる。機能として便宜的に分類しても単独では検出できないため，お互いに重なり合う部分が存在するのである。

　さらに，作用モードからの分類としては，意図的かつ意識的に生じるとされている**能動的（トップダウン）注意**と，定位反射の成分を含み自動的かつ無意識的に生じる**受動的（ボトムアップ）注意**である。受動的な注意は刺激提示に対して速く反応するが，能動的注意は遅く作用し，両者の違いは時間特性にある[6]。

④ワーキングメモリ

　意識の階層モデルで触れたが，記憶は過去ではなく現在をベースにして近未来を目標にして働くという側面が意識と深く関わっている。目標志向的な課題や作業の遂行に関わるアクティブな記憶である。容量制約的な環境で働き，情報が時間的制約のなかで統合され，アクティブに保持した情報を柔軟

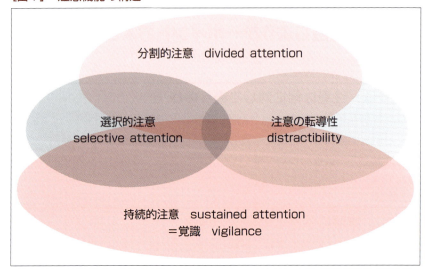

[図1] 注意機能の構造

(鈴木孝治：意識と注意．作業療法学ゴールド・マスター・テキスト　高次脳機能障害作業療法学，改訂第2版，pp60-67，メジカルビュー社，2016．より)

に処理する。処理に負荷がかかれば保持に当てられる容量は削減され、忘れてしまう[4]。

ワーキングメモリのモデルは、提唱者のバドリーによると、当初は中央実行系と2つの従属システム（視空間スケッチパッド・音韻性ループ）から構成されていたが、近年、バドリー[7]自身でエピソード・バッファ[★1]を加えており、今後さらに従属システムは増えることが考えられる[8]（第Ⅱ部-1-［図］ワーキングメモリのモデル（53頁）参照）。

> **One Point**
>
> ★1 エピソード・バッファ
> 長期記憶であるエピソード記憶と接続し、一時的に情報を保持するシステムのこと。

(3) 脳画像の確認—主要な注意ネットワークとその脳部位

注意に関する主要な脳部位は、前頭連合野、頭頂連合野、側頭連合野、後頭葉視覚野などを念頭に置いておくことは重要であるが、これまでの研究結果からは、注意を一元的に支配する脳の部位は存在せず、注意のタイプの違いで異なる領域が注意の発現に関与すると考えると最も現象を理解しやすい。ここでは、比較的神経学的な検討がなされているPosnerらの3つの注意ネットワークモデル、すなわち右の前頭葉・頭頂葉を中心とした覚醒ネットワーク、前頭葉を中心とした腹側ネットワーク、頭頂葉を中心とした背側ネットワークを取り上げる［図2］[9]。

①覚醒ネットワーク

覚醒度に関連した注意ネットワークが覚醒ネットワークである。覚醒は、まれにしか出現しない標的を待ち続け、一種の警告状態（アラートネス）を維持する状況で、頭頂葉・視床枕・上丘と強い結合のある中脳青斑核が関与している。健常者のPET研究から、この覚醒の維持をつかさどるネットワー

[図2] 注意のネットワーク

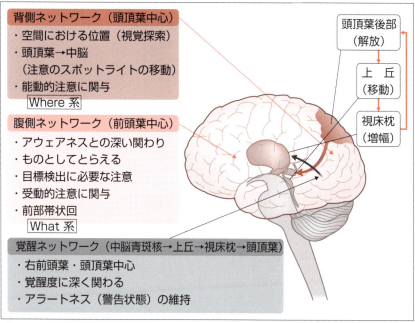

(Posner MI, Raichle ME: Images of Mind. Scientific American Library, 1994. ／養老孟司・加藤雅子・笠井清登訳：脳を観る——認知神経科学が明かす心の謎. pp214-244, 日経サイエンス社, 1997. より)

クで，右前頭葉と頭頂葉の血流増加が確認されている．

②腹側ネットワーク

　前頭葉を中心に前部帯状回が関与しており，アウェアネス★2と深く関わる．被験者に一連の名詞を読んでもらい，その中から動物名を探すというような課題の際に働く．この現象を裏付ける根拠として，健常被験者の単語の意味処理の際のPET研究で，帯状回前部に強い活動を示した実験結果がある[10]．さらには，提示された文字を読むのではなく文字の色を答える（例：赤色で書かれた「青」は赤と答える）というストループ課題でも同様に前部帯状回の活動を示唆している．

③背側ネットワーク

　視覚探索などと関わった空間における位置への注意について働く．サルでは，目を動かさずとも注視点から注意をそらす「隠れた注意の転換」★3が起こると，頭頂葉の細胞の発火頻度が増加する．頭頂葉が現在の焦点から注意を解放し，中脳に情報伝達し，注意のスポットライトを新たな標的へ移動させ，視床は注意された領域の内容を選択し，増幅させる，という機能を担っていると考えられる．
　そして，これらのネットワークの相互の関係を，第2次感覚野を含めて図示すると[図3]のようになる[11]．

> **One Point**
> ★2　アウェアネスとは
> 特定の対象や事象に向かう意識で，気づくか気づかないかで，対象の意味が異なってくる．刺激を受容している状態で，注意に基づく刺激選択性が観察される．つまり，対象を明瞭に意識化する機能で，目標検出などに必要とされる注意である．

> **One Point**
> ★3　注意の転換の特性
> ①目や頭の位置変化を要しない，②提示刺激への反応時間に敏感に関係，③眼球運動よりはるかに速い，④以前注意していた目標より新しい目標への反応が向上，という特性がある．

[図3] 頭頂連合野と密接な線維連絡のある領域

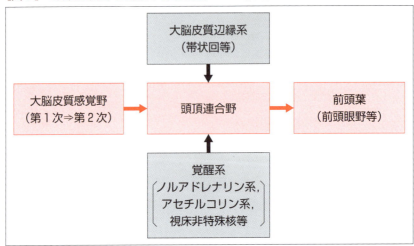

(山本健一：ライブラリ脳の世紀：心のメカニズムを探る8　意識と脳——心の電源としての意識. pp92-99, サイエンス社, 2000. より)

(4)実施すべき評価

①観察による評価

　傾眠，易疲労性，全体的な活動性の低下，雑音などへの耐性の低下，落ち着かなさ等の覚醒度に関する項目，および面接，検査を含めた各種の課題，生活場面の観察など日常生活や職業場面における行動観察である。

　注意機能に関する評価ではまず，机上での検査を実施しがちであるが，机上検査と生活場面での能力との乖離を示す症例も多く，実際の評価ではまず観察による生活場面の評定を実施すべきである。この評価尺度としては，日本版で信頼性と妥当性が検討されている**注意評価スケール**［表1］[12]があり，生活場面での注意障害を理解するには有益である。

　さらに，近年，注意機能を総合得点および因子得点として算出できる優れた評価スケールである**Moss Attention Rating Scale（MARS）日本語版**が報告されている。これはWhyteらにより開発された外傷性脳損傷患者に対する行動観察による注意障害の評価表の日本語版である［図4］[13]。

[表1] 注意評価スケール（Ponsford and Kinsella's Attentional Rating Scale）の日本語訳（先崎らによる）

	注意の分類	まったく認められない	時として認められる	時々認められる	ほとんどいつも認められる	絶えず認められる
		0	1	2	3	4
①眠そうで，活力に欠けてみえる	覚度					
②言われないと何事も続けられない	持続性					
③長時間宙をじっと見つめている	選択性(情報処理速度)					
④すぐに疲れる	選択性(情報処理速度)					
⑤落ち着きがない	選択性(情報処理速度)					
⑥1つのことに長く集中して取り組めない	覚度					
⑦動作がのろい	覚度					
⑧言葉での反応が遅い	選択性（転導性亢進）					
⑨頭脳的な作業（計算など）が遅い	選択性（転導性亢進）					
⑩1つのことに注意集中するのが困難	選択性（分配性）					
⑪すぐに注意散漫になる	選択性（分配性）					
⑫1度に2つ以上のことに注意を向けられない	選択性（分配性）					
⑬注意をうまく向けられないために間違いをおかす	持続性					
⑭何かする際に細かいことが抜けてしまう（誤る）	持続性					
合計（　／56）						

（Ponsford J, Kinsella G：The use of a rating scale of attentional behaviour. *Neuropsychol Rehabil* 1：241－257, 1991.／先崎章・他：臨床的注意評価スケールの信頼性と妥当性の検討. 総合リハ25：567－573, 1997. より改変）

②検査による評価

　机上での検査，つまりMMSEとHDS-Rに含まれている数唱（順唱・逆唱）や連続7減算，各種の抹消検査，Trail Making Test（TMT），等速打叩課題[14]，かなひろい検査[15]，などを行うべきである。

　注意と類推思考の測定と考えられている**日本版レーヴン色彩マトリックス検査**[16,17]は，同一性（11課題）・対照性（19課題）・類推性（6課題）の3カテゴリーで構成され，36枚の刺激図版が用意されている。各刺激図版の欠如部分に該当する模様を6つの選択肢から選ばせる検査で，年代ごとの平均得点も算出されている。

　注意の体系的な検査としては，**標準注意検査法**（Clinical Assessment for Attention：**CAT**）★4[18]［表2］があげられる。これは，表に示すように7種の検査から構成されている。①は，単純な注意の範囲や強度，短期記憶の検討，②は，視覚的および聴覚的な選択的注意の検査，③〜⑥は，注意の配分能力，変換能力および制御能力が大きく関与している課題であり，特に上中下検査では注意の監視機能が反映されると考えられる。⑦は，持続的注意の検討が可能である。

💡One Point

★4　CAT

下位検査のADTとPASATでは音声収録がなされたCDを，CPTではパソコンが必要とされる。CAT全体では，検査時間が1時間以上かかり，対象者の負担とともに変動する注意機能を反映しづらいという側面があるので，検査に際しては対象者の負担を見極めつつ，分割して実施するなど慎重に行ってほしい。メリットとしては，標準化されているため，同一対象者の経時的変化をとらえるだけでなく，健常者との乖離が測定でき回復の程度を検討できることがあげられる。なお，注意機能を検討する際の背景となりうる意欲に関しても，同時に標準化されているので生活場面での評価には参考となる。

[図4] MARS日本語版の評価項目と結果プロフィール

A. 被検者氏名 ＿＿＿＿＿＿＿＿＿＿ ID# ＿＿＿＿＿＿＿＿＿＿

B. 評価者 ＿＿＿＿＿＿＿＿＿＿

C. OT／PT／ST／Nrs／CP／CW （いずれかに○をつけなさい）

D. 観察する次の3日のうち2日間に基づいた評定を完成させなさい。

*注) もしあなたが3日間すべての患者に従事していたのであれば、2日目と3日目に基づいた評定をしなさい。評価対象とした3日間の日付を右欄に記述しなさい。

E. ＿＿＿＿＿＿ ＆ ＿＿＿＿＿＿

その2日間について、他の評価者と一緒に治療を行っている時の観察を含んでいましたか（どちらかに○をつけなさい）

F. はい／いいえ

下記の番号（1～5）を用いて、評価対象者に各記述がどの程度当てはまるのかを評定しなさい。空欄が生じないよう全ての項目に答えなさい。答えに確信がない場合、あなたが最も当てはまると思うものを選びなさい。

1＝明らかに当てはまらない
2＝大部分で当てはまらない
3＝時には当てはまるが、時には当てはまらない
4＝大部分で当てはまる
5＝明らかに当てはまる

1. ＿＿ 何もしていない時には落ち着きがなく、そわそわしている
2. ＿＿ 関連のない、または話題から外れたコメントを差し挟むことなく、会話を継続する
3. ＿＿ 中断したり、集中力を失うことなく、数分間課題や会話を継続する
4. ＿＿ 他にしなければならないことや、考えなければならないことがある時には、課題の遂行を中断する
5. ＿＿ 課題に必要な物が、例え目に見え、手の届く範囲内にある場合でもそれを見落としてしまう
6. ＿＿ その日の早い時間、または休息後の作業能力が最もよい
7. ＿＿ 他人とのコミュニケーションを開始する
8. ＿＿ 促さないと、中断後、課題に戻らない
9. ＿＿ 近づいてくる人の方を見る
10. ＿＿ 中止するように言われた後も活動や反応を継続する
11. ＿＿ 次のことを始めるために、スムーズに課題や段階を中断できる
12. ＿＿ 現在の課題や会話ではなく、近くの会話に注意が向く
13. ＿＿ 能力の範囲内にある課題に着手しない傾向にある
14. ＿＿ 課題内において数分後にスピードや正確性が低下するが、休息後に改善する
15. ＿＿ 類似した活動における作業能力が、日によって一貫しない
16. ＿＿ 現在の活動を妨げる状況に気づかない（例：車椅子がテーブルに衝突する）
17. ＿＿ 以前の話題や行動を保持する
18. ＿＿ 自身の作業の結果における誤りに気づく
19. ＿＿ （適切か否かにかかわらず）指示がなくても活動に着手する
20. ＿＿ 自身に向けられた対象物に反応する
21. ＿＿ ゆっくりと指示が与えられた時、課題の遂行が改善する
22. ＿＿ 課題と関係のない近くにある物に触れたり、使い始めたりする

因子	項目No	因子合計	因子得点
落着きのなさ・注意散漫	1, 10, 12, 17, 22	/25	/5
開始	7, 13, 19	/15	/5
持続性・一貫性	6, 14, 15	/15	/5

*因子得点＝因子合計／項目数

総合得点 /110
logit score /100

*logit scoreは別紙換算表参照

〈変換後得点欄の網掛け〉
逆の表現が使用されており、点数変換を必要とする項目。
6から評定点を差し引いた点数（6－x）に変換する。

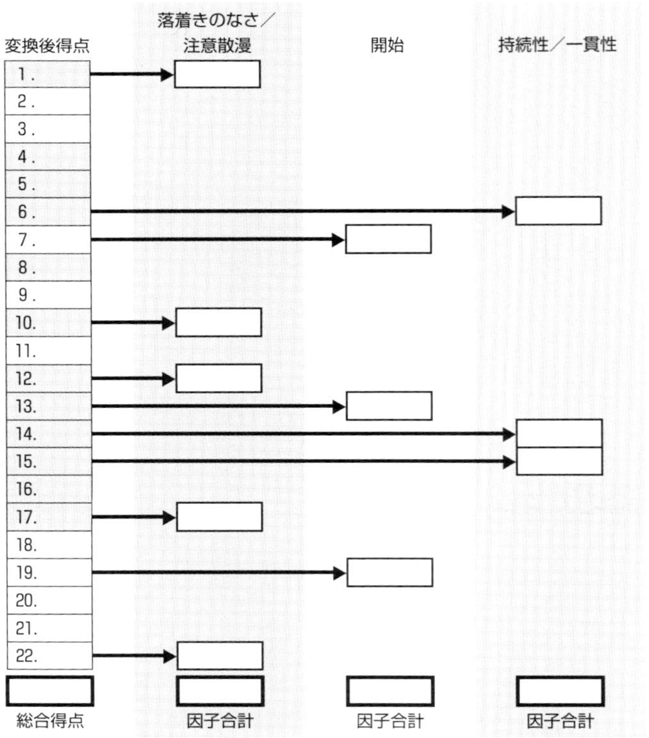

変換後得点 / 落着きのなさ・注意散漫 / 開始 / 持続性・一貫性

因子合計 — 総合得点

（澤村大輔・他：Moss Attention Rating Scale 日本語版の信頼性と妥当性の検討. 高次脳機能研究32：533－541, 2012. より）

[表2]　標準注意検査法

	下位検査項目	測定可能な注意の側面
①	Span ・Digit Span（数唱） ・Taping Span（視覚性スパン）	単純な注意の範囲や強度，短期記憶の課題
②	Cancellation and Detection Test ・Visual Cancellation Task（視覚性抹消課題） ・Auditory Detection Task：ADT（聴覚性検出課題）	視覚的および聴覚的な選択的注意の課題
③	Symbol Digit Modalities Test（SDMT）	注意の配分能力，変換能力および制御能力が大きく関与している課題 （⑥は特に注意の監視機能）
④	Memory Update Test（記憶更新検査）	
⑤	Paced Auditory Serial Addition Test（PASAT）	
⑥	Position Stroop Test（上中下検査）	
⑦	Continuous Performance Test（CPT）	持続性注意の課題

＊ADTとPASATでは音声収録がなされたCDを，CPTではパソコンが必要

（日本高次脳機能障害学会編：標準注意検査法．新興医学出版社，2006．より作成）

（5）臨床症状・画像所見・検査結果から考えられる利点・問題点の整理

①重度から中等度の注意障害

　覚醒・腹側・背側の各注意ネットワークはすべて，最終的には前頭葉へ情報を伝達するため，注意は，脳のどの部位に障害があっても少なからず機能不全に陥る。このため，注意は脳の部位別というよりは，覚醒レベルを参考に判断するほうがわかりやすい。

　覚醒レベルが低い状態では，主に持続性の低下が出現しやすく，ぼんやりとして寡動であったり，逆に転導性が亢進して多動であったりする。作業に集中して取り組めないことが最大の問題であり，自発的・自律的な生活ができない状態である。

②軽度の注意障害

　覚醒にほとんど問題のない状態であるが，標的を正確に選択できなかったり，同時に処理することが困難な状態である。複雑な課題やより集中力を要する作業でミスが目立つことで判断できる。ワーキングメモリも十分に機能せず，病前までルーティンにこなせていた日常生活での作業がスムースに進められない状態である。

（6）介入方略の整理

　注意障害に対する介入では，絶えず覚醒の障害程度を念頭において考えなければならない。受傷・発症から間もない時期には当然，意識障害が重なっている可能性が高く，訓練をいきなり開始することは適当でないこともある。そして，訓練を組み立てる場合には，どの感覚モダリティに対する注意の反応が最も良好かを判断する。

　一例として，標準注意検査法は，視覚と聴覚の刺激を用いての検査であるが，聴覚刺激よりも視覚刺激を用いた検査の結果のほうが良好であるといった対象者の場合は，視覚を中心とした刺激を用いる介入方針となる。

①訓練

　紙と鉛筆を用いた課題訓練やコンピュータを活用した課題訓練では，日常生活の変容までは般化しにくいとされている。日常行ってきた作業を用いての訓練，すなわち手続き化された作業の活用が効果的である場合が多い。

②支援

　効果的な訓練を実現させるために，生活環境や訓練環境の調整を行い，役割の獲得や代償手段を導入することが大切である。

（7）介入目標（機能から参加までの幅広いスペクトラムの中で）

①心身機能・身体構造
- 持続時間の延長
- 選択機能の向上（正確さの向上）
- 同時処理の遂行および処理速度の向上

②活動・参加
- 興味ある作業への積極的な取り組み
- 正確なセルフケアの処理

③個人・環境因子
- 刺激量の多い環境での作業の遂行
- 興味の有無にかかわらず，遂行すべき作業への従事

(8)介入方針

　注意障害に対する介入方針は，❶課題を用いた機能向上訓練，❷訓練環境の整備，❸生活環境の調整，である。紙と鉛筆を用いた課題やコンピュータを活用した課題，すなわち机上での訓練では，日常生活の変容までは般化しにくいので，机上訓練に終始することは避けたい。食事，更衣など実際の生活課題なども用いて，正確に実用的な処理速度で遂行できることを目標に介入する。

　その際に，訓練環境の整備として，個別からグループへの段階づけ，注意をそらすような周囲の聴覚的，視覚的外乱の排除などの刺激の管理の徹底，訓練と休息のバランスの調整を図り，注意機能を活性化させ，行動変容へつなげる。

　また，生活環境の調整としては，入院（入所）中であれば，個室から複数人数の部屋へと段階づけること，一定の担当スタッフから複数のスタッフ，不特定のスタッフへと拡大していくなど対応するスタッフの調整も図る。

(9)プログラム

　訓練開始にあたっては，まず，対象者本人の興味・趣味などの作業歴に関わる情報収集は必須である。対象者の過去の経験をもとにスムースに着手できる活動を用いると，注意の転導性は低下することが多い。やはり，手続き記憶の活用を考慮した興味ある活動の導入は欠かせない。そのうえで，次のような配慮が必要である。

❶落ち着くことのできる部屋で一定の担当者が対応する
❷短時間で完成ないしは区切りのつけられる課題を用いて，適切な休息をとる
❸平易なものから次第に複雑なものへと課題の困難度を調整する
❹注意障害の特徴にあわせた対応をする

　さらに，これらの配慮を基本に，①役割の獲得，②代償手段の導入，を加えるとよい。対象者自身への注意の喚起として，ちょっとしたことでもよいのでかつての職業や家事などの経験を考慮し，少しずつ役割を獲得させる。本人でなければできない確認や手伝いなどの役割を与えて実施してもらい，「ありがたい。助かった。よかった」というプラスのフィードバック[★5]を与えるとさらに効果的となる。

　そして，携帯電話のアラームを用いた注意喚起，OTや家族などによる誘導や声かけなどのさまざまな代償手段の導入があげられる。臨床場面でよく見かける光景であるが，きちんとOTが意識して用いると対象者本人の機能の改善に意味のある重要な方略となる。さらに，これらの対処方法を家族に

One Point

★5　プラスのフィードバックの具体例

元デパートの紳士服売場の店員さんであった患者さんに，ワイシャツをたたむ作業をしてもらう。しわにならず，ピシッとたたむことができ，「さすが，きれいにたためた。ありがとうございます。あなたが居てくれてよかった」というフィードバックを与えた。

わかりやすく伝えることも重要である（73頁**Column**参照）。

（10）実施（問題解決）

　注意障害のある対象者への作業療法では，まず，覚醒レベルの向上を前提に，機能面での問題解決の指標としては，注意の持続性の向上，すなわち集中している時間の延長である。そして，次の段階としては，選択および切り返し（転導）の正確さの向上を問題解決の指標とする。

　活動・参加の指標としては，刺激量の少ない管理された環境から刺激量の多い，より日常に近い環境へと進めるなかでの，速くて正確な処理の向上である。

（11）介入例

◎事例プロフィール

　58歳，男性。前交通動脈瘤破裂。開業歯科医師。妻（歯科医師）と2人の娘の4人暮らし。クリッピング術・血腫除去術施行。発症2カ月後より作業療法開始。発症当初より明らかな麻痺はなく，詳細な高次脳機能障害の評価を目的に回復期リハビリテーション病院へ転院し，理学療法・作業療法を実施。

◎評価と問題点

　理学療法では，立位バランス改善のための運動療法を実施した。作業療法では，高次脳機能障害の評価を実施した。軽度意識障害の12項目評価法で9/36，TMT-A 293秒，TMT-B課題理解不能，かなひろいテストは，正答数14，誤謬数43，注意評価スケール28/56で，転導性，分配性の低下が著明で，主な問題点と考えた。

◎プログラムと介入

　身辺処理の自立を目標に2カ月後の自宅退院を目指した。注意機能改善のためモグラたたきゲームや趣味の銅板細工を導入したが，職業前訓練の実施までには至らなかった。2カ月後の退院時評価としては，TMT-A 98秒，TMT-B 138秒，かなひろいテストは，正答数18，誤謬数21，注意評価スケール11/56で，注意機能は未だ転導性，分配性を中心に低下していた。

　発症後1年2カ月時，TMT-A 61秒，TMT-B 82秒，かなひろいテストは，正答数が28，誤謬数が11となり，注意機能に改善が見られたが，現職である歯科医師への復帰は断念した。しかし，家事全般はほぼ独力で遂行可能となったので，役割交換をし，歯科医師である妻が診療に復帰し家計を支えることとなった。

（鈴木孝治）

Column

注意障害のリハビリテーション—具体例の紹介 ［表3・4］[19]

　直接刺激法とは，机上課題の反復訓練により直接，刺激を入力させるもので，持続的注意や選択的注意などの各機能に対応した内容の課題で難易度が調整できるAttention Process Training（APT）や迷路課題，パズルなどがある。行動条件づけ法とは，伝統的行動療法のことで，用いる際の効果的な配慮としては，［表4］に示すとおりである。

　戦略置換法とは，行動の成功パターンを条件づけしやすくする方法で，マニュアルを見て読みあげてから実施したり，リハーサルを導入する。また，全般的運動刺激による注意・覚醒の向上では，ラジオ体操などの身体活動を中心にした作業を用いるとよい。

［表3］　注意障害のリハビリテーション

方　法	内　容
直接刺激法	●反復訓練により直接，刺激を入力する方法 ●APT(Attention Process Training)，パズル，迷路課題など
行動条件づけ法	●伝統的な行動療法のこと ●ADL向上に最も期待できる技法 ●具体的問題行動に対する反復訓練，環境刺激の調整など
戦略置換法	●行動の成功パターンを条件づけしやすくするために，言語化やリハーサルなどを用いる
全般的運動刺激による注意・覚醒の向上	●ラジオ体操など

（原寛美監：高次脳機能障害ポケットマニュアル．pp119−123，医歯薬出版，2005．より作成）

［表4］　行動条件づけ法の際の効果的な配慮

●手がかり刺激の設置 　注意を向けやすい写真や目立つ色などを利用。
●環境刺激の調整 　集中すべきセルフケア課題の練習中に，カーテンやパテーションで仕切る，壁に向かわせる，など。
●刺激音，刺激物品の撤去

（原寛美監：高次脳機能障害ポケットマニュアル．pp119−123，医歯薬出版，2005．より作成）

文献

1 ）鈴木孝治：高次脳機能の評価．生田宗博編，作業療法学全書，改訂第３版，第３巻　作業療法評価学，pp226－228，協同医書出版社，2009.

2 ）彦坂興秀：注意の神経機構．岩波講座　認知科学９，注意と意識，pp89－168，岩波書店，1994.

3 ）Parasuraman R : The attentive brain : issues and prospects. In The attentive brain, ed Parasuraman R, A Bradford book, pp 3 － 16, The MIT press, Cambridge, 2000.

4 ）苧阪直行：注意と意識の心理学．岩波講座　認知科学９，注意と意識，pp 1 －52，岩波書店，1994.

5 ）鈴木孝治：意識と注意．作業療法学ゴールド・マスター・テキスト，高次脳機能障害作業療法学，改訂第２版．pp60－67，メジカルビュー社，2016.

6 ）Hikosaka O, Miyauchi S, Shimojo S: Focal visual attention produces illusory temporal order and motion senseition. *Visual Research* 33: 1219－1240, 1993.

7 ）Baddeley A: The episodic buffer : a new component of working memory? *Trends in cognitive sciences* 4 : 417－423, 2000.

8 ）苧阪直行：脳とワーキングメモリ．京都大学学術出版会，2000.

9 ）Posner MI, Raichle ME: Images of Mind. Scientific American Library, 1994.（養老猛司・加藤雅子・笠井清登訳：脳を観る――認知神経科学が明かす心の謎．pp214－244，日経サイエンス社，1997.）

10）Posner MI, Presti D: Selective attention and cognitive control. *Trends in Neuroscience* 10: 12－17, 1987.

11）山本健一：意識と脳――心の電源としての意識．pp92－99，サイエンス社，2000.

12）先崎章・他：臨床的注意評価スケールの信頼性と妥当性の検討．総合リハ25：567－573，1997.

13）澤村大輔・生駒一憲・小川圭太・他：Moss Attention Rating Scale 日本語版の信頼性と妥当性の検討．高次脳機能研究32：533－541，2012.

14）坂爪一幸・平林一・金井敏男：脳損傷患者の持続的注意力の障害と主観状態，知的機能，及び日常情意行動の関連．精神医学32：1111－1119，1990.

15）今村陽子：臨床高次脳機能評価マニュアル2000．新興医学出版社，2000.

16）杉下守弘・山崎久美子：日本版レーヴン色彩マトリックス検査手引．日本文化科学社，1993.

17）坂爪一幸・今村陽子：脳損傷患者のレーヴン色彩マトリックス検査の成績と痴呆，年齢，構成障害および性差の関連．神経心理学11：158－169，1995.

18）日本高次脳機能障害学会編：標準注意検査法．新興医学出版社，2006.

19）原寛美監：高次脳機能障害ポケットマニュアル．pp119－123，医歯薬出版，2005.

Note

3. 情動障害

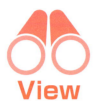

- 情動とは単なる感情とは異なり，急激に起こる感情の変化のことであり，主に前頭葉の前頭前野を中心としたネットワークによって制御されている。情動障害はその情動をコントロールすることが難しくなった状態のことを指す。
- 情動のコントロールは対人関係には特に重要な機能であり，これが障害されるとさまざまな対人関係の障害をきたす。特徴的な症状は自分の思うとおりにことが運ばないと，それが非常に些細なことであってもすぐに怒りだしてしまったり，相手に配慮のない言葉を浴びせたりしてしまうことである。
- 情動をコントロールするには，症状を自覚し，それを監視できるような代償手段を身につける必要がある。

(1) 生活状況からとらえたこの障害の一般的な特徴

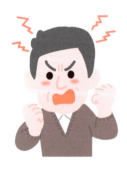

情動は [図1] に示すように，「怒り，受容，喜び，驚き，恐れ，嫌悪，悲しみ，予測」という8つに分けられ，それらの強度と組み合わせによって種々の混合感情がつくられるという。これは動物から人間に共通する一次的なものとして，Plutchik[1]によって分類されたものであるが，それに加えてLazarus[2]は人間固有の情動として，誇り，恥，感謝を加えている。

一方，ダマシオ[3]によれば，情動はソマティックマーカーの関与により，必ず身体反応が伴うとして，例えば表情に関しては「怒り，驚き，喜び，恐怖，悲しみ，嫌悪」という6つに分けられるという。このソマティックマーカーというのは，問題解決に向けた推論をする際に，特定のオプションを思い浮かべると身体に関する不快な（あるいは逆の）感情が生じ，それを回避するように働くようにするための感覚であり，システムを形成しているという考えである。

つまり，情動は人間の意思決定にも関与し，情動障害はいわゆる理性的な判断を損なわせるということになる。人間の意思決定はいくつかの選択肢の中から1つを選ぶという作業であるが，決定の際には自分の単なる欲求だけではなく，しばしば損得勘定を考慮する。当然ながら，報酬を求め，危険（損失）を避けるように意思決定する。言い換えれば，自身の欲求を我慢することが後々の利得をもたらすということがあるが，情動障害では，その場の報酬を求めるばかりで，危険を抑制し避けることがしばしば困難となってしまう。

[図1] 8つの基本情動

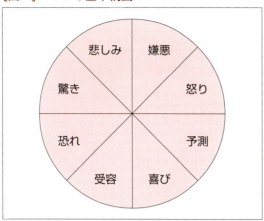

(2) 何に着目しようか―ポイントおよびその根拠

①喜怒哀楽の表現
　先に述べたように，情動にはいくつかの種類がある。それらはいずれも急激な感情の変化であり，身体的な変化をもたらすことから，その表現を観察することで症状を確認できる。
　例えば，私たちは怒りや嫌悪といったネガティブな情動を生じた場合でも，それをすぐに表に出したりはしない。まして，その相手や第三者が周りにいる場合には，すぐには表現したりせず，むしろそれを悟られないようにすることが多い。これは理性的な反応であって，他者を重んじ，いわゆる場の空気を保とうとするためである。
　しかし，情動のコントロールが難しくなれば，怒りは抑えきれず，手を上げたり，声に出したりして，その怒りを表出することになる。

②病前の性格との相違
　情動障害はそれを反映する性格を一変させる。病前に温厚で，優しい性格であった者が怒りっぽくなったり，感情の起伏が激しくなったりする。また，人づきあいが上手だった者が，他人に無関心になったり，ものごとに興味を示さなくなったりしてしまう。
　このようないわゆる性格の変化は，家族など身近な関係者からの情報を整理することで確かめることができる。

③フィネアス・ゲージに学ぶ
　1848年の夏，アメリカ北東部のヴァーモント州で鉄道線路の工事現場で監督として働いていたゲージに起こった悲劇は，情動障害を如実に伝えるものとして，さまざまな専門書に紹介されている。

[図2] ゲージの受傷の状態

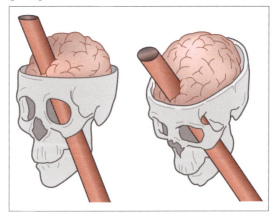

　ゲージは最も敏腕で有能な人物として信頼され，労働者を監督，指揮していた。ある日，ゲージが火薬と導線を穴に詰め終え，それを砂で覆うように部下に命じたが，そのとき誰かに背後から声をかけられたためゲージの注意がそれ，部下が火薬を砂で覆う前に鉄棒でじかに火薬を突いてしまった。その瞬間，火薬が爆発し，直径3.8cm，長さ108cmの鉄棒がゲージの左頬にめり込み，頭蓋骨の底部に突き刺さり，大脳の前部を貫通し，上部を突き抜けてしまった［図2］[4]。驚くことに，ゲージには意識があり，乗せられた牛車から自分で降り，歩くことができた。さらに，事故当時の様子を理性的に医師や見物人に話したという。

　しかし，感染症の治療などを終えた2カ月後には，「気まぐれで，無礼で，ときおりひどく下品な言葉を吐き，同僚たちにほとんど敬意を払わず，自分の願望に反する束縛や忠告にいらだち，時折どうしようもないほど頑固になったかと思うと，移り気で，優柔不断で，先の作業をいろいろと計画はするが，段取りするやいなやめてしまう」といった様子に変わってしまったという。

　このゲージにとって起こった不幸な出来事が今日，情動障害と前頭葉損傷の関係を探るうえでいくつもの示唆を与えている。

(3) 脳画像の確認

　先に述べたとおり，情動は自己の感情表現だけではなく，さまざまな局面における意思決定にも関与し，広くいえば，人間のあらゆる行動を制御しているといっても過言ではない。このシステムは前頭葉の前頭前野が司っている。

　前頭前野（第Ⅰ部-1-［図12］前頭前野の3つの領域（14頁）参照）は，大きく外側部，内側部，眼窩部に分けられ，それぞれが中心となる働きをもちながら，連合野として情報を統合しながらさまざまな行動を組織化している[5]。

[図3] 側坐核と扁桃体

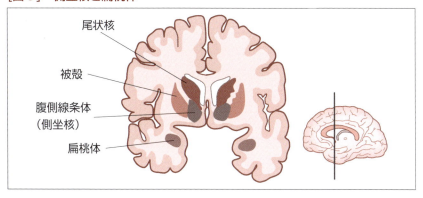

■──外側部

人間のあらゆる行動に関する意欲をコントロールしながら，論理的思考や合理的判断といった理性の力を発揮するのに重要な役割をもっている。ワーキングメモリと呼ばれる，情報を一時的に保持しながらあらゆる行為をスムーズに遂行する役割も，この外側部がその中心を担っている。

■──内側部

理性と情動とが対立する際に生じる葛藤の検出を行っている。他者の心を理解する心の理論や社会的機能と呼ばれる人間関係を調節する役割を担っているのもこの内側部である。

■──眼窩部

情動や動機づけを担う中心部位であり，意思決定に強く関与している。この部位の損傷例では，パーソナリティが浅薄でルーズになる傾向が見られ，食べ物に対する好みが損傷前と変化することや，不適切な多幸感やいらいら感，性的放縦，パラノイア，感情鈍麻，衝動性といった症状が報告されている。

■──側坐核と扁桃体 [図3]

側坐核は腹側線条体の一部であり，食欲，性欲，睡眠欲といった本能に関連した欲求や，さまざまな行動をする際の意欲に関与している。快楽や中毒といった快い情動の処理にも関わっている。

一方，扁桃体は不快な情動との関連が指摘されている部位である。この部位を損傷したサルは，本来怖がって近づかないようなヘビに対しても警戒することがなくなったり，何でも口に入れて食べてしまうという行動が観察されている。人間でも，この部位の損傷によって他者の表情から恐怖の情動を読み取ることができないといった症状が報告されている[6]。

（4）実施すべき評価

　先に述べたとおり，情動にはいくつかの種類があり，それらは質的なものであるため，その障害を定量的に測定することは難しい。よって，情動障害に対する評価はどのような場面でどのような情動が発揮されやすいかということや，それらが対人関係や社会的にどのような影響を及ぼしているか，あるいは及ぼすのかということについて観察し記録することが中心となる。対象者本人から聴取することも必要であるが，家族や介護者，看護サイドからの情報を入手することが何より重要である。

　一方で，情動に関連した意思決定を定量的に評価する方法や情動や行動のコントロール能力を判定しようとする方法もある。

■——情動に関連した意思決定の評価

　意思決定には情動が関与し，ときに損得勘定を論理的に思考する能力が必要である。この点に着目して作成された評価方法に**ギャンブリング課題**がある[7]。これは52枚のトランプを4組使用し，それらのカードを引きながら所持金を増やしていくように求められる課題である。カードは［表1］に示すように「い・ろ・は・に」からなる4つのブロックで構成され，それぞれ金額の大小と損得が異なっている。所持金を増やすためには，「は」もしくは「に」のリスクの低いブロックからカードを選択していかなければならない。情動障害の対象者では，利益は大きいが損をするリスクも大きい「い」または「ろ」のブロックから多くのカードを引いてしまい，結果的に所持金がマイナスとなってしまうという。この課題遂行には眼窩部が関与していることが報告されている[8]。

■——意欲や行動の能力の評価

　意欲はあらゆる行動のもとになる機能であるが，それを定量的に測定することは難しい。そこで開発された評価方法が**標準意欲評価法**（Clinical Assessment for Spontaneity：CAS）である。これは［表2］に示すように，5つの評価法から成り立っており，このうち面接による評価では表情や視線，身だしなみなどの15項目について，それぞれ0～4の5段階，60点満点で評価する。

　また，情動のコントロールを含めた行動のコントロール能力を判定する評価法として［表3］に示す判定票[9]が用いられている。これは患者本人と代理人がそれぞれ回答するもので，その回答の解離が大きいほど病識や気づきが低下していると判断される。

■——心の理論の評価

　心の理論とは，人が自分自身や他人の心の内面（目的，意図，知識，信念，推論，思考，疑念，好みなど），すなわち精神活動の状態を想定することが

[表1] ギャンブリング課題

選択ブロック カード番号	1	2	3	4	5	6	7	8	9	10
い +10,000		−15,000			−30,000		−20,000		−25,000	−35,000
ろ +10,000								−125,000		
は +5,000			−5,000		−5,000		−5,000		−5,000	−5,000
に +5,000										−25,000

選択ブロック カード番号	1	2	3	4	5	6	7	8	9	10
い +10,000		−35,000		−25,000	−20,000		−30,000	−15,000		
ろ +10,000				−125,000						
は +5,000		−2,500	−7,500				−2,500	−7,500		−5,000
に +5,000										−25,000

選択ブロック カード番号	1	2	3	4	5	6	7	8	9	10
い +10,000		−30,000		−35,000		−20,000	−25,000	−15,000		
ろ +10,000	−125,000									
は +5,000				−5,000	−2,500	−5,000			−7,500	−5,000
に +5,000								−25,000		

選択ブロック カード番号	1	2	3	4	5	6	7	8	9	10
い +10,000	−35,000	−20,000	−25,000				−15,000	−30,000		
ろ +10,000		−125,000								
は +5,000				−2,500	−2,500		−7,500		−5,000	−7,500
に +5,000					−25,000					

[表2] CASの5つの評価法

1	面接による意欲評価スケール
2	質問紙による意欲評価スケール
3	日常生活行動の意欲評価スケール
4	自由時間の日常行動観察
5	臨床的総合評価

できる能力のことで，人が他者の心を読むために形成する理論のことである[10]。この評価には[図4]に示すサリーとアンの課題がしばしば用いられる。これはビー玉をカゴから箱に移されたことを知らないサリーはカゴを探すだろうという信念を理解できるかどうかを評価するものであり，気分障害や情動障害のある患者ではこの理解がしばしば困難になる。

[表3]　Prigatanoの能力判定票

		できない	大変困難	多少の困難を伴うができる	かなり容易	容易にできる
1	自分の食事の用意					
2	着衣					
3	自分自身の衛生面への配慮					
4	皿洗い					
5	洗濯					
6	自分の金銭の管理					
7	時間的な約束の遵守					
8	集団内での会話の開始					
9	飽きたり疲れたりしたときでも労働にかかわっていること					
10	前夜の夕食のメニューの記憶					
11	よく会う人物の名前の記憶					
12	自分の毎日のスケジュールの記憶					
13	しなければならない重要な事項の記憶					
14	車の運転（必要に迫られた場合）					
15	困ったときに援助を仰ぐ					
16	予期せぬ変化への対応					
17	親しい知人との議論					
18	他の人々からの批判の受容					
19	泣き叫ぶことのコントロール					
20	友達のそばにいるときの妥当な振る舞い					
21	人への感情表出					
22	手段活動への参加					
23	自分自身の言動で他人が動揺した場合にそのことがわかる					
24	毎日の活動の計画					
25	新しい知識の理解					
26	一貫した態度で自分のその日の責務を遂行する					
27	何かで動揺したときの自分の気分のコントロール					
28	ふさぎ込まずにいる					
29	自分の感情によって日々の活動を営む能力が影響されない					
30	笑いのコントロール					

（Prigatano GP, et al, 八田武志・他訳：脳損傷のリハビリテーション——神経心理学的療法. 医歯薬出版，1988. より）

[図4] サリーとアンの課題

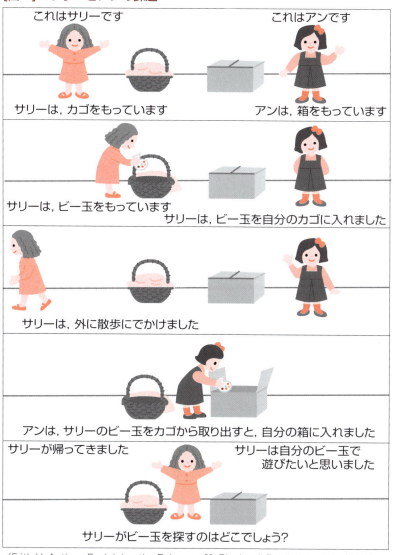

(Frith V: Autism: Explaining the Enigma. p83, Blackwell Publishers, 1989.を改変)

(5) 臨床症状・画像所見・検査結果から考えられる利点・問題点の整理

　情動障害を引き起こす前頭葉の損傷は，眼窩部だけの限局的な損傷にとどまらず，他の前頭葉部位やより広範囲の損傷を伴っていることが多い。また一見，MRI画像所見などからは見つけることの難しいびまん性軸索損傷でも，眼窩部を含めた前頭葉を損傷することがしばしばある。このことは，情動障害を有する患者の場合は，他の前頭葉症状である遂行機能障害や注意障害，記憶障害を伴うことが多いことを意味する。つまり，作業療法において治療目標や治療プログラムを立案する際に，情動障害だけの治療を考えても効果を上げることは難しいことになる。どのような状況において，どのよう

な情動障害が出現するのかといった評価や問題点の整理はもちろん重要であるが，他の高次脳機能障害とその影響をセットにして検討しなければ十分な効果を上げることは難しいであろう。

情動障害を認めるような頭部外傷などの疾患では，いわゆる典型的な片麻痺を呈することはまれであり，むしろ運動麻痺や感覚障害といった身体障害は軽度，もしくは認めないことが多い。このことは社会復帰を目指すうえでは大きな利点となり，情動障害を含めた高次脳機能障害を克服することに大きな意義をもつことになる。頭部外傷は脳血管障害に比べて若年者の受傷が多いため，作業療法もその残された時間の長さに十分に配慮して関わるべきである。

(6)介入方略の整理

情動障害に対する介入方略は，対象者本人が症状を自覚し，それを克服しようとする術を身につけるようにアプローチするトップダウン型アプローチと，症状のトリガー（きっかけ）となるような誘因をできるだけ取り除いた環境を設定するという環境調整に大きく分けられる。

①トップダウン型アプローチ

トップダウン型アプローチとは，対象者本人が障害を自覚し，それを克服しようとする意志のもと，症状を抑制したり，やり過ごしたりする代償手段を身につけるようにアプローチする方法である。よって，このアプローチの基本は，症状，つまり情動を表現する方法に問題があったり，それによって他者を傷つけたり場の雰囲気を壊してしまうという，情動のコントロールの障害があるということを自覚するところから始めなければならない。

ニューヨーク大学医療センターのラスク研究所は1978年の創設以来，脳損傷者外来通院治療プログラムを提供している[11]。そこでは[表4]に示すような評価と治療の指針を掲げ，情動障害を含めた高次脳機能障害に対するリハビリテーションに取り組んでいる。この指針のなかでも，まず最初に書かれているのは，患者自身の障害に対する気づき―理解であり，症状だけにとどまらず日々の生活への影響と代償の必要性に触れている。そのうえで，他者に共感したり，コーチに従うことを求め，代償手段を身につけるように方向づけられている。

②環境調整

情動の出現には必ずそのきっかけとなる刺激の入力が必要である。感情や情動が豊かであるということは，一般の社会においてはポジティブにとらえられる面もあるが，情動障害の場合は他者を傷つけ，場の雰囲気を悪くし，さらにそれがきっかけで解雇される場合もあり，大きなネガティブな影響をもたらしてしまう。よって，まず周囲の医療者や家族ができることは，ネガ

[表4] ニューヨーク大学医療センター・ラスク研究所における評価と治療の指針

1．気づき－理解（Awareness-Understanding）
・自分の，中核となる欠損がどのようなものかについて知っている
・なぜ，いかに，自分の欠損が毎日の生活を妨害するかについて知っている
・リハビリテーション，代償を必要とする理由について知っている
・回復への期待が現実的である

2．順応性・可塑性（Malleability）
・他者に共感できる
・自ら行動を修正しようとする，修正できる
・コーチに従う
・持続できる，勤勉である

3．障害の受け入れ（Acceptance）
・失われたものを哀しんだり，振り回されることを止める
・楽しむ能力がある
・リハビリテーションを，有意義でなすべきものとしてとらえることができる
・希望，自分に価値があると感じ，自尊心を取り戻している

4．代償（Compensation）
・代償法を習得している，利用している
・新しい言語，観念的な情報を学習する能力がある
・実際にやることをルーティン化する能力がある
・トラブルを解決する能力がある

（先崎章・枝久保達夫・新井美弥子：ニューヨーク大学医療センター・ラスク「脳損傷者外来通院治療プログラム」で行われている集団を利用した認知・心理療法．臨床リハ8：559-565, 1999．より一部改変）

ティブな情動の出現のトリガーをできるだけ減らすことである。仮に易怒性などの情動障害が出現しても，それに動揺せず，話題をそらすなどして興奮した気持ちを鎮めるように関わることが重要である。

（7）介入目標（機能から参加までの幅広いスペクトラムの中で）

　情動障害を含めた前頭葉損傷による高次脳機能障害に対する作業療法で重要なことは，できるだけ長いスパンで対象者の回復と将来の人生を予測することである。その予測が十分でないと，症状の改善が不十分なところで止まってしまったり，社会復帰までつながらなくなってしまう可能性がある。片麻痺などの運動障害とは異なることと，対象者が比較的若年者に多いことを考慮して緩やかかもしれないが，長い期間にわたって回復する余地を見通しておくことが重要である。

■──心身機能，身体構造
●病識の向上，症状への気づきの回復

■──活動，参加
● 情動をコントロールする代償手段の獲得

■──個人因子
● 障害受容と社会復帰への希求

■──環境因子
● 家族などに対するトリガーの除去や興奮を鎮める指導

(8)介入方針

　情動障害に対しては，エビデンスと呼べるような十分な治療効果は報告されていない。これは情動障害に対する評価を定量的に行えないことも影響しているが，十分な治療効果を上げにくいということも否定できない。

　その前提に立ちながらも，作業療法士はその症状の克服と患者の社会復帰に向かって努力しなければならない。先に紹介したような海外での取組みや日本の専門施設での実践も参考にしながら，最善の治療を提供するよう根気強くアプローチし続けることが重要である。

(9)プログラム

①行動的アプローチ
　衝動的な怒りに対する行動的アプローチは［表5］のように怒りに直面した段階のものと，それを普段から防ぐ段階との2つに分けて考えるとよ

[表5]　情動障害に対する行動的アプローチ

1．衝動的な怒りに直面した場合のアプローチ
● 自問自答 ▶▶▶▶▶ 声に出して自分に尋ねる
● リマインド ▶▶▶▶ はっと思い出す
● 小道具の利用 ▶▶▶ メモ，お守り札，写真等
● 環境調整 ▶▶▶▶▶ 人混みを避ける等
● タイムアウト ▶▶▶ その場からの立ち去り
● リラクセーション ▶ 深呼吸，体を動かす等
● 手がかりカード ▶▶ SOSカードを出す
2．衝動的な怒りを防ぐための普段のアプローチ
● 自己チェック ▶▶▶ 日記等の記録
● 報酬 ▶▶▶▶▶▶▶ トークンエコノミー（自分へのご褒美）

[表6] 情動障害に対する認知的アプローチ

1. 衝動的な怒りが生じるパターンについてのアプローチ
●脳損傷と怒りとの関係を理解する
●状況因的なストレッサーを見出す
●怒りの身体的前駆症状を見出す
●怒りを爆発させないとどうなるか？を考える
2. 衝動的な怒りの帰結についてのアプローチ
●怒りを爆発させた場合のマイナスを書き出す
●怒りを抑えられた場合のプラスを書き出す

い[12]。怒りに直面した段階では，声に出して自分に問いかけたり，深呼吸をしたりするなど，一呼吸置いて冷静になることを求めている。

②認知的アプローチ

認知的アプローチは［表6］に示すように，対象者に症状の出現が特定の脳部位の損傷による高次脳機能障害であることを理解してもらうことから始め，怒りが生じるパターンに気づき，それを爆発させたときのプラス面とマイナス面を考えることを求めるアプローチ方法である。これによって，自己を客観視するという自己洞察を促す。

③環境調整

先にも述べたとおり，情動障害など前頭葉損傷による高次脳機能障害を有する対象者に対しては，家族の協力が不可欠である。家族をはじめとした周囲の人々に対して，情動障害の症状をよく説明しながら理解を促し，根気強く接することを指導する。そのうえで，治療プログラムにも積極的に参加してもらい，実践可能なものは自宅での学習に活かしてもらうようにし，対象者本人に対して助けようという思いを伝え続けることであると指導する。

④集団療法

作業療法ではしばしば集団を利用した治療を行う。これは同じ障害や悩みを共有することで障害受容を促し，ストレスを減らし，そして何より他者に対するコミュニケーションや対応方法やその必要性を認識しやすいためである。情動障害に対しても，集団で対人スキル訓練やコーピングストラテジーという自分自身に対してうまくやろうとする方法を身につけるアプローチを実施し，その効果が報告されている[13]。

（10）実施（問題解決）

情動障害に対する作業療法は，そのアプローチ方法やその効果を手探りしながら進めている段階である。忘れてならないのは，作業療法が目指すのは

情動障害という症状の軽減ではなく，あくまで対象者が社会復帰を果たすまで作業療法のゴールに到達しないということである。そこに求められるのは，病院から施設，地域，そして学校や会社などの社会と直接につながり，それらと一体となりながら対象者を支えていくという姿勢である。当然ながら対象者本人と同様に，あるいは対象者以上にストレスを抱えながらサポートしている家族に対しても同様に関わっていくことが必要である。

（11）介入例

◎症例プロフィール

10代，男性，専門学校生，交通事故による頭部外傷。

バイク乗車中に自動車と衝突し受傷。肩関節脱臼も合併。神経心理学的評価では，MMSEは25点であったが，見当識障害と事故前を含む健忘が認められた。作業療法開始当初は発動性が低下し，リハビリテーションにも積極的ではなく，気が向いたときにしか作業療法室に来ない状況であった。

作業療法では肩関節に対するROMエクササイズを行いながら，遂行機能障害や情動障害の有無や程度を確かめていった。すると，活発になってきたころから飽きっぽい，怒りっぽい様子が認められるようになり，作業療法で実施していた課題の途中で怒り出したり，途中で帰ってしまったりするようになった。

そこで，一定時間座っていることや，計算などの課題でミスをなくすことを約束してもらい，できるだけ情動をコントロールするように求めた。作業療法場面では，30分程度の時間，課題に取り組むようにはなったが，一方で，同じ病室の他患の財布からお金を盗んだり，病院の売店が開く前の朝早くからシャッターを叩くなどの行動が頻発するようになって自宅退院となった。

◎まとめ

事例には情動障害やそれに関連した意思決定のコントロールに問題があったが，その出現のタイミングや状況に気づくのが遅れ，結果的に退院を早め，作業療法の機会を逃してしまった例である。この事例のように，情動障害の出現に気づくのが遅れると，周囲の人たちに迷惑がかかるばかりか，作業療法の提供の機会を逃すことにもつながりかねない。そのため，作業療法では作業療法室以外の場面での評価や情報収集に努め，患者や家族の生活全体を支えていくことが求められる。

（能登真一）

［文献］

1）Plutchik R：The emotions. University Press of America, New York, pp110-115, 1991.
2）Smith CA & Lazarus RS: Emotion and adaptation. In handbook of personality: Theory and research, LA Pervin, ed, New York, Guilford, pp609-637, 1990.
3）アントニオ・R・ダマシオ，田中三彦訳：デカルトの誤り. 筑摩書房，2012.

4) Phineas Gage: A Gruesome but True Story About Brain Science. HMH Books, Boston, p71, 2002.

5) 渡邊正孝：前頭連合野の情動・動機づけ機能．BRAIN NERVE 68：1291－1299，2016.

6) 阿部修士：意思決定の心理学．pp40－65，講談社選書メチエ，2017.

7) 加藤元一郎：ソマティック・マーカー仮説と前頭葉腹内側部の機能．Brain Medical 13：63－70，2001.

8) Fukui H, Murai T, Fukuyama H, et al: Functional activity related to risk anticipation during performance of the Iowa gambling task. NeuroImage 24：253－259, 2005.

9) Prigatano GP, et al, 八田武志・他訳：脳損傷のリハビリテーション──神経心理学的療法．医歯薬出版，1988.

10）井上由美子・他：社会脳と心の理論．精神医学 51：243－249，2009.

11）先崎章・枝久保達夫・新井美弥子：ニューヨーク大学医療センター・ラスク「脳損傷者外来通院治療プログラム」で行われている集団を利用した認知・心理療法．臨床リハ 8：559－565，1999.

12）三村將：社会的行動障害への介入法──精神医学的観点からの整理．高次脳機能研究 29：26－33，2009.

13）長尾初瀬・殿村暁・長谷川庸子・他：高次脳機能障害者の退院後の支援プログラムの検討．日本行動療法学会大会発表論文集38：176－177，2012.

4. 記憶障害

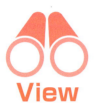

View
- 記憶機能は，注意との関係でとらえることが大前提である。
- 注意機能の障害が前景に出ている状況では，まずは注意機能への評価・介入が必要である。注意機能が改善してきたら，本格的に記憶機能の評価を開始する。まずは，ワーキングメモリを評価し，時系列のなかで近似的な記憶および遠隔の記憶を評価することが必要である。
- 次に，どのような内容すなわち，個人のエピソード，知識，動作などの手順（手続き）に関わる内容なのかを確認することで，その特徴を理解する。手続き記憶のみ残存しているような重篤な場合は，環境調整や人的な支援が欠かせないが，軽度から中等度の場合は，手続き記憶を活用し，気づきを高めて外的補助手段の利用を図って生活障害を改善していく。

（1）生活状況からとらえたこの障害の一般的な特徴

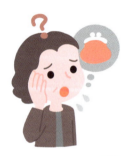

> **One Point**
> ★1 日常生活に影響する記憶障害の例
> 長男が生まれたのは，2回目の転勤の前なのか，それとも後なのか思い出せないとか，昨日の夕食のメニューを忘れてしまったとか，先週の会議で会った人の名前がわからないなど生活への影響が大きい。

記憶とは，「新しい経験が保存され，その経験が意識や行為のなかに再生されること」[1]とされている。すなわち，エピソード，知識，行為，手続きのいかんを問わず，あらゆる体験を脳が処理できる形に符号化（encode）し，貯蔵（store）し，取り出す（retrieve）機能の総体と考えられる[2]。

記憶障害は日常生活に大きく影響を及ぼす。また，その内容は時系列のなかで扱わなければ意味をなさず，個人の私生活に深く関与しているという特徴をもつ★1。

アプローチにあたって，まずは意識・注意・意欲などの基本的症状を把握し，その状況のなかで記憶の機能を見極める。次に，注意に深く関係するワーキングメモリを評価し，近似的な記憶および遠隔の記憶を評価することが必要である。すなわち，まずは時系列のなかで，どのあたりの記憶が健在で，どこからが機能不全に陥っているかを理解しなければ，会話も成立しないことさえある。

次に，個人の生活歴に関わるような内容なのか，または常識的な知識に関わる内容なのか，動作などの手順（手続き）に関わる内容なのか，すなわちどのような内容が保持されているのかを確認することで，その特徴を理解する必要がある。

■──記憶のプロセス

記憶には，❶登録（registration），❷把持（retention, store），❸再生（recall, retrieval, decoding）の3過程がある［図1］。

登録の過程では，感覚の障害，失語症による理解障害はもとより，覚醒や注意の障害があると十分に入力されない。新しい経験情報を神経系に取り込むことで，**符号化**とも呼ばれている[3]。

把持の過程では，その時間の長短により短期記憶・長期記憶などと区分される。登録された情報が何らかの形で神経系に保存されていることで，保存された情報は**記憶痕跡**（engram）と呼ばれている[3]。

再生の過程では，その出力様式の違いで，行為への再生と意識への再生とに分けられる。行為へ再生される記憶は，時には意識にのぼらず，言語的にあるいはイメージとして意識に想起し，他者へ伝達することはできない**非陳述記憶**と呼ばれる。一方，意識へ再生される記憶は，**陳述記憶**または，意識にのぼる記憶ということで**顕在記憶**ともいわれる。陳述記憶の再生段階としては，**自発再生**（spontaneous recall），**意図的再生**（intentional recall），**手がかり再生**（cued recall），**再認再生**（recognition）の順に難易度が下がる［図2］[★2]。

なお，あらゆるヒントを用いても情報を再生できない場合，情報が記憶されていれば，知っているという感覚，すなわち**既知感**（familiarity）として，情報が記憶されていなければ，知らないという感覚，すなわち**異和感**（unfamiliarity）と判断する[3]。

One Point

★2 再生の段階

「自発再生」とは，自然に情報が思い出される状態で，何の脈絡もなく突然に思い出されることもあれば，時や場所などの状況に応じて思い出されることもある。

「意図的再生」とは，特定の情報を思い出そうとして思い出すことで，試験や記憶検査で測定されるものは，ほとんどこの再生段階である。

「手がかり再生」とは，意図的には思い出せないけれども，何らかの手がかりにより情報を思い出すことである。意図的には思い出せないが，名前の頭文字を提示されたら思い出せる場合などがこの再生段階である。

「再認再生」とは，刺激対象を自分がすでに知っているものであると認知する働きで，五者択一式のテストなどが代表例で，以前に提示した標的刺激を含む複数の刺激対象から標的刺激を選ぶ働きである。

［図1］　記憶の3過程

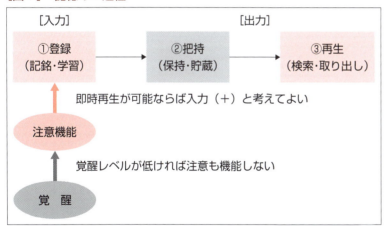

［図2］　再生の段階

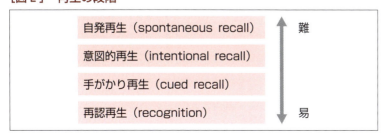

（2）何に着目しようか—ポイントおよびその根拠

記憶の分類には，主に時間的分類と内容的分類がある。

①時間的分類

時間的分類では，現在および発症（病因的事象の発生）時点の2つを基準として考える［図3］。重度のくも膜下出血や頭部外傷などでは，初期に意識障害が発生することがあるため，この意識障害の期間を**同時健忘**ということもある［図4］。

まず，現在を基準に過去に遡って考えると，臨床的には把持の過程を，**即時記憶**，**近時記憶**，**遠隔記憶**の3区分にすると有用であるが，明確な時間的な区分は困難である。一方，**短期記憶**と**長期記憶**の2区分とするのが実験心理学的である。

短期記憶（＝即時記憶）は，把持時間に制限があり，容量にも制限があることが特徴であり，干渉が入らず，注意力や集中力に関係することが特徴である。数十秒程度の時間の記憶で，数字の順唱（7±2桁が正常範囲）などで評価することが多い。

これに対し，数十秒以上の記憶を長期記憶というが，いったん意識上から消えた後にも残っている記憶で，把持時間にも容量にも制限がない。これは

［図3］　記憶の時間的分類

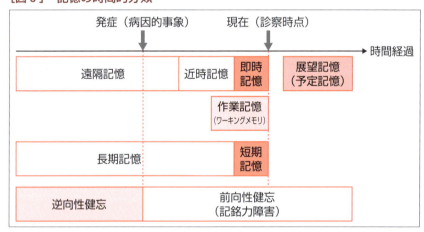

［図4］　健忘の時間関係

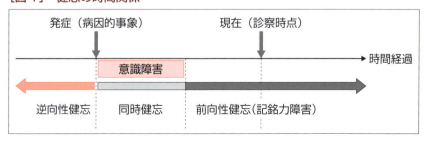

[図5] ワーキングメモリの特徴と検査法

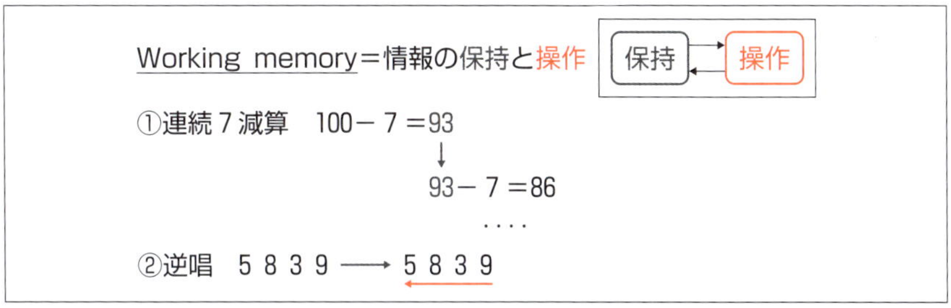

```
Working memory＝情報の保持と操作    保持 → 操作

①連続7減算　100－7＝93
                      ↓
                  93－7＝86
                  ‥‥
②逆唱　5839 ⟶ 5839
```

近時記憶と遠隔記憶とに分けられる。近時記憶とは，数分から数時間，数日を指し，遠隔記憶はそれ以上の時間を指すといわれている。近時記憶の障害が顕著であるが，遠隔記憶の障害が軽微であるのは認知症患者である。

　また，私たちが現在，生活するにあたり必要な記憶が**ワーキングメモリ（作業記憶）**である（53頁**Column**および63〜64頁「④ワーキングメモリ」参照）。電話番号を覚えつつ電話をかけることや，何を買うのかをしっかりと覚えておいて買物に出かけたり，会話をする際に相手の話す内容をしばらく覚えておいて会話を続けるなど，日常生活を支える記憶である。これは，情報を保持しつつ同時に処理する機能で，短期記憶と長期記憶を媒介させる役割を担う，いわば現在進行形の記憶であるといえる。臨床的には言語や計算能力が障害されていない患者の場合，連続7減算や数字の逆唱などで確認することが多い［図5］。

　さらに，日常生活を維持する際に必要な記憶として，何をするべきかに関する未来の記憶，すなわち**展望記憶（予定記憶）**がある。これには，意図した行為があること自体を思い出す「**存在想起**」とその内容を思い出す「**内容想起**」が適切になされることが必要である[4]。

　次に，発症時点を基準とした時間的分類では，発症以後にできた情報の獲得の障害である記憶障害を，時間軸上現在に向かっているということから**前向性健忘**，または記銘できない状態なので**記銘力障害**ともいわれる。これとは逆に，発症以前に獲得した情報の想起の障害である記憶障害を，時間軸上逆向きということから**逆向性健忘**という。長期間あった逆向性健忘が短縮し，発症の直前まで回復したとすれば，その患者の予後は相対的に良好であると考えられている。逆向性健忘の評価は，記憶障害の予後予測に役立つといわれている。

②内容的分類

　（長期）記憶は，［図6］に示すごとく，再生の段階でも述べたように，まず内容的に，**陳述記憶**と**非陳述記憶**とに分けられる。

　陳述記憶は，言語やイメージなどで伝達が可能な記憶であり，意識にのぼる記憶ということで**顕在記憶**ともいわれている。陳述記憶はさらに，**エピソード記憶**と**意味記憶**とに分けられる。

　エピソード記憶とは，個人の生活史のような記憶で，ある特定の時間・空間に起こった出来事の記憶である。これは，一生に一度しか生起せず，生起

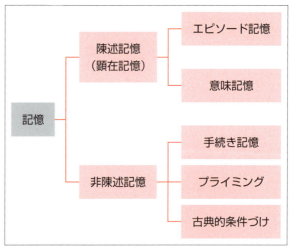

(Squire LR : Mechanism of memory. *Science* 232 : 1612-1619, 1986. より)

した時の時間・場所・状況・感情などの情報が付随している体験の記憶である。つまり，日々の生活上の出来事の記憶であり，**出来事記憶**や**生活記憶**とも呼ばれている。

意味記憶とは，特定の時間・空間とは無関係な記憶で，事実・単語・概念などの個人を超えて社会的に通用する知識に相当し，思考の素材となる。例えば，「かえる」とはどんなものであるのかという知識で，いつ，どこで，どんな状況で「かえる」という言葉を覚えたのかは決して思い出せないが，その意味は覚えているということである。

一方，非陳述記憶は，言語的にあるいはイメージとして意識に想起し，他者へ伝達することはできない記憶である。つまり，言葉では表現できないが体で覚えているような記憶である。非陳述記憶の代表的なものが**手続き記憶**（procedural memory）[★3]で，自転車に乗るとか泳ぐなどの反復により次第に習熟するスキル（技能）であり，系統発生的に最も古い記憶であると考えられている。いったん獲得した技能は，半永久的に固定化する。手続き記憶はさらに**運動技能学習**（motor skill learning），**知覚技能学習**（perceptual skill learning），**認知技能学習**（cognitive skill learning）の3種類に分類されている。

非陳述記憶には，手続き記憶以外に**プライミング**，**古典的条件づけ**などが含まれると考えられている[5]。プライミングとは，先行刺激の受容が後続刺激の処理に促通効果を及ぼすことで，ある言葉や事物について見たり聞いたりすると，その言葉や事物そのもの，あるいはそれと関連したものの認知が速く，効率的になる現象のことをいう[6]。この現象では，対象者の想起意識は伴わない。

Key Word

★3 手続き記憶
動作，行為，行動における技能，また知覚を介した認知における効率的操作・処理を獲得し保持する記憶で，その取り出しは意識的ではなく自動的に行われる。手続き記憶の再生は，成立に関わった練習などのエピソードの想起（陳述記憶）を伴わずに可能である[2]。

（3）脳画像の確認

　記憶障害で最初に思いつく疾患はコルサコフ症候群で，その病巣は両側の乳頭体と視床の前内側部の障害や前脳基底部の損傷で生じるといわれている。

　また，記憶障害の主要原因疾患には，ウェルニッケ・コルサコフ（Wernicke-Korsakoff）症候群，頭部外傷，側頭葉切除，脳炎，脳血管障害，脳腫瘍，変性疾患などがある。なお，主な病変部位は［表1］[7]に示すとおり，間脳，側頭葉内側面，前頭葉の3つと考えられている。その特徴は，病変部位の違いにより，作話，病識，注意の障害の出現が異なるという症状を呈している。

［表1］ 記憶障害を引き起こす3つの主な病変

病変部位	疾患	症状
間脳	Wernicke-Korsakoff症候群，視床の脳血管障害，第3脳室腫瘍など	作話，病識の欠如が特徴。逆向性健忘が長期間に及ぶが，その程度は過去に遡るほど軽度となる（temporally graded retrograde amnesia）
側頭葉内側面	頭部外傷，外科的切除，ヘルペス脳炎，低酸素脳症など	病識は保たれて，作話はみられない。逆向性健忘も著しくないが，著しい忘却が特徴
前頭葉	前交通動脈瘤破裂，くも膜下出血術後，頭部外傷など	注意の障害を合併，認知機能は比較的保たれている。文脈や前後関係を要求される課題の遂行が困難。意味的なカテゴリー分類（semantic categorization）が困難

（綿森淑子：記憶障害．大橋正洋・他編，リハビリテーションMOOK 4，高次脳機能障害とリハビリテーション，pp38-47，金原出版，2001．より）

（4）実施すべき評価

①記憶障害の基本的な評価

　記憶障害は日常生活に大きく影響を及ぼす。また，個人の私生活に深く関与した情報を扱うことが多いので，評価の際には，個人情報の扱いには特に注意し，対象者本人および家族などの関係者への了解を，必ず書類にて取っておく。

　まずは，意識，注意，情動・意欲などの基本的症状を把握することが大切である。

　次に，注意に深く関係するワーキングメモリを評価することが必要である。すなわち，失語などの言語障害が認められなければ，Mini-Mental State Examination（MMSE）などのスクリーニング検査に含まれている連続7

減算や逆唱などで評価が可能である。

見当識（orientation）も記憶であり，臨床的には時空間・人物の見当識についてよく確認する。人物・場所・時間の3側面から構成され，その難易度は人物（自己→他人）・場所・時間の順に難しくなっていると考えられる［図7］。

また，日本版リバーミード行動記憶検査（RBMT）に添付されている日常記憶チェックリスト［表2］[8)]は質問紙法の記憶調査で，対象者と信頼できる介護者などの周囲の関係者に実施してもらい，日常生活での記憶障害の影響ならびに対象者と周囲の評価とのギャップをおさえておくとよい。

②検査による評価

●近時記憶の検査

近時記憶の検査は，言語性の5品目記銘力検査や三宅式記銘力検査，非言語性（視覚性）のレイ・オストリッチの複雑図やベントン視覚記銘検査などがある。

三宅式記銘力検査は，簡便に行える聴覚性言語性記憶検査で，意味的関連の深い名詞（有関係対語）10対と意味的関連の希薄な名詞（無関係対語）10対から構成されている。10対の語を読み上げ記銘させた後，対語の一方を提示し，もう一方の語を想起させる方法で，正答数，誤答数，回答時間などから記銘力を評価できる。

●遠隔記憶の検査

遠隔記憶の評価としては，対象者の年齢・職業・家族構成などを考慮しつつ，学生時代，就職・転勤，結婚，転居，旅行などのエピソードを聴き，時間軸に沿った年表などを作成するとわかりやすく，おおよその逆向性健忘を押さえられる。時間的勾配★4を利用したプライステストでは，物価が徐々に上昇していることを前提とした検査で，遠隔記憶障害の対象者では，大昔の値段は覚えていても，その後の物価上昇や新しい価格を覚えておらず，現在の物価を低く見積もることになる[9)]。自伝的記憶検査としては，**慶應版自伝的記憶検査**[10,11)]がある。また，社会的出来事の記憶検査は標準化が難しく実現できておらず，個々の経験に合わせて変化を把握していくことが重要である。

作業療法評価として有用で，かつ日本版としても標準化された検査は，日本版リバーミード行動記憶検査，日本版ウェクスラー記憶検査法（WMS-R）

Key Word

★4　時間的勾配
発症前数年間の記憶に比べて，より古い記憶のほうがよく保持されている傾向のことを，記憶の時間的勾配という。この傾向を活用して，逆向性健忘の期間の推定が可能となるプライステストなどの遠隔記憶検査が開発されている。

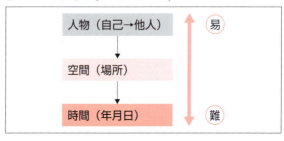

［図7］　見当識（Orientation）

［表2］ 日常記憶チェックリスト（EMC）

記入法：最近1カ月間の生活の中で，以下の13の項目がどのくらいの頻度であったと思いますか。右の4つ（全くない，時々ある，よくある，常にある）の中から最も近いものを選択して，その数字を○で囲んで下さい。

	全くない	時々ある	よくある	常にある
①昨日あるいは数日前に言われたことを忘れており，再度言われないと思い出せないことがありますか？	0	1	2	3
②つい，その辺りに物を置き，置いた場所を忘れてしまったり，物を失くしたりすることがありますか？	0	1	2	3
③物がいつもしまってある場所を忘れて，全く関係のない場所を探したりすることがありますか？	0	1	2	3
④ある出来事が起こったのがいつだったかを忘れていることがありますか？（＊）	0	1	2	3
⑤必要な物を持たずに出かけたり，どこかに置き忘れて帰ってきたりすることがありますか？	0	1	2	3
⑥自分で「する」と言ったことを，し忘れることがありますか？	0	1	2	3
⑦前日の出来事の中で，重要と思われることの内容を忘れていることがありますか？	0	1	2	3
⑧以前に会ったことのある人たちの名前を忘れていることがありますか？	0	1	2	3
⑨誰かが言ったことの細部を忘れたり，混乱して理解していることがありますか？	0	1	2	3
⑩一度，話した話や冗談をまた言うことがありますか？	0	1	2	3
⑪直前に言ったことを繰り返し話したり，「今，何を話していましたっけ」などと言うことがありますか？	0	1	2	3
⑫以前，行ったことのある場所への行き方を忘れたり，よく知っている建物の中で迷うことがありますか？	0	1	2	3
⑬何かしている最中に注意をそらす出来事があった後，自分が何をしていたか忘れることがありますか？	0	1	2	3
			得点	／39点

（＊）の例：昨日だったのか，先週だったのか

■ 日常記憶チェックリスト（EMC）の成績

対象群	健常群	患者群	
評価形式	自己評価	自己評価	介護者評価
59歳以下（平均±標準偏差）	9.2±4.4	11.6±7.7	14.2±9.9
60歳以上（平均±標準偏差）	11.6±5.4	8.8±6.2	17.0±9.3
全体（平均±標準偏差）	10.3±5.0	13.1±7.1	15.7±9.7

（綿森淑子・原寛美・宮森孝史・江藤文夫 日本版著者：日本版リバーミード行動記憶検査――解説と資料，2015年改訂版．pp21－22，千葉テストセンター，2015．より）

である。RBMTは，顔と姓名，約束，道順と要件など日常生活に近い状況での評価が特徴である［表3］[8]。WMS-Rは，言語を使った問題と図形を使った問題で構成され，13の下位検査があり，言語性記憶・視覚性記憶・一般的記憶（言語・視覚の両記憶の総合）・注意/集中力・遅延再生の各指標を算出できる特徴がある。

●手続き記憶の検査

手続き記憶の検査としては，運動技能学習に関して追跡回転盤課題や両手協調描画課題，知覚技能学習に関して鏡映像文字判読課題，認知技能学習に関してハノイの塔課題やトロントの塔課題が考えられている。

[表3] 日本版リバーミード行動記憶検査（RBMT）

下位検査課題	検査内容	下位検査項目番号
①姓名	顔写真を見せてその人の姓名を記憶させ，遅延を置いた後に再生させる課題	1 & 2
②持ち物	被験者の持ち物を借りて隠し，検査終了後に被験者にその持ち物の返却を要求させる課題	3
③約束	20分後にタイマーをセットし，タイマーが鳴ったら決められた質問をする約束の記憶	4
④絵	絵を呼称させ，遅延後に再認させる	5
⑤物語（直後・遅延）	短い物語を聞かせ，直後再生と遅延再生をさせる	6a，6b
⑥顔写真	顔写真を見せて性別と年齢についての判断をさせ，遅延後に再認させる	7
⑦道順（直後・遅延）	部屋の中に一定の道順を設定し，検者がたどるのを覚えさせ，直後と遅延後に被験者にたどらせる	8a，8b
⑧用件（直後・遅延）	⑦で道順をたどる途中である用件を行う，用件の記憶	9a，9b
⑨見当識と日付	日付などの見当識を尋ねる	10&11

（綿森淑子・原寛美・宮森孝史・江藤文夫 日本版著者：日本版リバーミード行動記憶検査——解説と資料，2015年改訂版．千葉テストセンター，2015．をもとに作成）

(5)臨床症状・画像所見・検査結果から考えられる利点・問題点の整理

①重度から中等度の記憶障害

　全般性の注意障害が前景に出ている場合は，まず，興味がもてる課題や趣味活動などを利用して，課題に集中できる時間を延長するなどの注意機能へのアプローチが主体となる。重度の場合は，直接的に記憶に関わる神経機構に働きかける介入は現実的には難しい[2]。

　手続き記憶は残存していることが多いが，陳述記憶の障害が重度の場合が多いため，残存機能を活用した機能代償や支援を中心とした方法を考えるべきである。外的補助手段の習得と活用，環境調整などに焦点を当てるとよい。

②軽度の記憶障害

　軽度の場合は，記憶障害に対する「気づき」が多少出現し始めるか，既に気づき始めている状態が多い。この「気づき」がある状態になると，頻回の記憶訓練や外的補助手段の使用の可能性が高まる。

　機能代償が図れる環境に調整し，手帳・メモリーノートなどの外的補助手段の使用法の訓練などを中心に，日常生活でのルーティンな活動の手続き化を進める。

（6）介入方略の整理

　記憶障害に対する認知リハビリテーションの効果については，十分な証拠はないとされているが，種々の報告をもとに，以下のように介入方針を2つのアプローチに大別する。

①直接的アプローチ

　障害された機能が元どおりに復元される「再建」を目指して，刺激による反復訓練や記憶の内的方略を活用する方法である。軽度の記憶障害患者に用いることが多い[12,13]。

②間接的アプローチ

　障害された機能自体の修復に限界がある場合，残存している他の機能や外部からの補助手段を導入することで「再組織化」を目指す。機能の代償や支援を中心とした方法で，外的補助手段の習得と活用，環境調整などがあげられる。中等度から重度の記憶障害に用いることが多く，気づきを促通させ，これらを組み合わせた記憶機能全体の活性化，を基本とする[12,13]。

　これらを踏まえて，重症度別に記憶障害の介入方略の整理をする。

●軽症例

　軽症例で記憶障害の自覚があり積極的に代償方法を適用する意思のある例では，視覚的イメージ法や自己教示法などの内的代償手段の活用訓練，メモやスケジュール帳，スマートフォンなどの外的代償手段の活用訓練が勧められる。

●中等度〜重度の例

　中等度から重度の例では，特異的な技術の習得訓練や領域特異的な技術や知識（ある特定の領域の特化した技術や知識）の学習をする訓練のほうが記憶能力そのものを改善させるよりも効果的であるとの報告がある。

　また，手続き記憶学習（運動学習）や誤りなし学習には効果が認められており，推奨されている。

　なお，重篤な記憶障害では，発症後半年程度を経過したころより，改善が見られにくくなるとされている[14]。

（7）介入目標（機能から参加までの幅広いスペクトラムの中で）

①心身機能・身体構造

- ●注意の持続機能・選択機能の向上
- ●反復訓練による記憶項目の増加

②活動・参加
● セルフケアでの外的補助手段使用の手続き化

③個人・環境因子
● 手続き化が促進でき，誤りなし学習のできる外的補助手段の調整

(8) 介入方針

　記憶障害への介入にあたっては，まず，覚醒を中心とした意識，注意機能の各側面，情動について把握することから始める。これらに問題がある場合は，記憶すべき題材を提示し，訓練しても記憶そのものの改善は十分とはいえない。したがって，記憶への介入前に対処すべきことがらであるといえる。

　記憶障害に対する介入のストラテジーとしては，❶誤りなし学習法（間隔伸張法）の活用，❷健在および残存している記憶の活用（手続き記憶，出来事記憶（エピソード記憶），意味記憶），❸代償手段を用いた支援（環境調整，記憶の補助具の習得と活用），❹これらを組み合わせた記憶機能全体の活性化，を基本とする。

(9) プログラム

①誤りなし学習法（errorless learning）
　これは，記憶障害患者にも潜在記憶に基づく潜在学習（implicit learning）の能力があるという考え[15]を前提に，誤りを排除した刺激を与えることで効果的に学習成績を得る方法である。

　この誤りなし学習法を基本に失敗を避け，少しでも情報を保持し想起しやすくする方法が**間隔伸張法**である。この方法は，覚えてもらいたい事項・行動や約束事などを，徐々に時間間隔を伸ばしながら，最終的には長期（月・年単位）にわたって情報を保持して想起できるようにする記憶訓練方法である。覚える際には，言葉だけではなく，動作も一緒に組み込んだ学習としており，効果的と考えられている[16]。

②健在および残存している記憶の活用
　これは，直接的に反復訓練する方法が中心となる。その方法には，言語的ストラテジー（PQRST法，頭文字記憶術など）と非言語的ストラテジー（視覚イメージ法，ペグ法，運動コード化）がある。
◉**言語的ストラテジー**

PQRST法は，全体的文脈を学習するためにざっと目を通す（Preview），テキストの鍵となる概念について尋ねる（Question），質問に答えるために読む（Read），読んでわかったことを言葉に出して言う（State），質問に答えることにより自ら検討する(Test)，の5段階を経て覚えていく方法である。

頭文字記憶術は，健常者でも，買物に行って買うべき「ぶどう，キャベツ，みかん，なす，りんご」の5つの品物を忘れないように，「ぶきみなり」のように頭文字をつなげて確認することがあると思う。このように頭文字をつなげて記憶すべきものを覚えていく方法である。

●非言語的ストラテジー

視覚イメージ法とは，記銘時に注意すべき情報の視覚イメージを形成し，これを利用する方法である。具体的には，人の名前を覚えようとする際，顔の特徴と名前の特徴とをそれぞれ視覚的に具体的にイメージし，それらを組み合わせて記銘する方法である。

ペグ法とは，数字や韻をふんだ単語と対応させて覚えるべき事象をつかむイメージ方法のことである。

視覚イメージ法とペグ法はともに，他者からのきっかけがなければ視覚イメージを想起させることができないという欠点がある。

運動コード化とは，運動の記憶を中心とした手続き記憶を活用した方法で，象徴的動作や模倣動作を用いて名前や物品名を覚える記憶法である。

③代償手段を用いた支援

これには，環境調整，および記憶補助具の習得と活用がある。重篤な記憶障害の場合，記憶機能そのものの回復訓練は見込めず，残存した機能の最大限の活用，すなわちリハビリテーションのアプローチが重要となる。特に，活動や参加というカテゴリーへの対応であり，OTの役割は大きい。

環境調整は，[図8]¹⁶⁾にも示したとおり，机の引き出しにラベリングをし，中に何が入っているのかがわかるように保管場所を明記したり，メモを取る手帳（メモリーノート）を机の上に置いたり，予定や約束事の張り紙をしたり，デジタル表示のカレンダー付き時計を見やすい位置に掲示したりする。また，対象者本人には，眼鏡や鍵，財布など必要物品は常に携帯できるように，眼鏡チェーンやウエストバッグなどで工夫するとよい。また，部屋やトイレの入り口にわかりやすい目印を設置することも一般的に行われている。記憶障害が重度の場合は，忘れていることへの気づきはほとんどないが，改善するにつれ，その気づきも徐々に出現してくるため，これらの環境調整は対象者本人の不安やストレスの軽減に有用であるといわれている。

記憶補助具の習得と活用では，メモリーノート★⁵［図9］，電子手帳，携帯電話（スマートフォン）などの記憶補助具である外的代替道具や，アラームやタイマーなどの外的手がかりを導入し，使用法を修得し活用にまで展開させる方法である。電子機器類は近年，簡略化されたものも市販されてはいるが，未だ複雑で操作が困難なことが多いため，できるだけ簡略な機器を購入したり，OTが設定を単純化させたりすることが必要である。また，これらの記憶補助具は絶えず携帯していなければ意味がなく，活用されにくい。

📍One Point

★5　メモリーノートの使い方

まず，ノートそのものを絶えず携帯することが必要であり，OTは携帯を忘れないよう本人に注意を促したり，注意を書いた掲示を行ったりする。次に，ノートへの記載が必要である。必要な予定や約束事，重要なコメントなどを記載するように本人に指導する。できるだけ対象者本人に記載してもらうようにする。また，持参し記載しても，その必要な情報を見て確認しなければ，行動化されず，記憶が想起されないに等しい。最後の段階は，ノートに書かれた情報の参照である。

OTに必要な役割は，これらの各段階で対象者が自発的に行動化できるように誘導し指導することである。そして，快いポジティブな情動性記憶が喚起されるように，誤りなし学習を基本に，正しい反応が得られたら賞賛することが大切である。

[図8] 環境調整の一例

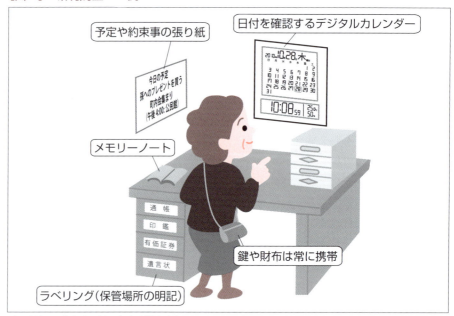

(原寛美・貝梅由恵・他：高次脳機能障害に対するリハビリテーションの骨子．原寛美監，高次脳機能障害ポケットマニュアル，第3版，p77，医歯薬出版，2015．を一部改変)

[図9] メモリーノート

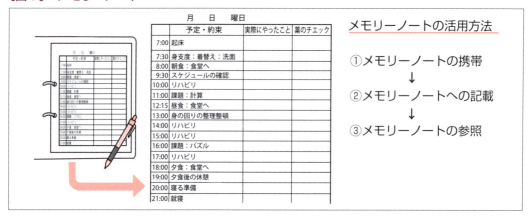

④記憶機能全体の活性化

すでに説明したように，記憶は内容的に，エピソード（出来事）記憶，意味記憶，手続き記憶に分類されるが，健常者が日常行っている繰り返しによる練習は，これら3種の記憶の相互間の強化がなされた結果と考えられる[図10][17)]。

[図10] 繰り返しと記憶

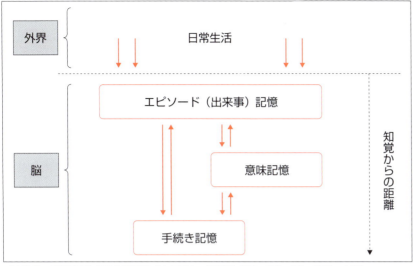

（山鳥重：記憶障害からみた記憶のメカニズム．科学60（3）：152-158，1990．より）

（10）実施（問題解決）

　手帳・携帯電話のアラーム・スケジュール機能などを利用した代償手段の活用は問題解決の指標となる。
　また，作品作りの場面では，カレンダー・腕時計での日時の確認や，見当識カードなどへの名前・作成年月日の記載・確認を徹底するなどの残存している意味記憶の活用も問題解決の指標となる。
　さらに，手続き記憶，つまり習慣化している動作を活用して，作品の置き場所を固定し，毎回同じ場所に取りに行くという行動の習慣化，上記で用いている意味記憶と再生しづらいエピソード（出来事）記憶とを繰り返し関連づけて，記憶機能全体を強化し，活性化させることが問題解決の指標となる。

（11）作品作りの場面を用いた介入例

　　重度のヘルペス脳炎後遺症患者の自験例。
　　作業療法開始初期には，以前から趣味で行っていた陶芸などの作品作りを毎日，作業療法室で続けているが，昨日行った陶芸の作品を見ても，昨日の経験をまったく忘れて想起できなかった。毎日，OTの指導のもと，作りかけの作品を作業療法室の決まった棚に保管しておき，翌日には，その棚に作品を取りに行き，陶芸の続きを開始した。しかし，その途中までの作りかけの作品を見ても，「誰が作ったの？　私はこれを作ってはいない」などという発言が作業療法開始初期には多発していた。
　　そこで，残存していた手続き記憶を活用し，手慣れた陶芸は材料を見れば

すぐに作り始められるという作品作りを利用し，その日にできあがったところまでで途中で終了し，日付と作成者の氏名を書いた「見当識カード」を作品と対提示させ，動かぬ証拠を，毎日，作品作りの場面で提示することを繰り返した［図11］。

この介入法により，3か月後には，作品を見て自身が作ったものだという発言に変わり，作業療法室に入室すると，自ら作品棚に作りかけの作品を取りに行くという準備が可能となった。

なお，作品作りは1回で完成するようなものではなく，長期間同じ行動を繰り返す必要があるので，単純でもよいので長期間かけなければ完成できないような大作を選ぶとよい。そして，症状と障害の特徴について主治医との確認のうえ，できるだけ早期に家族にこの方法をわかりやすく説明し，家族からの協力も得られるように進めた［表4］。

（鈴木孝治）

[図11] 手続き記憶活用

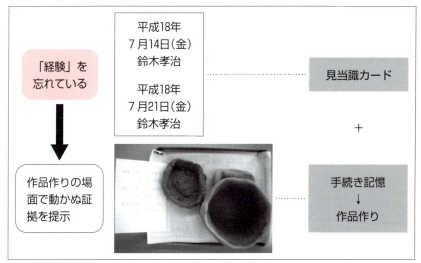

[表4] 作品作りの場面を用いた記憶障害の対処方法

①代償手段の活用	手帳・携帯電話のアラーム・スケジュール機能などの利用
②残存している記憶の活用	意味記憶を活用し，カレンダー・腕時計での日時の確認，名前・作成年月日の記載・確認の徹底
③手続き記憶の活用	習慣化している動作の利用 置き場所の固定 ↓ エピソード（出来事）記憶との関連づけ
④家族指導	症状・障害の特徴の説明

［文献］

1）山鳥重：神経心理学入門．p183, 医学書院, 1985.

2）石合純夫：高次脳機能障害学, 第2版．pp197−220, 医歯薬出版, 2012.

3）博野信次：エピソード記憶障害．鹿島晴雄・他編, よくわかる失語症セラピーと認知リハビリテーション, pp482−490, 永井書店, 2008.

4）梅田聡・他：コルサコフ症候群における展望的記憶．神経心理学16：193−199, 2000.

5）Squire LR：Mechanism of memory. *Science* 232：1612−1619, 1986.

6）渡邊正孝：海馬．横山詔一・渡邊正孝著, キーワード心理学シリーズ3　記憶・思考・脳, pp76−81, 新曜社, 2007.

7）綿森淑子：記憶障害．大橋正洋・他編, リハビリテーションMOOK 4　高次脳機能障害とリハビリテーション, pp38−47, 金原出版, 2001.

8）綿森淑子・原寛美・宮森孝史・江藤文夫 日本版著者：日本版リバーミード行動記憶検査──解説と資料, 2015年改訂版．pp21−22, 千葉テストセンター, 2015.

9）吉益晴夫：LTMの障害・健忘症状群（症状と評価法）．鹿島晴雄・他編, よくわかる失語症と高次脳機能障害, pp355−363, 永井書店, 2003.

10）吉益晴夫・加藤元一郎・鹿島晴雄・他：自叙伝的記憶と新しい検査法について．脳と精神の医学4：87−91, 1993.

11）吉益晴夫・加藤元一郎・三村將・他：遠隔記憶の神経心理学的評価．失語症研究18：205−214, 1998.

12）下田美由紀・山倉敏之・田中直樹・他：記憶障害．鈴木孝治編, 病棟での困ったを解決します！今すぐ使える!! 高次脳機能障害Q&A70, リハビリナース2012年秋季増刊, pp213−224, メディカ出版, 2012.

13）鈴木孝治：訓練の方法──理論と実際　障害別訓練を始める前に．鈴木孝治・他編, 高次脳機能障害マエストロシリーズ④　リハビリテーション介入, pp20−24, 医歯薬出版, 2006.

14）篠原幸人・小川彰・鈴木則宏・他編：脳卒中治療ガイドライン2009．pp327−330, 日本脳卒中学会, 2009.

15）Baddeley A, Wilson BA：When implicit learning fails：amnesia and the problem of error elimination. *Neuropsychologia* 32：53−68, 1994.

16）原寛美・貝梅由恵・他：高次脳機能障害に対するリハビリテーションの骨子．原寛美監, 高次脳機能障害ポケットマニュアル, 第3版, p77, 医歯薬出版, 2015.

17）山鳥重：記憶障害からみた記憶のメカニズム．科学60（3）：152−158, 1990.

18）佐藤正之：レヴィ小体型認知症．河村満編, アクチュアル 脳・神経疾患の臨床　認知症──神経心理学的アプローチ, pp211−221, 中山書店, 2012.

Column
記憶を担う神経回路

記憶を担う重要な神経回路としてパペッツ（Papez）の回路とヤコブレフ（Yakovlev）の回路が知られている［図12］。パペッツ回路は，海馬→脳弓（fornix）→乳頭体（mamillary body）→乳頭体視床路（mamillothalamic tract）→視床前核（anterior thalamic nucleus）→帯状回（cingulate gyrus, ブロードマン24野）→→海馬という閉鎖回路を形成している。

ヤコブレフ回路は，側頭葉皮質前部（ブロードマン38野）→扁桃体（amygdale）→視床背内側核（dorsomedial thalamic nucleus）→前頭眼窩皮質（frontoorbital cortex）→鉤状束（uncinate fascicle）→側頭葉皮質前部という回路である。

なお，記憶に関連する他の脳部位として，前脳基底部がある［図13］。前脳基底部は，マイネルト基底核，ブローカ対角帯，内側中隔核からなっており，ともにアセチルコリン神経（ACh）の起始核である。

（鈴木孝治）

[図12] パペッツ回路とヤコブレフ回路

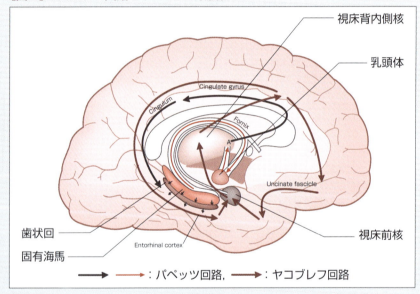

[図13] アセチルコリン神経系の分布

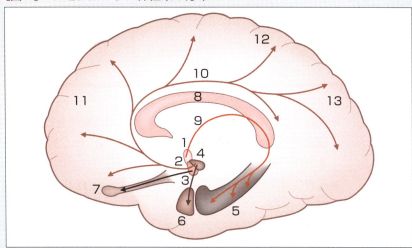

1：内側中隔核（Ch1），2：ブローカ対角帯・背側部（Ch2），3：ブローカ対角帯・腹側部（Ch3），4：マイネルト基底核（Ch4），5：海馬，6：扁桃体，7：嗅神経，8：脳梁，9：脳弓，10：帯状回，11：前頭葉，12：頭頂葉，13：後頭葉

（佐藤正之：レヴィ小体型認知症．河村満編，アクチュアル　脳・神経疾患の臨床　認知症――神経心理学的アプローチ，pp211-221，中山書店，2012.）

5. 失認

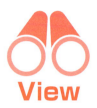

- 失認とは，ある種類の感覚情報を用いて対象物を認識できない状態で，視覚失認，聴覚失認，触覚失認などが知られており，最も多く見られるのは視覚失認である。
- 視覚失認には認知過程による分類，認識できない対象物による分類がある。
- 視覚失認のリハビリテーションとしては，視覚に触覚を組み合わせて視覚認知を促進する方法もあるが，般化は難しく，代償方法の獲得や環境調整によって活動・参加を促すアプローチが必須である。

（1）生活状況からとらえたこの障害の一般的な特徴

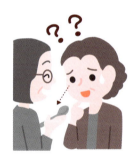

　失認とは，要素的な一次感覚情報は保存されているにもかかわらず，ある一種類の感覚情報の利用によって対象物を認識できない障害で，それが知能の低下や意識の障害，知識の有無では説明できないものを指す。視覚，聴覚，触覚における失認が知られている。[図1] は運動・感覚の一次皮質と連合皮質を示している。失認は，感覚の一次皮質の機能が保たれている一方で，ある一種類の感覚情報を処理する「単一様式の連合皮質」の障害，またはそこで処理された情報が記憶と照合される段階の障害ということができる。

　失認は臨床上頻繁に見られる障害とはいえないが，このなかでも最も多いのは**視覚失認**であろう。視覚失認では，視覚を介して対象物が何かがわからないが，その音を聞いたり，触れるなどして別の感覚情報を利用すれば認知することができる。本章では主に視覚失認について述べ，その他の失認についてはコラムで取り上げることとする。

　視覚失認を呈する患者は，「ものがよく見えない」「ぼんやりとしか見えない」「ものがごちゃごちゃしていて区別がつかない」など，見にくさを訴えることがあり，本人は視力の低下や眼鏡が合わなくなったため，と考えていることもある。日常生活では，テレビで映っているものがわからない，新聞の文字や数字が読めない，目の前にあるものが見つけられない，棚や引き出しなど多数が収納されている場所から目当てのものが見つからない，施設内で迷うなどが観察される。また，よく知った人の顔の判別がつかず，服装・髪形や眼鏡など装身具の特徴から判断したり，声を聞いてようやく誰だかわかる，ということが起こる。

[図1] 連合皮質　運動および感覚（視覚・聴覚・体性感覚）の一次皮質と連合皮質

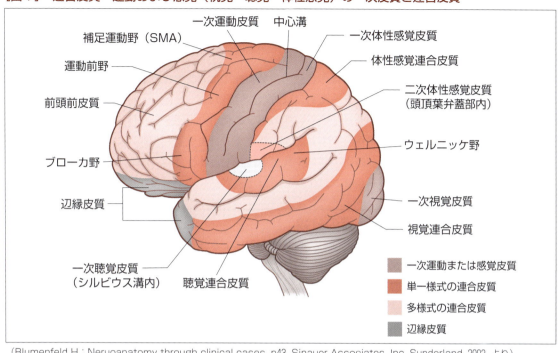

(Blumenfeld H : Neruoanatomy through clinical cases. p43, Sinauer Associates, Inc, Sunderland, 2002. より)

(2) 何に着目しようか―ポイントおよびその根拠

①損傷部位から障害を予測し生活場面での困難を評価

　前項で述べたように，対象者からものの見えづらさの訴えがある場合もあるが，軽度例では障害に気づかないこともある。また，注意障害や記憶の障害など他の合併症により本人が視覚失認を認識できないこともある。視覚失認は，後頭葉から側頭葉あるいは頭頂葉にかけた脳の後部領域の損傷が原因であり，対象者からの訴えがなくてもこれら領域の損傷が確認された場合には，何らかの視知覚障害の存在を念頭に置いて評価を進めるのがよい。

　後部領域の損傷に限局されていれば，運動麻痺を呈することはなく，歩行は可能で基本的な日常生活活動（ADL）自体は比較的早期に自立できることが多い。後述する視知覚機能の評価の他に，生活場面を詳細に観察するなどして生活上の困難を把握する。ものが見つからない，病院内で道に迷う，通院の道順がわからない，棚やクローゼットから目当てのものが見つからない，本や新聞が読めない，アナログ時計が読めない，テレビが理解できない，人の顔を見ても誰だかわからない，などがあれば視覚失認を疑う。

②合併する症状の評価

　視覚失認が単独で見られることはまれであり，同名性半盲や視野狭窄など

要素的な視知覚の問題の他に，記憶障害，失書，半側空間無視，病識の問題などが合併していることが多い。また視覚認知の問題も，次項に示す知覚型，統合型，連合型の3分類の明確な区分は困難であり，視覚認知に関わる問題が複数共存することが多い。

　視覚認知自体の自然回復や訓練による改善には限界があり，日常生活上の問題を軽減するためには，視覚的情報をよりうまく利用するための「見かた」や障害を受けていない他の感覚の利用の方法を獲得するとともに，認知しやすい環境を整えることが必要となる。視覚認知の問題自体とともに，他の高次脳機能障害の状態や代償手段となる体性感覚や聴覚の機能を評価し，リハビリテーションに生かしていく視点が必要である。

③視覚失認の分類

　視覚失認には，視覚認知過程による分類，認知の困難な対象の種類による分類がある。これに加えて必ずしも前述の定義には合致しないが，視覚失認に関連した症状を加えて視覚認知障害として理解することが多い［図2］。

●視覚認知過程による分類［図3］

　知覚（統覚）型，統合型，連合型の3つに分類される。視覚的な感覚情報は，明暗，大小・長短，色彩，輝き，運動といった視知覚の要素が処理されて視覚表象（イメージ）が成立し，そのイメージと対象の概念（意味記憶）とのつながりにより，対象物が何かわかる，という古典的な視覚認知過程モデルによる分類である[1]。3型とも視覚失認であるので，触ったり特徴的な

[図2] 視覚失認の分類

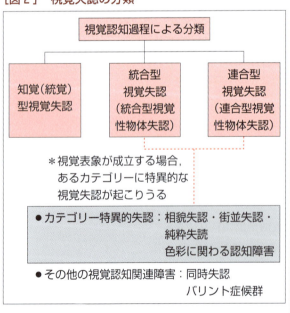

[図3] 視覚の認知過程による視覚失認の分類

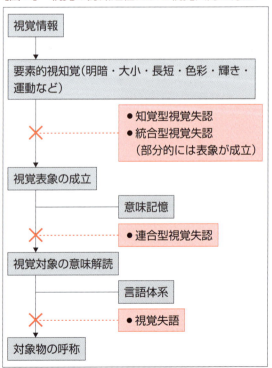

（岩田誠：視覚失認のみかた．失語症研究22（3）：232-235，2002．をもとに作成）

音を聞くなどして視覚以外の情報を得られれば対象が何かわかるのは共通している。注意したいのは，これは理論上の分類であり，実際の患者ではそれぞれの分類の特徴を併せもっていることが多い。

● 知覚型視覚失認

統覚型視覚失認，視覚性形態失認ともいわれ，上記の視覚認知過程のうち視覚表象が部分的にすら成立しない重症な型である。形はわからなくなるが，動きや色，質感などの知覚は保たれるとされる。

● 統合型視覚失認

視覚表象が部分的には成立するが全体の形を関連付けることが困難となる。線画の模写は可能だが，全体を把握できないので，短い線をつなぎ合わせるような描き方で時間がかかる。

● 連合型視覚失認

対象の視覚表象が成立し形の認識に問題はないが，対象の概念（意味記憶）と結び付けることができないために，対象が何かわからない。他の型と同様，視知覚の要素は保たれている。形の認識は可能なので，模写は正確に素早くできる。

連合型視覚失認からの移行症状として，また失読・失書との合併症状として**視覚失語**[★1]がある。

統合型および連合型失認など形態認知が成立しているとき，特定の種類の対象が特に認識できなくなる場合があり，次項のカテゴリー特異的視覚失認として分類される。

触覚失認については下記のColumnに示す。

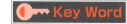

★1 視覚失語

視覚認知が保たれているにもかかわらず物品を見て呼称ができない状態である。特徴的な音を聞いたり，触ったり，言葉での定義や説明を聞いての呼称は可能である。対象物の用途を説明したり，使い方を動作で示すことは難しい場合もあるが，対象物を用途によって分けるカテゴリー分類はできる。視覚的認知と言語体系とのつながりの不全であり，純粋失読の合併が必発と言われている[2]。

Column
触覚失認

触覚・痛覚・温度覚・運動覚・振動覚といった要素的な感覚機能が保たれているにもかかわらず，対象に触れてそれが何であるか認知できない状態をいう。対象を見たり，対象の特徴的な音を聞いたりすれば，直ちに認識できる。バッグやポケットから視覚を使わずに目標物を取り出すことなどが困難となる。体性感覚による認知が成立する過程を想定して視覚失認と同様，①知覚型（統覚型）触覚失認，②連合型触覚失認の2型に分ける考え方がある。

①知覚型触覚失認は，触覚，温度覚，関節位置覚，2点識別覚などの感覚機能が保たれているにもかかわらず，対象の素材すなわち手触りや肌理がわからない，形態が認識できないという症状であり，一次体性感覚野，中心溝底部（頭頂弁蓋の内側─二次体性感覚野），縁上回が責任病巣とされている[3]。

②連合型触覚失認は複合感覚も含めた感覚機能が保たれ，肌理や形態も認識できているにもかかわらず，その認識を知識（意味記憶）と結び付けられないために対象が何かわからない症状であり，責任病棟としては角回深部が重視されている[4]。知覚型も連合型のいずれも片側の病巣により反対側の手にのみ症状が出現する。

なお，体性感覚によって対象を認識するためには，適切に手や指を動かして触る必要がある。要素的感覚が保たれていても運動麻痺によってこの動きができず，対象物を認識できない症状は触覚失認とは呼ばない。

◉対象のカテゴリーによる分類（カテゴリー特異的視覚失認）

●物体失認

生物・無生物も含めた広い範疇の物品の視覚性認知障害を指し，前項に述べた統合型視覚失認を**統合型視覚性物体失認**，連合型を**連合型視覚性物体失認**と呼ぶこともある。また，実物に対して写真や図（写実画や線画）などの視覚認知障害がより顕著であるときは「**画像失認**」という。より限定された種類の対象として，顔，風景，文字，色のカテゴリーに特異的な**視覚認知障害**が知られている。

●相貌失認

よく知った人の顔を見ただけでは誰かを認識できない障害である。病前からよく知る家族や友人のみならず，病後によく会うようになった相手（主治医や病院のスタッフなど）の顔も認知できず，既知感も失われる。顔であることは認識でき，また髪形や服装，声で誰だか判断できる。未知の顔については，異同や老若の判断も障害されている場合とそうでない場合とがある。

●街並失認

よく知っている風景や建物を見てもどこかわからない。自宅や職場など既知の場所に加え，発症後よく行き来するようになった病院内でも同様である。相貌失認や大脳性色覚障害と合併することが多い。熟知している場所で道に迷う**地理的障害**（あるいは地誌の障害，地理的見当識障害，地誌的見当識障害）は，「**街並失認**」と「**道順障害**」★2に分類される。

●文字に関する視覚認知障害

文字に限定された視覚認知障害は「**純粋失読**」という症状を引き起こす。純粋失読とは，失書を伴わない読みの障害で，他の言語症状としては軽い喚語困難を認める程度とされている。文字の視覚的情報と左角回の文字の中枢とが離断した状態で，自分で書いた文字も読めなくなる。読めない文字でも字画をなぞると，字形が運動覚によって入力されるので読めるようになる（なぞり読み）。

一文字でも読めない「**字性失読**」（「**視覚失認性失読**」と呼ばれることもある）は上記の機序で説明可能だが，一文字は読めるのに単語としてまとめて読めない「**逐次読み症候群**」も認められ，まとまりのある単語としての同時処理が困難な視覚的情報処理の問題が背景にあると推定されている[5]。

●色彩に関する視覚認知障害

色彩に関する視覚認知障害としては「大脳性色覚障害」「色彩失名辞」「特殊色彩失語」がある。「**大脳性色覚障害**」は中枢神経損傷に由来する色覚の喪失で，一側性病巣では対側視野の色覚障害が現れるが自覚されにくく，両側病変では「視界が灰色」「まわりが汚く見える」などの訴えがある。色の分類・照合など，視覚性の色彩知覚課題が困難となる。

「**色彩失名辞**（**色名呼称障害**）」では，色覚障害はなく，指示された色の呼称や検者の述べた色を指示できない。視覚領野と言語中枢との離断症状といえる。「**特殊色彩失語**」は色彩失名辞の症状に加え，言語─言語課題（「バナナは何色？」のように口述された物品の特徴的な色を口頭で答える課題）も困難となる。事例の報告はごくまれであり，失語性障害や全般的な知的能

▶第Ⅱ部 各論──障害別の作業療法の展開

Key Word

★2 道順障害

建物や風景の認知に問題はないが，一度に見通せない広い範囲（地域）内では，それに基づいてどちらの方向へ進めば目的地に着けるのかがわからない症状である。自己や離れた地点の空間的定位機能障害が原因と考えられ，「失認」とはいえない。自宅周辺などよく知っている場所の地図を書いたり，地図上で建物の位置などを定位することができない。

Column
聴覚失認

聴覚失認は，対象のカテゴリーによって分類される。すなわち話し言葉が理解できなくなる純粋語聾，環境音の音源がわからなくなる環境音失認（狭義の聴覚失認），音楽の聴覚的認知障害である感覚性失音楽症に分類される。純粋語聾と環境音失認を合わせて広義の聴覚失認とされる[8]。

「純粋語聾」では，話し言葉の理解は障害されるが文章の読みと理解，発話には問題がない。日常生活では，話者の口の動きや表情である程度話し言葉の理解ができるが，ラジオを聴いたり電話を受けるとなるとこの代償手段も使えず理解は完全に困難となる。一側病変では左上側頭回の後部の限局された病巣といわれるが，側頭葉の両側性病巣も報告されている。

「環境音失認」では，時計や金槌など日常物品，自動車や電車など乗り物の走る音，救急車のサイレン，動物の鳴き声，雨風などの自然現象の音を聞いても何の音かがわからない。側頭葉の両側性病巣では皮質聾や広義の聴覚失認から環境音失認に移行することもあるが，純粋語聾との合併も多い。一側性では右側頭葉から頭頂葉の病巣が多いが左半球損傷の報告もあるという。

「感覚性失音楽症」は，よく知っている曲がわからなくなる，好きだったはずの曲が楽しめない，といった訴えがあり，ピッチやリズムといった音楽の構成要素の受容の障害，音楽の受容と記憶との離断，音楽的情動の障害などが原因としてあげられる[9]。左右半球や脳部位との関連は明らかではない。

力の低下の影響も指摘され，色彩処理の障害としての独立性は疑問視されている[6,7]。

聴覚失認については上記のColumnに示す。

●その他の失認

認知過程による分類にも失認対象カテゴリーによる分類にも含まれない失認関連症状を以下に示す。

「同時失認」は，意味のある状況図[★3]を見て，部分それぞれの記述はできるが全体としての意味の理解ができない状態を指す場合と，複数の視覚刺激を同時に認知できない状態を指す場合がある。前者のうち知覚処理速度の低下に関連して起こり単語の逐字読み症状も見られるものを**腹側型同時失認**，後者を**背側型同時失認**と呼ぶこともある。背側型同時失認は次項のバリント症候群の一症候である視覚性注意障害と同じ症状である。

「バリント症候群」は精神性注視麻痺，視覚性運動失調，視覚性注意障害の3症状を呈す症候群である。**精神性注視麻痺**では，眼球運動や視力，視野に異常がないにもかかわらず，見るべき標的を求めて視線がさまよい，標的をとらえてもすぐに見失うか，その標的に視線が固着して他に視線を移せなくなる。**視覚性運動失調**では，注視した対象を手でつかむことができず空をつかむこととなり，偶然対象物に手が当たって初めてつかむことができる。**視覚性注意障害**は，1つの対象を注視していると，視野内の他の対象が認知できない症状である。大脳半球外側面の頭頂―後頭境界領域の両側性障害で完全な症候群が起こるとされている。

ゲルストマン症候群については114頁のColumnに示す。

💡One Point

★3 状況図

生活の一場面，あるいは出来事を描いた図で，描かれた人物・物品など部分の理解とともに相互の関係を推測すれば全体的な意味を把握できるよう考慮されている。状況画ともいう。同時失認の対象者は，図の部分にある物品や人物の状態を述べることはできるが，その図全体としてどんな出来事を表しているのかを述べることができない。標準高次視知覚検査では，自分のドーナツがなくなった女の子が，隣の女の子を疑って怒っているが，実際には別の男の子が盗み食いした，という状況の図版が使われている。同時失認の対象者は，「女の子が怒っている」「男の子が何か食べている」「ドーナツがある」といった部分の認識はできるが全体として意味を把握することができない。

Column
ゲルストマン症候群

①手指失認，②左右失認，③失算，④失書の4徴候からなる症候群であり，すべての徴候がそろう完全型と一部が欠ける不全型がある。①手指失認は呼称された指を正しく示せない，指さされた指の名前を言えない状態であり，失語によって説明できるものは含めない。②左右失認は，自己および他者の身体の左右判断を誤るもので，他者の左右判断がより困難なことが多い。いずれも「失認」と名付けられているが，単一様式の認識障害としての「失認」ではなく，慣習的に呼ばれているものである[10]。③失算は計算の障害で，加減乗除の暗算や筆算が障害される。重症度は症例によって異なるが，数字の聴覚理解，数字の読み書き，数の概念などにも障害が見られることがある。④失書は純粋失書で読みは良好である。文字の想起障害や音韻性錯書，形態の類似した文字への誤りなどが見られる。

4徴候の背景には心的イメージの操作障害が考えられている。左角回から第二後頭回付近が責任病巣とされ，歴史的には症候群として扱うことへの疑念が呈されたこともあったが，近年の研究から，各徴候に関わる皮質領域の神経線維が収束して走行する部位の損傷により完全型が生じることが明らかになってきている。

（3）脳画像の確認

典型的に視覚失認は，両側の後大脳動脈領域の脳梗塞や一酸化炭素中毒，低酸素脳症，脳外傷などによる，両側の後頭側頭葉の皮質および皮質下の損傷によって見られる。連合型視覚失認には両側病変と左一側病変の例がある。[表1]は視覚失認に関わる病巣の一覧である。視覚失認と関連する脳回を[図4]に示した。

視覚情報処理の流れを116頁のColumnで説明した。

（4）実施すべき評価

前述のように，日常生活上の困難を詳しく観察・聴取するとともに，障害部位から視覚認知機能の障害が疑われるときは，基本的な視知覚機能や視覚失認，および視覚認知に影響する他の高次脳機能障害の評価を実施する。

①生活障害の評価

日常生活における困難について，本人の訴えを聴くとともにADLの実際を評価する。重度例でなければ基本的ADLよりも手段的日常生活活動（IADL）の活動に支障をきたすことが多い[表2]。表にあげた項目の他に，車の運転やパソコンの操作などより複雑な視覚情報処理に支障をきたすこと

[表1] 視覚失認の病巣と合併しやすい症状

	病巣	合併症状	ありうる合併
知覚（統覚）型視覚失認	両側後頭葉または両側後頭側頭葉腹側部*	●文字・相貌認知も障害 ●地誌的見当識の障害	
統合型視覚失認	両側後頭側頭葉腹側部	●純粋失読　●相貌失認 ●地誌的見当識の障害	
連合型視覚失認 　両側性病変 　左一側性病変	両側後頭側頭葉腹側部 左後頭側頭葉腹側部	●純粋失読　●相貌失認 ●地誌的見当識の障害 ●純粋失読	
視覚失語	左後頭側頭葉腹側部	●純粋失読	色名呼称障害
純粋失読	左後頭葉内側面と脳梁膨大 左後頭葉脳室周囲白質 角回深部 左Visual word form area VWFA**（逐次読み）	●右同名半盲 ●色名呼称障害（色彩失名辞）	
相貌失認	（右側および両側）後頭側頭葉腹側部・紡錘状回		●視覚失認 ●街並失認 ●純粋失読
街並失認	（主に右側）海馬傍回から舌状回前部・隣接する紡錘状回		●視野障害 ●相貌失認 ●大脳性色覚障害 ●視覚性記憶障害
大脳性色覚障害	右（優位）・両側後頭葉底面，舌状回	●相貌失認 ●街並失認	
色名呼称障害（色彩失名辞）	左後大脳動脈領域	●右同名性半盲　●純粋失読	

＊後頭側頭葉腹側部：同部位の皮質・皮質下も含めた領域。同部位の皮質は舌状回（内側後頭側頭回）・紡錘状回（外側後頭側頭回）に当たる。
＊＊VWFA：左紡錘状回（前後方向）中央の外側から後頭側頭溝皮質の領域

（石合純夫：高次脳機能障害学，第2版．pp109-149，医歯薬出版，2012．/玉井顕，鳥居方策：色彩失認．失語症研究7（3）：216-221，1987．をもとに筆者が作成）

[図4] 視覚失認と関連する脳回

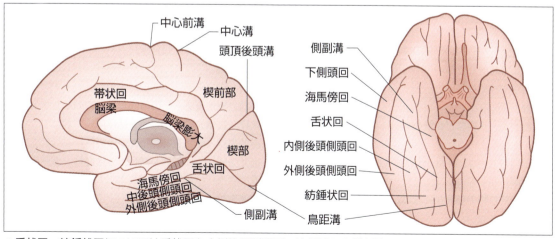

＊舌状回・紡錘状回については舌状回を内側後頭側頭回，紡錘状回を外側後頭側頭回とするもの，後頭側頭回を紡錘状回とするものなど，諸説ある。

（Bähr M, Frotscher M, 花北順哉訳：神経局在診断—その解剖，生理，臨床，改訂第5版．文光堂，2010．を参考に作成）

Column
視覚情報処理の流れ

　視覚情報は大きく分けて2つの大きな経路で処理されているといわれている。1つは腹側経路で，一次視覚野から側頭葉下部に達する。色や形など視覚的イメージを形成するのに重要な経路で，Whatの経路と呼ばれる。もう一方は，一次視覚野から頭頂葉の後部に達する経路で，対象の空間での位置や動きの認知に関わる経路でWhereの経路と呼ばれる［図5］。これは見たものが何かわからないにもかかわらず，提示された物品を把握するときには健常者と同じ巧みさを示した対象者を詳細に検討したところ明らかになった[11]。対象物が何かわからない物体失認（知覚型・統合型・連合型）およびカテゴリー特異的失認は，視覚的イメージの形成およびイメージと意味とのつながりの障害であるので腹側経路の障害であり，バリント症候群は空間での位置の認識に障害を示すことから，背側経路の問題と考えることができる。

[図5]　2 視覚情報処理の流れ

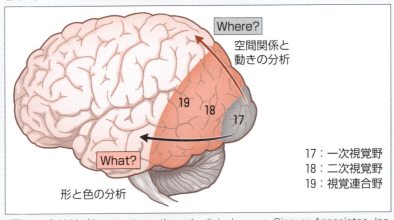

17：一次視覚野
18：二次視覚野
19：視覚連合野

(Blumenfeld H：Neruoanatomy through clinical cases. Sinauer Associates, Inc, Sunderland, p854, 2002. より)

［表2］　視覚的障害による生活障害評価項目の例

日常生活障害	原因例
ものがうまくつかめない，箸が使えない	▶バリント症候群
ものが見つからない，見つけたものを見失う	▶バリント症候群，物体失認
テレビが理解できない	▶物体失認
電話がかけられない	▶失読，物体失認
時計が読めない	▶失読，物体失認，ものの向き・方向の知覚障害
新聞や本，資料などが読めない	▶失読，物体失認，バリント症候群
道に迷う	▶街並失認（半側空間無視，道順障害）
買い物ができない，外出ができない	▶街並失認，物体失認，バリント症候群（半側無視，道順障害）
荷物や持ち物の整理ができない	▶物体失認，バリント症候群
服薬ができない	▶物体失認，バリント症候群
お金の計算ができない	▶物体失認，バリント症候群
人を見てもわからない，よく会う人を覚えられない	▶相貌失認

＊（　）内は視覚失認ではないが，合併しやすい障害としてあげた。

はいうまでもない。

②要素的な視覚機能および聴覚・体性感覚の評価

　視力，視野，眼球運動，色覚，長さ・傾き・大きさの弁別，コントラスト感度などを評価する。

　視力はランドルト環などの視力表により測定することもできるが，視覚性注意障害のある例では目標を注視することが難しく，また形態認知の障害があると実施が難しい。障害物をよけて移動できるか，必要なものを見つけて取ることができるかなど生活状況を観察して推測する必要もある。

　視野は対座法で片目ずつ調べる。厳密には視野計での測定が望ましいが，脳損傷患者では，注意障害や固視を続けることの困難，易疲労などがあり，正確な測定は難しいことが多い。

　色覚は，石原式色覚検査，Farnsworth Munsell Hue Testなどで確認する。

　線の傾きや長さ，図形の大きさの比較はさまざまな線や図形を作成して調べることもできるが，後述する高次視知覚検査の下位項目として含まれているので，これを利用することもできる。

　コントラスト感度は，コントラスト視力表などで簡易に確認できる。視覚性失認では，要素的な視覚機能の低下を合併することも少なくないので，明るさやコントラストなど，対象者が対象を見やすい条件を整えたうえでもなお対象の認知が難しいのかどうかを確認するためにも，要素的な視覚機能は大まかに把握しておく必要がある。

　バリント症候群の評価では，眼球運動の評価の際に，対象者眼前の検者の指に気づかなかったり，視線を合わせられないといった症状（精神性注視麻痺）がないかを見る。眼球運動の評価に加え，眼前の指に触れることができるか（空をつかむようであれば視覚失調）を見る。最初の指に加えて左右から2つ目の指を見せ，それを認知できなければ視覚性注意障害を疑う[12]。

　聴覚や体性感覚は視覚失認を補うために利用できる感覚である。これらの機能を観察や検査によって把握しておく必要がある。体性感覚としては触覚や温度覚，深部感覚が対象物の判別に重要と考えられ，立体覚の検査もしておくとよい。

③注意，記憶，失語と半側空間無視の確認

　全般的な注意障害や記憶障害，言語理解の障害などがあると対象への注意や課題の理解が困難となる。また，視覚失認と半側空間無視の合併も考えられるので，生活状況の観察や簡易知的機能検査，その他の検査法等で確認しておく。

　失語による呼称障害があるときは，対象の認知が困難なのか，名前が想起できないだけなのかを判別する必要がある。呼称できないときは対象の用途を説明してもらったり，使い方を身振りで示してもらったりする。呼称障害であれば説明や身振りが可能であり，聴覚や触覚を使っても呼称はできない。視覚失認であれば視覚以外の感覚入力で呼称ができる。

　半側空間失認では，視覚失認の鑑別を行う際の対象物の提示方法に注意が

必要である。これらの障害が視覚失認と合併する場合，視覚失認に対する直接的訓練や代償方法獲得に影響する。

④視覚失認の鑑別
◉視覚認知過程による分類［図6］
　視力や視野を考慮したうえで，図の形態のマッチングや模写ができないときは知覚型，マッチングが可能で模写もスムーズだが対象が何かわからないのが連合型，マッチングや模写はある程度可能だが，模写がたどたどしく断片的で，部分をつなぎ合わせるように描くのが統合型である。統合型では背景に線を入れるなど視覚的妨害刺激を加えたり［図7］，対象の提示時間を短くするとマッチングの成績も低下するといわれている。

　視覚失語では，見たものの認知は成立しているが，視覚により呼称ができない。視覚失認が疑われる場合は，下記の標準化された検査を実施する前に物品や図形，線画の認知や模写，写生により大まかに障害の状況をとらえることができる。また，多くは線画よりも画像，画像よりも実物の認知が容易である。そのため日常生活上の物品の実物を見て認知できるかどうかを観察する必要がある。

◉標準化された評価
　標準高次視知覚検査（Visual Perception Test for Agnosia：VPTA）[13]

[図6] 知覚（統覚）型・統合型・連合型視覚失認および視覚失語の鑑別

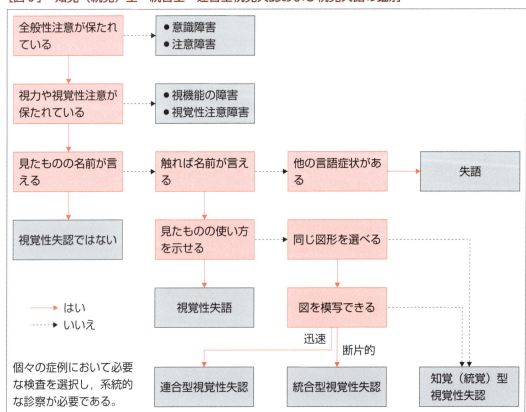

（鈴木匡子：失認の評価法．Clinical Rehabilitation別冊　高次脳機能障害のリハビリテーションVer 2，pp193-197，医歯薬出版，2004．より）

[図7] 背景に線を入れることによる視覚的妨害刺激

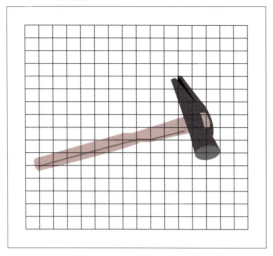

は視知覚および視覚認知機能を包括的にとらえることのできる，標準化された検査である。本項で紹介している視覚認知障害に加え，半側空間無視も検出できる。すべてを実施するには1時間30分〜2時間はかかるので，開始から終了まで2週間以内であれば分けて実施することも可能である。対象は高次視知覚障害が疑われる症例で，意識障害，高度の認知症，失語による指示理解障害のない場合に，より有用とされている。前提検査として視力・視野・色覚検査を実施し，本検査の結果と比較検討することとされている。

検査の構成を［表3］に示す。下位項目はそれぞれ複数の課題からなり，採点は原則として3段階，誤り得点を算出する。すなわち，即反応と指定した反応時間以内で正答は即反応（0点），遅延反応と指定した時間以内で正答か不完全反応は遅延反応（1点），全くの誤り反応または遅延反応に指定した時間を超える遅い反応は無反応（3点）となる。下位項目ごとの合計点を算出し，成績をプロフィールにまとめて障害構造を判断する。

なお，検査の開発・発行から長期間が経過したため，熟知相貌の認知に関する項目（［表3］の17）18））では被検者が若い世代の場合，人物の顔を知らないのか，相貌認知に問題があるのかの判断が難しい場合があることから，改訂版が開発され発行されている[14]。

VPTAは視覚認知の総合的な検査であり，すべて実施するには負担も考慮しなくてはならない。対象者の障害を確認するために使用するのであれば，該当する下位項目の検査のみを実施する，といった利用も考えられる。

視覚失認の検査としては，フロスティグ視知覚発達検査（Developmental Test of Visual Perception：DTVP），ベントン視覚記銘検査（Benton Visual Retention Test: BVRT）も利用できる。DTVPは4歳から8歳未満の子どもの発達検査ではあるが，錯綜図や妨害刺激のなかでの図形の認知，図形の向きの弁別など基本的な視覚認知機能を簡便にみることができる。BVRTは視覚性記憶の検査として成人の標準データも示されており，模写課題は視知覚認知検査として利用できる。

[表3] 標準高次視知覚検査（VPTA）の構成

1．視知覚の基本機能	4．色彩認知	6．視空間の認知と操作
#1）視覚体験の変化	25）色名呼称	37）線分の2等分
2）線分の長さの弁別	26）色相の照合	左へのずれ
3）数の目測	#27）色相の分類	右へのずれ
4）形の弁別	28）色名による指示	38）線分の抹消　左上
5）線分の傾き	29）言語-視覚課題	左下
6）錯綜図	#30）言語-言語課題	右上
7）図形の模写	31）塗り絵（色鉛筆の選択）	右下
2．物体・画像認知	**5．シンボル認知**	39）模写
8）絵の呼称	#32）記号の認知	花　　　左
#9）絵の分類	33）文字の認知（音読）	右
10）物品の呼称	イ）片仮名	40）数字の音読
#11）使用法の説明	#ロ）平仮名	右読み　左
#12）物品の写生	#ハ）漢字	右
#13）使用法による物品の指示	#ニ）数字	左読み　左
#14）触覚による呼称	ホ）単語・漢字	右
#15）聴覚呼称	単語・仮名	41）自発画　左
16）状況図	#34）模写	右
3．相貌認知	#35）なぞり読み	**7．地誌的見当識**
熟知相貌	#36）文字の照合	#42）日常生活についての質問
17）有名人顔写真の命名		#43）個人的な地誌的記憶
#18）有名人顔写真の指示		#44）白地図
19）家族の顔		
未知相貌		
20）未知相貌の異同弁別		
21）未知相貌の同時照合		
22）表情の叙述		
#23）性別の判断		
#24）老若の判断		

#のついた項目は，検査の標準化には使用されなかったが臨床症状の把握に当たり有用な検査項目

（日本高次脳機能障害学会編著：標準高次視知覚検査，改訂第1版．新興医学出版社，2003．より）

⑤病状の理解と心理状態

　面接によって本人の病識を把握する。視覚失認を認識できていない場合もあるが，障害を目の当たりにすると認識できても記憶の障害によってその後忘れてしまい，病識を持続できない場合もある。「年のせい」「まわりが暗くて見にくい」など視力や環境に帰す発言も聞かれることがある。家族の顔がわからなくなったり，文字が読めなくなったりしていることに気づいている家族は，病態に不安を感じることも多い。障害について本人，家族の両方に説明し，理解を促していく必要がある。

（5）臨床症状・画像所見・検査結果から考えられる利点・問題点の整理

①予後予測

　病巣が広範囲にわたり，かつ両側性の場合は，特に回復は難しいものと予測される。視覚失認を代償するためには体性感覚の利用と身体機能，言語機能，対処行動を学習する能力が必要となるので，多彩な症状を示す患者の場合は，本人による代償も困難であり，ADL獲得も低いレベルにとどまると予測される。

　重度例では環境調整が主となる。

　軽度例では代償動作の獲得や環境調整によりADLの自立は可能な場合が多く，IADLや職業復帰が課題となることが多い。

②利点と問題点の整理

　視覚認知の経時的変化を確認し，変化や改善の可能性を予測する。また，視覚認知を補うための体性感覚の処理能力や言語理解，記憶，病識を見て，代償動作の獲得が可能かどうかを予測する。これらの機能が保たれていれば，基本的なADLは自立できる場合が多い。

　さらに活動範囲の拡大が可能かどうかは，通院，通勤，あるいは買い物の道筋など，よく移動していた経路の記憶が利用でき，屋外を安全に移動できるかどうかの影響が大きい。

　職業復帰を目指す場合は職場環境や仕事内容の調整が必要となるので，職場の受け入れ状況がゴール決定の大きな要因となる。

（6）介入方略の整理

　視覚失認では，体性感覚を利用して視覚認知能力の向上を図るが，これは同時に視覚認知の困難を他の感覚で補う代償訓練ともなり，機能回復訓練と代償訓練とを厳密に区別できない。

①訓練
●要素的な視知覚および視覚認知の訓練

　図地知覚の再獲得や視覚的探索を促す課題などで視覚的情報処理の改善を目指すとともに，見つからない場合は触覚を用いて探索する，端から系統的に探すなど，同時に対処方法（代償）も獲得することを目指す練習を行う。

　バリント症候群では，標的の追視とリーチの練習，物品の操作や風船・ボールのキャッチなどで目と手の協調性を再獲得する練習，指さししながら机上の物品を数えるなど外的な刺激で視線を移動する練習などが行われる。

体性感覚を利用した視覚認知訓練も試みられる。般化が難しい場合が多いので，対象者の生活でなじみの物品を用いるべきであろう。視覚的に物品を見た後で触覚を用いて対象物を確認する，物品の名前や用途を説明して複数物品から選択させるなどの方法で視覚認知能力に働きかける。純粋失読では文字をなぞって形態認知を促進し，読字の再獲得を図る。

●代償訓練

視覚的に判別しにくいものは触って確認する，図地知覚の困難で棚や引き出しからものが見つけられない場合は端から系統的に探す，指さし確認しながら探すなどの代償動作を練習する。手工芸やパズルなど視覚と触覚を利用して作品を作り上げながら，代償方法の獲得を目指すことも考えられる。

●機能的訓練（ADL訓練）

前述の訓練と並行し，生活場面で困難なADL動作を直接練習する。このなかで，代償動作の利用を練習したり，行動するのに適切な環境を整えるにはどうしたらよいかなどを本人と話し合いながら，必要なものの置き場所を決めたり，不要なもの，あまり使わないものは片づけるなどして調整する（環境調整）。施設などで道に迷う場合は，よく行く場所までの伝い歩きの経路を決めて練習するなども考えられる。

②支援

●環境調整

前述のADL訓練と並行して行う。視覚的な標識が利用できる場合もあるので，自室からトイレまで，目立つ色のテープで経路を示す，大きな目立つトイレの標識を付ける，自室の前に目印を置く，などが考えられる。段差や階段などでは鮮やかな色のテープをつけたり，手すりにマジックテープなどを巻いて触覚で危険を察知できるような目印をつけるなど，転倒や転落のリスクを回避する方法も考える。

●本人・家族の障害理解と対象方法の指導

他の障害と同様，障害自体の説明とともに，生活を送るうえでのリスクや注意点，対象方法について本人・家族へ説明する必要がある。病院で成功した環境調整の原則に従って自宅でも生活環境を整えていく必要がある。退院前に自宅への外出・外泊を実施してもらい家庭内外の環境における移動能力，ADL遂行などを確認する。

（7）介入目標（機能から参加までの幅広いスペクトラムの中で）

①心身機能・身体構造
- ●生活で必要な物品を視覚・触覚を用いて判別できる
- ●生活に必要な物品を視覚・触覚を用いて見つけられる

②活動・参加

- ADL・IADL能力の向上
- 作業能力の向上：代償手段や環境調整も行いながら，生活で必要な活動や作業能力を再獲得する

③個人・環境因子

- ADLその他の活動が実施しやすいように，環境を整える
- 転倒転落のリスクを回避できる環境を整える
- 本人・家族が障害を理解し，適切な対処行動がとれる

(8)介入方針

　ある種の訓練によって視覚認知能力が向上するというエビデンスは確立していない。しかし意識状態や全般的な注意機能，視覚的注意の障害により視覚認知自体も低下することがあるので，急性期では刺激入力等による意識状態や注意に対するアプローチを優先する。視覚失認は，当初の皮質盲の状態から知覚（統）型視覚失認へ，知覚（統覚）型から連合型へ，連合型から視覚失語へと移行する例も報告されているので，その都度評価して変化を追う。

　視覚認知へのアプローチの般化は難しいとされている（つまり，物品Aを認知できるようになっても異なる物品Bも認知できるようにはならない）ので，対象者が日常生活上必要な物品を材料に訓練することが望ましい。

　同様に，視覚探索や図地知覚のような要素的な視知覚の訓練は，同時に触覚を用いた代償行動を練習する機会ともする。

(9)プログラム

①視覚認知機能の強化

　対象物に注意を向け，よく見たうえでそれに触り，何かを確認すること，図形や図の異同を判別する，複数の物品を選択肢として見せ，用途や形状の特徴，物品名などを告げて選択させる，といったことを実施する。見え方は変わらなくても，色や質感，細部の形状など把握できる手がかりで何かを判断できるようになることもある。

　視覚的探索を促したり図地知覚の獲得のため，塗り絵を用いたり，背景と同色の紐の結び目を探す訓練や机上に貼ったセロハンテープを見つける課題[15]，半側空間失認でも用いられる文字抹消や図形抹消などの課題も利用できる。

視覚的注意の障害で対象物に注目できないときには，背景と物品のコントラストを考えて提示したり，対象者の手を取って対象物の手前まで持っていくなど，視覚的な要素に配慮したり，体性感覚を利用するなどして注意を喚起するとともに方向を誘導する。

②代償手段の獲得

前述の視覚と体性感覚を用いた対象物の認知訓練も代償手段の獲得といえるが，体性感覚も活用しながら対象物を操作することを，籐細工，組み紐等の手工芸を通して学習したり[16]，言語的に対処方略を自己教示して注意喚起を図りながら視覚認知を要する課題を遂行する方法[16,17]などが報告されている。すなわち，籐を「上，下」と自己教示しながら編む，視覚的判別課題で，「細かいところをよく見て注意する」「指さし確認する」「見終えたものは隠す」等，見かたの対処方法を自己教示して課題に取り組む方法である。

また，対象物の見え方を補助するために，文字や数字は罫線や方眼とともに提示したり，視覚障害者用の罫プレートの利用も有効なことがある。棚やキャビネット，引き出し等からのものの探索は，視覚のみで難しければ触って確認するように指導する。

視覚的な手がかりが使えずに道に迷ったりする場合は，言語的に道順や手がかりを記憶させて対処する，切符や料金表を見ずに公共交通機関が使えるようにプリペイドカードを利用する等の対策を講じる。

③ADL・IADLの訓練

前述の代償手段を実際のADLやIADL場面，また職業に関連する作業場面などで応用する練習が必要である。ものの整理など環境調整とともに実施することが有効であるので，病院や施設にとどまらず，自宅環境や職場環境も想定しながら，可能であれば家族の参加も要請して実施する。

④環境調整

視覚的探索を容易にする整理整頓が必須である。施設内での道順や部屋の目印など，見やすい標識の利用も考えられる。段差や階段など転倒の考えられる危険な個所は，明るい色のすべり止めテープを貼る，手すりなどにベルクロテープをつけるなど，触って感知できる手がかりを使用することも考えられる。浴室や洗面所などでは類似した形態のボトルやチューブなどの判別が必要なため，本人が使用するものは目立つ色にする，使わないものは収納しておく，などの環境調整が有効である。時計が読めないときには，視覚障害者用の音声時計や携帯電話の時刻通知機能を使用する。

外出が可能であれば，周囲に注意してもらえるよう視覚障害者用の杖を使うことも考慮する。また，道に迷ったときには周囲の人に道を尋ねるなどの対処行動をとるように指導する。調理の際には電磁調理器を使用する，コントラストが得られるように黒いまな板を使用するなど，福祉用具，生活用品の活用を考える。

（10）実施（問題解決）

　視覚認知自体の改善は，VPTAなどの神経心理学的評価の経過で判断できるが，ADL，IADLや生産的活動への復帰ができたかどうかがリハビリテーションの成果指標となる。目標とした活動が獲得できれば，同様の代償手段を使用してさらに活動の幅を広げることはできないか，対象者のニーズを評価しながら次の目標を設定する。

（11）視覚失認患者への介入例（弦巻，1997）[18]

◎症例プロフィール

　43歳，男性，右利き。税務署勤務で，趣味は絵画鑑賞，映画鑑賞，スポーツであった。心筋梗塞により入院し，翌日脳梗塞を発症。画像上，右後頭葉から側頭葉内側面に梗塞巣を認めた。発症後約3週で作業療法開始となった。

◎作業療法評価

　失語症はなく，WAIS-R VIQ 112，PIQ 65であった。三宅式記銘力検査，Benton視覚記銘検査の成績は不良で，記憶障害が示唆された。作業療法評価では，複雑な抹消課題，筆算等で左半側の見落としが見られた。視覚による物体呼称では，日常の物品に問題はないが，非日常的な物品の言葉での説明が困難，線画の模写は可能であった。図地知覚障害が見られ，半側空間無視では説明のつかない塗り絵の塗り残しがあり，棚からの物品探索は困難であった。3桁以上の筆算，迷路課題，状況図のように全体と細部の同時認識を要する課題は困難であった。色彩認知に問題はなく，画像認知では物品画，抽象文字・記号の理解は可能も，動作画の模倣やテレビ画面上の情景・人物説明はできなかった。有名人の判別は可能であったが，発症後知り合った人の識別は困難だった。本人は「視力はあるのだが見えていない」「水の中で目を開けた感じ」「好きだった絵画もごちゃごちゃして何も見えない」といった見え方の不自由を訴えていた。

　ADL・IADLでは，セルフケアは自立していたが，服と同じ生地の病衣の紐が見つからない，訓練時間割表の読み取りが困難，自室でものが見つけられないことが観察された。発症時は病棟内で迷っていたが，作業療法開始時には院内および自宅周辺で道に迷うことはなかった。

◎作業療法の問題点

　問題点として，①図地知覚障害，②軽度左半側視空間無視（USN），③記憶障害，④全体と細部の同時認識障害，⑤画像認知障害，⑥相貌認知障害を抽出した。

◎作業療法のプログラム・介入

　作業療法の目標を，「視知覚認知機能の再獲得あるいは代償により家庭復帰，職場復帰ができる」と定め，［表4］の内容で1日1時間，週4日間の頻度で17週間(4カ月間)実施した。

[表4] プログラム立案

プログラム目的	プログラム内容	結果
左側への注意喚起訓練	計算機での計算。左端に赤線を引いたときとそうでないときの結果を比較し，左USNの自覚を促す。	12週後に計算機での計算で見落としなし。
	他の課題で提示した紙面や物品探索の空間でも左側への注意を喚起する。	16週後ADL上左USN改善。
図地知覚の獲得訓練	USNの影響でない塗り残しのある物品の実物を多方面から視覚的に調べることで図地知覚の再認識を図る。	複雑な状況画での塗り残しは残存。
	指定場所から指定された物品を探索する。	ごちゃごちゃした棚への視覚的不快感は残存。触覚等を利用して探索すること，身辺整理で環境調整もするようになり，探索は可能となった。
	セロテープや背景を同色にした紐の結び目を視覚的に，必要に応じて手探りで探索。	6週後に手探りは必要なくなり，15週後に正確な探索が可能となった。
	正しく数字を読み取り，計算するために，筆算のために書いた数字に繰り上がりのメモを重ね書きしないように指導。	代償行動が習慣化されず計算間違いは改善せず。
全体と細部の認識力の獲得	筆算で罫線や方眼を利用して計算のための数字を整列させ，計算を間違わないようにする。	「見えやすい」といい，計算が正しくできるようになった。
	迷路課題で線引きと行先を交互に確認させ，次第に全体と手元を同時に見るように促す。2～4歳用から開始して難易度を上げていく。	11～12週後には4～6歳用を1～2分台で可能となった。
	ジグソーパズルで4ピースから開始し，次第に数を多くする。	6週後に20ピースを20分で完成できるようになった。
	状況画の説明を4週間に一度実施。	状況画の塗り絵は見落としなく可能も，意味理解は不十分だった。
画像認識力の獲得	動物や物品の写真を見て指定したものを見つける課題。	写真を見ることの不快感が減少し，有名画家の絵が判別可能となった。
	雑誌に掲載されているストレッチの解説写真について，解説文を読み，動作写真を見て模倣。	動作模倣では細部の不正確さは残存した。
障害理解と不安の軽減	課題遂行が良好であったときには賞賛し，全盲ではないこと，なぜうまく見えないかを作業療法士が説明。	「見えないわけではないがうまく見えない」「注意すれば少し見えるようだ」等と障害の理解が進んだ。
	家族に迷惑をかける，との不安軽減のため調理実習を実施し，触覚，聴覚，嗅覚など視覚以外の感覚を利用する代償方法を指導。	簡単な調理が可能となり，外泊時にも子どものために昼食のラーメンを調理した。

◎結果

　左側の見落としは改善し，図地知覚は南カリフォルニア図地知覚テストで作業療法開始時12/48→退院時39/48，コース立方体組み合わせテストIQ65→82，記銘力障害は軽度残存も改善し，退院1カ月後（発症より6カ月）より半日勤務で職場復帰した。

◎考察

　視覚失認のある対象者への作業療法アプローチを具体的に示している好事例である。右側の後頭葉から側頭葉にかけての脳梗塞が認められ，視覚と他の感覚による認知の明らかな乖離は示されていないが，視覚的な妨害刺激を受ける錯綜図で視覚認知が障害されている一方で，物品の呼称や線画の模写は可能であることから，ごく軽度の統覚型あるいは統合型視覚失認と同時失認（腹側型・背側型両方の特徴をもつ）が考えられた。また，軽度の記憶障

害と半側空間無視を合併していた。

　作業療法プログラムとしては視覚認知機能の強化を中心に，手探りなどの触覚を利用した探索行動や視覚以外の感覚を利用した調理など代償手段の獲得，身辺整理などの環境調整がなされていた。また，税務署勤務，スポーツが好きといった事例の特徴を活かし，計算やストレッチ運動の模倣課題が考案されている。本症例は片側の脳障害であり，視覚認知能力に回復が見られた。また，合併する障害も軽度であったことから，病態の自己認識や対処行動の獲得も円滑に進んだものと思われる。

（事例提供：弦巻，考察：小賀野）

（小賀野操）

文献

1）岩田誠：視覚失認のみかた．失語症研究22（3）：232－235，2002.
2）石合純夫：高次脳機能障害学，第2版．pp109－149，医歯薬出版，2012.
3）平山和美・遠藤恵子・井上香：知覚型触覚性失認．Clinical Neuroscience 32（4）：360－362, 2014.
4）平山和美・山田浩史・鈴木由美：連合型触覚性失認．Clinical Neuroscience 32（5）：480－482, 2014.
5）下村辰雄・藤井佐代子：純粋失読．Clinical Neuroscience 32（2）：165－168, 2014.
6）日本高次脳機能障害学会編著：標準高次視知覚検査，改訂第1版．pp 9－11．新興医学出版社，2003.
7）玉井顕・鳥居方策：色彩失認．失語症研究 7（3）：216－221, 1987.
8）石合純夫：高次脳機能障害学，第2版．医歯薬出版，2012.
9）佐藤正之：失音楽症．神経内科76（4）：323－327, 2012.
10）永井知代子：Gerstmann症候群．Clinical Neuroscience32（2）：213－216, 2014.
11）武田克彦・宮崎裕子：視覚失認について．神経心理学22：95－104，2006.
12）高屋雅彦・数井裕光・武田雅俊：バリント症候群，ゲルストマン症候群とその評価法．老年精神医学雑誌20：1128－1132，2009.
13）日本高次脳機能障害学会：標準高次視知覚検査，改訂版．新興医学出版社，2003.
14）日本高次脳機能障害学会：標準高次視知覚検査　熟知相貌検査，第2版．新興医学出版社，2015.
15）弦巻浩枝・松橋真理・小野敏子：視覚失認を呈した症例の作業療法経験．作業療法16：423－431，1997.
16）浅井憲義・安田奈穂・吉見契子・他：籐細工と組み紐を用いた視覚失認へのアプローチ．作業療法19：43－51，2000.
17）Toglia JP：A dynamic interactional model to cognitive rehabilitation. In Katz N(ed)；*Cognition and occupation in rehabilitation*, AOTA Inc, Bethesda, 1998.
18）前掲15

6. 失読・失書

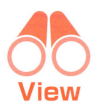

View

- 読み書き障害のうちで読み書きに関係する脳内神経機構そのものに起因するものとして，失語性失読・失書を含め，純粋失読，純粋失書，失読失書があげられる。
- 読み書き障害に対する評価として標準失語症検査（SLTA）やWAB失語症検査が用いられるが，読みの障害に対しては読解と音読に分けて評価する必要があり，復唱も併せて評価する。書きの評価については自発書字や書き取りと書写を行う。いずれも仮名と漢字，単語と文に分けて評価する必要がある。
- 復唱や書写は失読や失書を呈していても保たれていることが多く，訓練の初歩段階で利用しやすい。また，空書やなぞり読み，徒手誘導など運動覚入力を代償的に用いることができる。
- 作業療法訓練においては生活障害の改善に主眼を置き，言語聴覚士（ST）との役割分担を行いながら，時期に合わせてパソコンやタブレット，スマートフォンなどを代償的に用いた生活の場における不自由さの軽減を図っていくことが重要である。
- 失読と失書は一般の人々には理解が難しい症候といえる。家族や関係者などに丁寧に説明し，理解と協力を得ることが社会復帰において重要となる。

（1）生活状況からとらえたこの障害の一般的な特徴

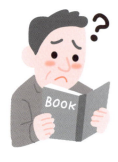

　言語は人という種が特徴的に発展させてきた機能であり，この機能によって人は一時的に記憶したさまざまな情報を，階層的カテゴリーに分けて効率よく情報を整理整頓して記憶貯蔵することができ，必要に応じて出し入れすることに成功した。また，コミュニケーションという側面において話す，聴く，読む，書くといった言語を伴う働きは非常に重要である。

　このなかで，字を読み，字を書くという能力はワープロ，パソコン，スマートフォン等の普及により，以前と比べれば重要度が減少したのかもしれないが，重要書類などへの住所や氏名の記入，メモ書き等，未だに必要とされる場面は多く残されている。

　臨床場面では失語症があると発語表出，聴覚的言語理解のみならず文字の読み書きがうまくできなくなるが，失語症がないか，ごく軽度であっても読み書きができないことがある。このように失語性・非失語性にかかわらず，

字を読むという脳内認知過程の障害を**失読**，字を書くという過程の障害を**失書**という。

（2）何に着目しようか—ポイントおよびその根拠

■——他の認知機能障害との鑑別

「読み書き」の視覚入力過程に関しては意識レベル，注意機能，視野と視力を確認する必要がある。

意識レベルはJapan Coma Scale（JCS）一桁レベルであれば指示の工夫により，これらの精査を行うことがどうにか可能といえる。

視野は対座法で十分に注意を引きつけたうえで確認するが，中心領域に見える部分が残されていれば，ある程度の視力を確認できる。

視力は作業療法で正確に把握する必要はないが，どのくらいの距離でどの程度の大きさ・複雑さの物，あるいは文字が見えるかくらいは把握しておきたい。

注意機能は声かけや刺激の程度による受動的注意の引きつけが可能かどうかと持続時間を把握しておく必要がある。

これらがクリアできれば**「読み書き」の障害**を評価することが可能である。失語症の有無を判断するのは言語聴覚士（ST）に依頼して標準失語症検査（SLTA）などの結果から判断を委ねたいところであるが，臨床場面ではそうもいかないことが多々あるため，**話す・聴く・読む・書く**という4つの言語的側面に分けてスクリーニングを実施することが望ましい。おおまかには会話において自発語がどの程度か，こちらの指示に対する理解の程度はどうか，復唱は可能か，小学校低学年程度の単語や熟語は読めるか，あるいは書けるかといった側面を評価する。

この際，会話が短文以上のレベルで比較的流暢に可能であり，自発語にジャーゴンや錯語があまり出現していない，また短文以上の復唱が可能であれば失語症は認めないか，あっても軽度と予測できる。

一方，読み書きの出力過程に関しては，**「読む」**の場合には顔面および舌の運動麻痺や感覚障害，発声に関連する運動失調やパーキンソニズムの特徴と程度を評価し，**「書く」**の場合には上肢・手指の運動麻痺や感覚障害，運動失調やパーキンソニズムの特徴と程度を評価し，失読・失書の有無と特徴を抽出する必要がある。

■——読み書きの脳内過程を理解する

●読み書きのロゴジェンモデル

[図1]に読み書きに関する**ロゴジェンモデル**[1]を示す。ロゴジェンモデルは中心部に**「意味システム」**をもち，左側には音声言語に関わる機能が，右側には文字言語に関わる機能が想定されている。このモデルによれば単語

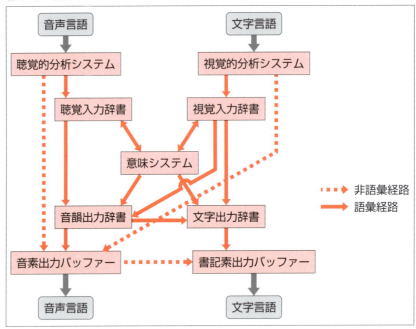

[図1] 読み書きのロゴジェンモデル

(Ellis AW, Young AW : Human cognitive neuropsychology. Augmented ed, Psychology Press, Hove, 1997. のモデルをもとに作成)

の読み(音読),書き取りのそれぞれについて以下の3つの経路が存在する[2]。

● 読みの経路

①**意味的語彙経路**：視覚的分析システム→視覚（文字）入力辞書→意味システム→音韻出力辞書→音素出力バッファー

②**非意味的語彙経路**：視覚的分析システム→視覚（文字）入力辞書→音韻出力辞書→音素出力バッファー

③**非語彙経路**：視覚的分析システム→音素出力バッファー

＊このうち①と②をあわせて語彙経路と呼ばれている。

● 書き取りの経路

①**意味的語彙経路**：聴覚的分析システム→聴覚入力辞書→意味システム→文字出力辞書→書記素出力バッファー

②**非意味的語彙経路**：聴覚的分析システム→聴覚入力辞書→音韻出力辞書→文字出力辞書→書記素出力バッファー

③**非語彙経路**：聴覚的分析システム→音素出力バッファー→書記素出力バッファー

＊②と③は聴覚刺激を内的に復唱したのちに文字化される。

◉読字の二重経路モデル

また,[図2]には読字に関する**二重経路モデル**[3]を示す。このモデルでは文字が呈示されると視覚的特徴が抽出され,文字ユニットはその特徴をもとに何という文字かの同定を行い,その後,語彙経路と非語彙経路の並列的処理が行われるというものである。

これらのモデルは,読み書きにおいて,どのような認知過程で障害が生じているのかを分析し,どのような過程に介入すべきかを検討するのに役立つ。

[図2] 読字の二重経路モデル

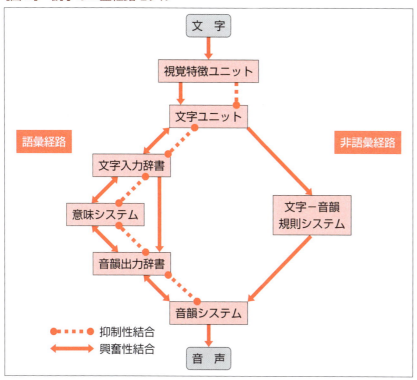

(Coltheart M, Rastle K, Perry C, et al : DRC : a dual route cascaded model of visual word recognition and reading aloud. *Psychol Rev* 108(1):204-256, 2001. をもとに作成)

また，**心像性**（視覚イメージ）を想起しやすいかどうか，**規則性**（漢字の音と訓の組み合わせが規則的なものを規則語（例えば「心理」）といい，特別な読みが決まっているものを不規則語（例えば「海老」や「成就」）という）の有無，**非語**（全く意味をもたない語の並び（例えば「くたか」「シホへ」など）をいう）か否かによっても使用される経路が異なる[4]。

● **神経機能解剖に基づく読み書きの認知モデル**

さらに，神経機能解剖に基づいた読み書きの認知モデルも提唱されている。[図3-①]は岩田らの読みの二重経路説に基づき，櫻井らが神経解剖と認知機能を対応させた読みの認知モデルである[5]。[図3-①]では一次視覚野（V）から入った情報がウェルニッケ野（P）に至る背側経路と下側頭皮質（O）に至る腹側経路に分かれており，背側経路では音韻処理が，腹側経路では形態処理が行われると想定している。この回路では背側経路（音韻経路）で文字認知がなされた後に角回・外側後頭回近傍で文字の書記素・音素変換が継時的に行われ，腹側経路（形態経路）では文字または単語の全体的な形態認知が行われるとされる。

櫻井らの下側頭皮質（O）は，岩田らのモデルでは側頭葉後下部（[図4]のT），上頭頂葉の運動覚領域（G）は体性感覚領域（[図4]のS）に相当する。

[図3-②]には櫻井らの書き取りに関する二重経路モデルを示す[5]。このモデルでは書字における音韻経路は一次聴覚野に始まり，ウェルニッケ野から弓状束に入るが，一部は角回・外側後頭回まで行き，ここで音素・書記素変換が行われ，次に述べる書字の形態経路に入る。書字における形態経路は

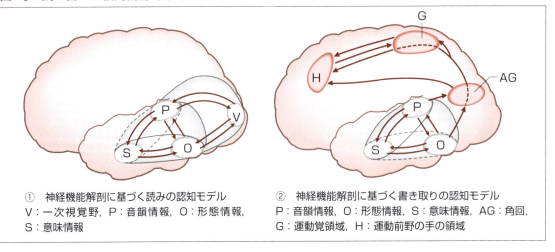

[図3] 読み書きの脳内機構（認知モデル）

① 神経機能解剖に基づく読みの認知モデル
V：一次視覚野，P：音韻情報，O：形態情報，
S：意味情報

② 神経機能解剖に基づく書き取りの認知モデル
P：音韻情報，O：形態情報，S：意味情報，AG：角回，
G：運動覚領域，H：運動前野の手の領域

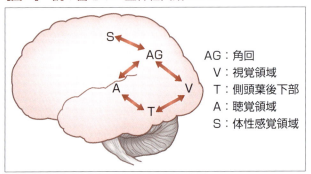

[図4] 読み書きの二重神経回路モデル

AG：角回
V：視覚領域
T：側頭葉後下部
A：聴覚領域
S：体性感覚領域

（岩田誠：読み書きの障害，脳とことば——言語の神経機構，第7版．
pp128-146，共立出版，2008．をもとに作成）

下側頭皮質（O）から始まり，角回（AG）の皮質下を通って上頭頂小葉に達する。ここで運動覚情報の存在する運動覚領域（G）を経由して，前頭葉の運動前野にある手の領域（H）に達する。一方，音韻経路は文字，単語の音韻情報を継時的に視覚イメージに変換し，一方で音韻情報を弓状束経由で前頭葉の手の領域に伝える。形態経路は文字，単語の視覚イメージを伝える経路が想定されている。

岩田らは仮名と漢字の処理過程を次のように想定している[6]［図4］。
・読字の仮名ルート：体性感覚野→角回→ウェルニッケ野と視覚野→角回→ウェルニッケ野
・読字の漢字ルート：視覚野→側頭葉後下部→ウェルニッケ野
・書字の仮名ルート：ウェルニッケ野→角回→運動感覚野
・書字の漢字ルート：ウェルニッケ野→側頭葉後下部→視覚野→運動感覚野

このように，仮名と漢字とでは読字および書字の脳内経路が異なり，同様に，書き写しと書き取り，意味を介する応答（例えば「読解」）と意味を介さない応答（例えば「復唱」）とでは異なる脳内経路が想定されている。し

たがって，読み書きにおいては，仮名と漢字，意味を伴う文字・単語と意味を伴わないもの，書き取りと書き写しを分けて評価することが病態を分析する意味で重要となる。

■——失読・失書の病態を理解する

失読（alexia）とは視覚認知に必要な視力・視野が保たれているにもかかわらず，それまでに読めていた文字，単語，文章が読めなくなった状態をいう[5]。また，**失書（agraphia）**は書字行為に必要な運動・感覚能力が保たれているにもかかわらず，それまで書けていた文字，単語，文章が書けなくなった状態をいう[5]。

失読の分類はBensonら[7]によれば，❶周辺性失読と❷中心性失読に分類される。

❶周辺性失読は逐次読み，無視性失読，注意性失読があげられ，❷中心性失読には音韻性失読，表層性失読，深層性失読があげられている。

失書の分類についてはRoeltgenら[8]が❶言語性失書と❷運動性失書に分けており，❶言語性失書には語彙性失書，音韻性失書，深層性失書があげられ，❷運動性失書には失行性失書，異書性失書があげられている。

失読・失書の分類としてSakuraiら[9]は❶失語性失読・失書と❷孤立性失読・失書に分類し，❷孤立性失読・失書には(1)純粋失読，(2)失読失書，(3)純粋失書をあげている。しかしながら，どのような分類を用いるのかは成書・文献により異なるのが現状であり，一貫しない印象がある。

本書では，❶失語性失読・失書，❷純粋失読，❸その他の失読（表層失読，音韻失読，深層失読），❹失読・失書，❺純粋失書，❻空間性失書，❼失行性失書として整理する[10~12]。

●失語性失読・失書

失語症によって言語システムが障害されることによって生じるものであり，失語症のタイプによって様相が異なる。

●純粋失読[10~12]

自発語や復唱，話し言葉の理解，自発書字や書き取りは正常であるにもかかわらず，音読や読解だけが障害される状態をいう。しかし，実際的には軽度の書字困難（漢字のほうが困難な場合が多い）を伴うことが多い。

Dejerineは自験例の症状解析をもとに，視覚野と角回を連絡する線維の損傷によって失読が生じると主張した[12]。一方，Geschwind[13]は左後頭葉視覚野（右同名半盲）と脳梁後部の損傷により，右半球からの視覚情報が左半球言語野に到達できないことが純粋失読のメカニズムであると主張し，この説明が標準的な純粋失読の説明であるとされた。後にGreenblattは失読を4つのサブグループに分類し，❶脳梁膨大部後頭葉型（半盲を伴う），❷脳梁膨大部後頭葉型（半盲を伴わない），❸後頭葉型，❹下角回型としている[14,15]。

臨床においては本人が書いた文字をその本人が読めないという極めて特徴的な症状を示し，逐次読みも特徴的である。回復時期には仮名よりも漢字の読みが回復しやすい傾向があり，代償手段としてなぞり読みが有効であると

される。

認知神経心理学的観点からみた失読のタイプとして❶表層失読，❷音韻失読，❸深層失読があり，❶表層失読は仮名語や仮名非語の音読は良好だが漢字語の音読が選択的に障害される。❷音韻失読は漢字語および仮名語の音読が選択的に障害される。

❸深層失読は漢字語の障害に比べ仮名語や仮名非語の障害が重度となる。これらの障害は二重経路モデル（[図2] 参照）において，漢字は語彙経路，仮名は語彙経路と非語彙経路，仮名非語は非語彙経路で処理されると仮定されており，語彙経路が選択的に損傷されれば漢字語が障害される表層失読，非語彙経路が選択的に損傷されれば仮名非語が障害される音韻失読が生じるものと解釈される。また非意味的語彙経路は漢字と仮名の双方を処理できるが，意味的語彙経路は漢字語で有効であると仮定すれば，深層失読では非意味的語彙経路（[図1] 参照）と非語彙経路が損傷されていると解釈される[2]。

●失読・失書[10〜12]

自発語や話し言葉の理解，復唱に問題はないが，文字の音読や読解，書字が障害されているタイプで，病巣として左角回周辺および側頭葉後下部周辺が重要視されている。左角回周辺損傷では仮名の失読が強く，左側頭葉後下部損傷例では漢字の失読と失書が強いという意見もあるが，仮名漢字すべてにおいて角回損傷例のほうが有意に重篤であったという報告もある[16]。空書やなぞり読みが代償手段として有効でないことが多い。

●純粋失書[10〜12]

話す・聴く・読む・書くの4つの言語機能のうちで書くことのみが選択的に障害される病態である。しかしながら，書字は病前のさまざまな因子によって影響を受けるものであり，あくまで病前との比較を重要視する必要がある。

古くはExnerによる書字中枢が中前頭回にあることを想定されており，前頭葉性純粋失書が話題となったが，その後，Dejerineによって角回病変の失読失書が報告され，それ以後は頭頂葉性純粋失書が重要視されるようになった。これにより，Exnerの書字中枢は疑問視されるようになったが，前頭葉性純粋失書はその後も散見されている。

頭頂葉病変では左縁上回・角回・上頭頂小葉におよぶタイプと上頭頂小葉を主病巣とするタイプに分けられ，病初期にはゲルストマン症候群，失読の合併が認められる場合がある。

病態メカニズムには諸説あるが，文字の視覚表象が統合されないという説や統合された文字表象を運動領域へ連絡する線維の障害であるとする説，文字視覚表象が不安定であるとする説など，未だ解決を見ない。

●失行性失書[10〜12]

左頭頂葉を病巣とし，失行性失書では前頭葉病巣も含まれ，書字運動プログラムの何らかの障害によって書き始めが困難になる，途中で書くのをやめる，書き直しが多い，筆順の誤り，文字の空間配置がうまくできず形態が崩れる，などを特徴とする。また，文字見本の書き写し（写字）の場合には比較的うまく行えることが多い。

●空間性失書[10~12]

文字を水平に書くことができず，紙の右半分のみに書いたり，文字を二重に書いたり，文字と文字の間に空白を挿入したりする状態をいう。右半球頭頂葉を責任病巣とし，左半側空間無視との関連が指摘され，無視性失書と類似する点も多い。

■──どういうタイプの失読・失書か

[図5]に失読の鑑別方法を示す[17]。SLTA等の信頼性が高い検査を使用するのが望ましいが，使用が困難な場合には**自発語**と**会話での応答**（聴覚的言語理解，発話の流暢さ，会話文の長さと文法的誤りの有無，錯語の有無），**文字の理解**（単語の音読と理解，短文の音読と理解，漢字と仮名の差異，意味語と非意味語・規則語と不規則語や非語との差異，復唱），**書字**（小学校低学年レベルの漢字と仮名，画数の多い・少ないにおける差異，自発語と書き取りと書写の差異）といった側面における評価を行い，失読あるいは失書を認めるかどうか，または失読・失書の種類を検討する。

[図5] 読みの障害を示す患者の鑑別

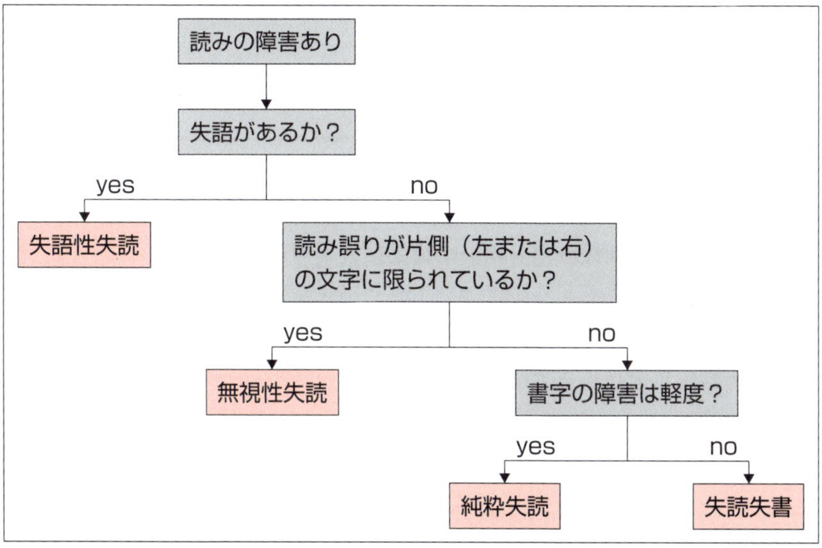

（武田克彦：認知リハビリテーションの工夫──純粋失読の読書法．臨床リハ 9 （12）：1153－
1157，2000．より）

（3）脳画像の確認

[表1]に主な失読・失書のタイプと病変部位を示す[5,10~12]が，他の高次脳機能障害と同様にあくまで報告の多い部位という程度にとらえ，異なる部位に病巣があるから失読・失書を全く疑わないという考え方は避けるべきである。

[表1] 脳画像の病変部位

失読・失書のタイプ		病変部位
①純粋失読	古典的純粋失読	後頭葉視覚領域，脳梁膨大部
	非古典的純粋失読	外側膝状体，視放線，傍鍾状回，側脳室下角
②失読失書		角回，側頭葉後下部
③純粋失書		縁上回，中前頭回後部
④失行性失書		上頭頂小葉，頭頂間溝周囲
⑤空間性失書		右半球側頭・頭頂・後頭葉領域

　また，左半球病変では失語症，左後頭葉視覚領域では統覚型視覚失認，両側病変ではバリント症候群，後頭側頭葉底面付近では相貌認知失認や色彩失認などが発現，左角回周辺領域では失行，ゲルストマン症候群，連合型視覚失認や視覚性失語が発現するため，これらとの鑑別が必要となる。また，左後頭葉＋脳梁膨大病変タイプの純粋失読では，色彩失認や左手の触覚性呼称障害を合併することが多い。

（4）実施すべき評価

①鑑別のための評価

　意識レベル（JCS），注意機能検査（CAT，TMTなど），視野・視力検査，ブルンストローム回復段階を用いた運動検査等の運動麻痺に対する検査，感覚検査，筋緊張検査など小脳性運動失調やパーキンソニズムを評価するための各種検査，意欲や心理機能の検査，生活歴や教育歴等，全体像を推し量るための評価を事前に，または並行して行う必要がある。また，標準高次視知覚検査（VPTA）は視覚認知障害を鑑別でき，加えて失読・失書そのものも評価することが可能である。

②失読・失書の評価
●言語機能に関する検査
- **SLTA（標準失語症検査）** [18]：聴く，話す，読む（音読，読解），書く（自発書字，書き取り），計算（四則筆算）の5大項目から構成され，26の小項目がある。評定は原則として6段階に段階づけされていて，6は完全正答，5は一定時間内の正答，4は不完全反応，3はヒント後の正答，2はヒント後の不完全正答，1はヒント後でも誤答の場合である。
  - ＊「読む」における音読は声に出して読む働き，読解は意味を正しく理解する働きで，「書く」における書字は語を想起して書く働き，書き取りはセラピストが指定した語を書く働きであり，これ以外に書写という視覚呈示された語を書き写す働きがある。
- **WAB失語症検査**[19]：Western Aphasia Batteryを参考に日本語版として

改変されたものである。検査は，自発話，話し言葉の理解，復唱，呼称，読み，書字，行為，構成という8つの項目からなり，38の下位項目がある。失読・失書が発現する病巣では失行も発現する可能性があるが，WAB失語症検査を用いることで失行を評価することも可能である。

●視覚認知機能検査

● **VPTA（標準高次視知覚検査）**[20]：視覚の基本機能，物体・画像認知，相貌認知，色彩認知，シンボル認知，視空間の認知と操作，地誌的見当識の7分類44課題で構成される総合視知覚認知検査である。減点法を採用しており，採点の基本原則は，0点が即反応，1点が遅延反応，2点は無反応または全くの誤反応，もしくは遅延反応の時間を超える遅い反応とされている。本検査は失読・失書のみならず，視覚失認（物体，色彩，相貌），バリント症候群，地誌的障害，半側空間無視などの評価が可能である。

●その他の検査

● **読みの検査**：マッチング課題（理解）と音読課題に分けて確認する。それぞれについて，仮名単語，仮名文書（有意味と無意味），小学校低学年レベルの漢字1語，同様の漢字で構成された熟語の読みを確認する。

● **書きの検査**：自発語の書き取り，書き取りと書写に分けて確認する。自発語以外は，①仮名単語と仮名文書（有意味と無意味），②小学校低学年レベルの漢字1語，③小学校低学年レベルの漢字熟語，に分けて確認する。

● **補助・代償**：以下の方法で改善が認められるかどうかを確認する。
　①読み：なぞり読み，語頭音，復唱など
　②書き：徒手で部首等の書き始めを誘導，書写，なぞり書きなど
　③場面：氏名と住所，および高頻度に使用する語で改善が認められるかどうか
　④数字・アルファベットの読みと書きが可能かどうか
　⑤パソコンおよびスマートフォンのキータイピングおよび操作が可能かどうか，など

（5）臨床症状・画像所見・検査結果から考えられる利点・問題点の整理[10〜12, 21]

①純粋失読

文字の音読・読解が障害され，書字の障害はあっても軽度である。音読は文字数の増加に伴って困難度が高くなり（文字数あるいは語長効果），逐次読みが特徴的である。自発的に自分で書いた文字を自分で読めないのが特徴的である。

病巣は後頭葉視覚領域，脳梁膨大部が古典的純粋失読の病巣と考えられている。回復期には仮名より漢字の音読が改善しやすい。また，右同名半盲，色名呼称障害を合併することが多いため，視力障害や視覚失認等の視覚認知

障害がなければ左空間での作業が行いやすく，文字以外の視覚認知は良好と考えられる。また，聴覚入力である復唱は保たれていることが多く，なぞり読み等運動覚入力も有効とされている。失読・失書全般に対して高頻出語は障害が軽度であることが多い。

②純粋失書

文字の音読・読解は良好だが自発書字・書き取りが困難となる。仮名と漢字の両方に障害を認める。軽度の喚語困難を伴う場合がある。

病巣は縁上回・角回および上頭頂小葉であり，前方病変では運筆や筆順の障害が出現し，後方病変では想起困難が出現することが多い。

初期にはゲルストマン症候群を呈することも少なくない。仮名と漢字の症状の違いについては，側頭葉後下部病変では漢字の失書が特徴的であり，縁上回病変では仮名の失書のほうが強く出現しやすい。書写となぞり書きは自発書字や書き取りよりも良好なことが多い。経験的には徒手誘導による運筆によって数画ほど誘導すると，その後は自分で書き上げることができ，運動覚入力が期待できる。失読と同様に高頻出語では障害が軽度であることが多い。

③失読・失書

文字の音読・読解，自発書字・書き取りともに困難となる。左角回周辺病変が主要病巣と考えられ，側頭葉後下部や側脳室病変では漢字の失読・失書が特徴的とみる立場がある。なぞり読み（運動覚入力）による代償はあまり期待できない。前述の症状と同様に書写・なぞり書きと復唱は比較的保たれていると期待でき，高頻出語では障害が軽度であることが多いと考えられる。

（6）介入方略の整理

急性期に意識・注意機能，運動麻痺や感覚障害の機能回復，視覚や聴覚入力に問題がある場合にはそれらへの機能回復訓練を優先するか，並行して行う必要がある。

①訓練

❶音読の訓練，❷読解の訓練，❸書字の訓練，❹書き取り訓練，❺代償手段の訓練，❻生活動作訓練などがあげられる。

②支援

❶〜❹はSTがチームにいる場合には作業療法士（OT）がそれらを行う必要はないが，対象者の状態を理解し，訓練の段階づけや代償方法を踏まえて❺や❻の訓練を行う必要がある。失読・失書は一般的には理解が難しい障害であるため，家族や周囲への症状の理解と協力を働きかける必要がある。

(7)介入目標（機能から参加までの幅広いスペクトラムの中で）

①心身機能・身体構造
- 文字の音読・読解機能の改善
- 単語の文字表出機能の改善

②活動・参加
- 文字言語に関するコミュニケーション能力の向上
- 文字言語を用いた生活環境操作能力の向上

③個人・環境因子
- 興味関心のある活動の確認および活用

(8)介入方針[21, 22)]

　失読・失書を呈している場合には失語症を合併していることが少なくないので，言葉を中心にした関わりではなくイラストやジェスチャーを含めた誘導や訓練指導を行う。また，文字はできるかぎり規則語を用い，やさしく明瞭に大きめの声で指示誘導する。

　回復期を過ぎる時期より機能回復に伴うコミュニケーション能力の向上ではなく，代償手段を用いた能力向上の比重を大きくしていく必要がある。

(9)プログラム[21, 22)]

　以下の①～④はSTによる介入と重複しないようにカンファレンス等で十分に話し合い，効果的な役割分担を心がける。

①音読の訓練
- なぞり読みが可能な場合には，なぞり読みの反復→読みの順に行う
- 生活に密接に関係する高頻出語から開始し，漢字では小学校低学年レベルから開始する

②読解の訓練
- 生活に密接に関係する単語について，意味を表すイラストや写真とマッチングさせる

●セラピストが読み上げた文字を選ぶ

③書字の訓練
●氏名や住所など生活と関係が深く高頻出な文字から行う。書写や徒手誘導で書き，それを反復しながら独力で可能となるように段階づける

④書き取り訓練
●セラピストが発語した単語を書き出してもらうのが書き取りである
●漢字の一部（部首など）をヒントとして提示したり，徒手誘導を行うなど，文字を想起し，書き取れるようになるまで段階づけて反復する

⑤代償手段の訓練
●読みの代償としてOCRソフトを使った文書の電子化とパソコンの読み上げ機能が利用できるが，パソコン操作が可能となる必要があるため，まずはパソコン操作の評価を行い，困難な側面がある場合にはパソコン操作を目的とした作業訓練から導入する
●書きの代償としてパソコンを用いたキータイピングが可能であれば，文字言語の表出をワープロソフトで代償することが可能である。タイピングが難しい場合には音声入力によるテキスト変換ソフトを利用することができる

⑥生活動作訓練
●日常生活上で必要な読み・書きについてリストアップし，読む練習，または書く練習を行い，それが困難な場合にはイラスト等によって理解あるいは表出できるようにする。パソコンを持ち歩くのは難しいが，タブレットやスマートフォンのアプリで代償できれば代償手段として有用である

（10）実施（問題解決）

　　失語症，失読・失書の機能回復訓練については，STが評価と訓練に関する専門的な基礎知識を有しているので，訓練内容が重複する場合にはOTは生活的側面に着眼した介入を優先する。OTは対象者の生活全般を支援すべき職種であるため，これらの症状や病態を十分に理解したうえで社会復帰に向けたコーディネートを検討し，支援していかねばならない。

　　そのためにはSTからの情報収集を十分に行い，作業療法ではコミュニケーション方法の検討や新たなコミュニケーション手段の獲得を行い，生活場面に存在する文字言語を使ったさまざまな作業を対象者が安心して行えるように支援していく必要がある。

　　また，前述したようにこれらの症状は専門家以外には理解が難しい。家族や周囲に症状を説明し，十分に理解を得たうえで適切な協力が得られるよう

に働きかけることが重要である。

また、「読み」「書き」そのものに介入する場合にはロゴジェンモデル（[図1] 参照）、二重経路モデル（[図2] 参照）、脳内回路モデル（[図3・4] 参照）を用いて病態の分析を行い、介入方法を検討する。

（11）介入例

◎症例プロフィール

A氏、60歳代、男性で、左下頭頂小葉（縁上回〜角回周辺）部の脳梗塞によって、かな・漢字ともに失読と失書が認められ、どちらかといえば漢字に症状が強く出現していた。STの情報では、標準失語症検査（SLTA）の結果から、読み、書きの項目のみが特徴的に低下しており、自発的発語、聴覚性理解には問題が認められなかった。

A氏は発症当初、手指失認は認められなかったが、失算や左右障害を呈しており、ゲルストマン症候群が示唆された。また、他の高次脳機能障害として、軽度ながら観念運動失行が認められた。発症から約1カ月が経過した頃より、左右障害は特に観察されなくなり、計算も二桁と一桁の暗算が可能となった。失読・失書ともにかな文字では特に問題を認めなくなったが、漢字では症状が残存していた。読み書き以外の評価として、コース立方体テスト、視覚性記憶、聴覚性記憶に関する評価を行ったが、特に問題を認めなかった。

◎「読み書き」に関する作業療法評価

A氏の失書は「頭に一瞬は思い浮かぶが、いざ書こうとするとわからなくなる」という特徴があり、なぞり書き、書写は可能であるが、書き取りや自発書字が困難であった。書写は横に正解が見えるように配置されていると可能であったが、本や新聞の一部分から手元の白紙に書き写すといった課題には非常に時間を要し、「秋」を「科」と書き間違うようなエラーが多く認められた。書き取り課題では「あきのそら」に対して、適切な漢字が思い浮かばないが、セラピストが対象者の鉛筆または指先を持って「秋」という漢字を書くように誘導すると、「あっそうか」と文字を書き始め、そのようなヒントで正解する場合と前述したように「秋」ではなく「科」を書いてしまう場合があった。また、なぞり書きや徒手誘導で頭に「秋」を思い浮かべることができるようであったが、「のぎへん」を書いている間に「秋」の文字が頭から消えてしまうか、「科」に入れ替わるのだと訴えた。

失読は「ぱっと見ただけでは読めないが、じっと見ていて、指で形をなぞると読めることがある」という特徴があり、書かれた漢字を指でなぞる、あるいは空中で書く（空書）ようにすると読み方が思いつくという。失読に関しても文字をなぞることで頭の中に適切な漢字を思い浮かべることが可能となり、さらに頭の中に思い浮かべたことによって読み方が思い浮かぶ様子であった。

失書に関しても失読に関しても「なぞる」「関節を動かす」、つまり運動覚のヒントが有効に作用することが伺え、さらに失書では「のぎへん」「にんべん」など、書き始め（部首の部分）を誘導することが文字を想起させるヒントとなるようであった。ただ、運動覚入力で思い浮かんだ頭の中の文字は、

最初の数画を書いているうちに消え去るか，他の文字に入れ替わるために，何度も何度も読みを口にしながら書くか，部首を書いたのちに再び運動覚を使ったヒントが必要となった。失読・失書ともに画数が多いこと，あまり高頻度に書く（読む）ことがない文字が難しく，その逆が簡単になる様子であった。

◎「読み書き」に関する介入方法

そこで読み書きに関する作業療法訓練は，画数が少なく，高頻度に書く（読む）文字から開始し，画数が多く，低頻度しか書か（読ま）ない文字へと段階づけ，読み課題と書き課題とした。読み課題では文字をなぞる，語頭音などをヒントにして正しい読みをさせた後に，正しい漢字とその読みのペアを覚えながら紙面に書き取る練習を行った。また，書き課題では，なぞり課題→書き写し課題→書き取り課題へと進め，視覚または聴覚的入力を用いた書き取りを行い，ヒントとしては部首，当初（または部首を書いたのちの）数画の徒手誘導を用いた。いずれの課題でも，正しく書けた漢字は，読みと正しい漢字のペアを紙面に反復的に書き取る練習を行った。

その結果，A氏の失読・失書症状は改善し，画数が少なく，高頻出の漢字についての読み書きが可能となった。

（酒井　浩）

引用文献

1）Ellis AW, Young AW : Human cognitive neuropsychology. Augmented ed, Psychology Press, Hove, 1997.

2）伏見貴夫：認知神経心理学．鹿島晴雄・他編，よくわかる失語症セラピーと認知リハビリテーション，pp60−83，永井書店，2008.

3）Coltheart M, Rastle K, Perry C, et al : DRC : a dual route cascaded model of visual word recognition and reading aloud. *Psychol Rev* 108（1）: 204−256, 2001.

4）尾川亜希子・種村　純：単語の心像性，頻度および規則性が漢字単語の語彙判断に与える効果．川崎医療福祉学会誌14（1）: 19−25，2004.

5）櫻井靖久：読み書き障害の基礎と臨床．高次脳機能研究30（1）: 25−32，2010.

6）岩田誠：読み書きの障害，脳とことば──言語の神経機構，第7版．pp128−146，共立出版，2008.

7）Benson DF, Ardilla A : Aphasia : A clinical perspective. Oxford University Press, New York, 1996.

8）Roeltgen DP : Agraphia. In: Clinical Neuropsychology. 4 th Ed, Eds Heilman KM & Valenstein E, pp126−145, Oxford University Press, New York, 2003.

9）Sakurai Y, Asami M, Mannen T : Alexia and agraphia with lesions of the angular and supramarginal gyri : evidence for the disruption of sequential processing. *J Neural Sci* 288 : 25−33, 2010.

10）佐藤睦子：失読と失書──言語機能障害とリハビリテーション．Modern Physician 21（3）: 254−257，2001.

11）下村辰雄：読み書きの障害──失読・失書の特徴とその評価法．老年精神医学雑誌20 : 1092−1098，2009.

12）櫻井靖久：非失語性失読および失書の局在診断．臨床神経学51（8）: 567−575，2011.

13）Geschwind N : Disconnection syndromes in animals and man. *Brain* 88 : 237−294, 585−644, 1965.

14）Greenblatt SH : Alexia without agraphia or hemianopia. Anatomical analysis of an autopsied case. *Brain* 96 : 307−316, 1973.

15）Greenblatt SH : Subangular alexia without agraphia or hemianopia. *Brain Lang* 3 : 229−245, 1976.

16）河村満：純粋失読・純粋失書・失読失書の病態．神経心理学 6 : 16−24，1990.

17) 武田克彦：認知リハビリテーションの工夫——純粋失読の読書法. 臨床リハ 9（12）：1153－1157, 2000.

18) 日本失語症学会編：標準失語症検査マニュアル. 新興医学出版社, 1997.

19) WAB失語症検査（日本語版）作成委員会：WAB失語症検査日本語版. 医学書院, 1986.

20) 日本高次脳機能障害学会編：標準高次視知覚検査. 新興医学出版社, 1997.

21) 石合純夫：失語・失読・失書. 高次脳機能障害学, 第 2 版. 医歯薬出版, 2012.

22) 種村留美：失語症. 日本作業療法士協会監, 渕雅子編, 作業療法全書　高次脳機能障害, 改訂第 3 版, 協同医書出版社, 2011.

参考文献

1）藤田郁代・立石雅子：標準言語聴覚障害学　失語症学, 第 2 版. 医学書院, 2015.

2）日本作業療法士協会監, 渕雅子編：作業療法全書　高次脳機能障害, 改訂第 3 版. 協同医書出版社, 2011.

3）岩田誠・河村満：神経文字学——読み書きの神経科学. 医学書院, 2010.

7. 失語

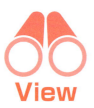

- 言語機能は「話す」「聞く」「読む」「書く」に分けて考えられる。失語症では各言語機能においてさまざまな程度の障害が生じ，コミュニケーションが制限されている。
- 言語機能面とコミュニケーションの運用面について評価し，両者の改善を並行して目指していく。このときに障害の程度や介入時期に応じた訓練を行っていくことが大切である。
- 言語障害の障害特徴を把握していれば，どのような場面においても実用的なコミュニケーション能力拡大に向けたアプローチは可能となる。言語聴覚士（ST）と情報を共有し，機能の般化を目指したい。

(1) 生活状況からとらえたこの障害の一般的な特徴

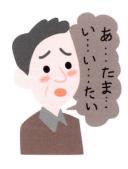

　意思疎通の方法として，私たちは多くの部分を言語に依存している。言語は音声言語と文字言語に分けられる。音声言語は思いや考えを「話す」「聞く」ために用いられ，文字言語は「読む」「書く」ために用いられる。失語とは，脳損傷によりいったん獲得された言語という記号を操作する能力，すなわち「話す」「聞く」「読む」「書く」ことのいずれかの能力に何らかの障害が生じ，その結果コミュニケーションが制限される状態を指す。具体的には，思っていることをうまく言葉にできない，言葉がつかえてスムーズに話せない，文字が書けない，といった表出の問題に加え，他人の言葉が理解できない，文字が読めない，といった理解の問題が生じ，これまで当たり前にできていた他者との意思疎通が困難となる。

　突然失語症になると，家族は患者に何が起こっているのかを理解できず，またどう対応したらよいのかわからず混乱することが少なくない。一方，患者本人も家族とうまくコミュニケーションがとれないことに対していらいらしたり，落ち込むことが多い。私たちセラピストは，「話す」「聞く」「読む」「書く」の障害を分析し，残存する能力を見つけ出し，どのようにしたらコミュニケーションがとりやすいのかを探り出す必要がある。

(2)何に着目しようか―ポイントおよびその根拠

①言語障害があるか，ないか？

　失語の有無を判断する前に，まずは「話す」「聞く」「読む」「書く」の側面から，言語障害の有無についておおまかに判断する。カルテや看護師，家族からの情報収集に加え，簡単な挨拶から主訴や現病歴などをさりげなく尋ねたり，日常会話のなかから自発話や復唱の能力を確認する。

　また，周囲の物品や身体部位などを呼称させるなどし，発話の能力を把握する。その際，言葉が出にくく発話が停滞することはないか，指示代名詞の多用や回りくどい言い回し，言い間違いは多くないかなどのポイントを見逃さないことが重要である。

　また，Yes/No回答式の質問や選択回答形式の質問，簡単な指示動作命令によって，聴覚的理解の様相を確認する。その際，聞き返しが多くないか，会話がちぐはぐなものになっていないか，などの点に注意することがポイントである。

　さらに簡単な単語を読んでもらったり，自身の名前や住所，簡単な単語を書いてもらうなどして，基本的な読み書き能力について確認する。その際，仮名と漢字の両方を確認することがポイントである。

②コミュニケーションの視点からの鑑別

　前述の観察によって，何らかの言語障害があるように思われても，即座に失語と判断することはできない。失語以外でのコミュニケーションに影響を及ぼす障害について，鑑別が必要である。鑑別結果において失語が推定される場合，言語障害の特徴を把握し訓練へとつなげるために，詳細な失語症検査を実施していくこととなる。

● **難聴・視覚障害**：コミュニケーションに大きく影響するため，はじめに確認が必要である。

● **構音障害**：障害は発話面に限定される点が鑑別点である。

● **その他の高次脳機能障害**：右半球損傷によりプロソディ障害や自分の発話が他者に及ぼす影響に対する無関心，言外の意味理解困難などが生じるとされる[1]。また，遂行機能障害により，会話における話者交代の不自然さ，話題が次々と変化し，まとまりのない発話などが生じる。さらに，半側空間無視や構成障害，統覚型視覚失認においては読み書きの障害が出現し，注意障害においては言い間違いや書き間違い（文字の省略や付加）などが出現し，自身の誤りに気づかないことがある。

● **認知症**：認知症は知的機能のさまざまな領域にわたる進行性の低下であるため，言語障害も部分症状として含まれる。認知症に伴う言語障害は，認知症の原因や進行度に応じて異なる。例えば，アルツハイマー型認知症においては，初期は健忘失語に似た様相を呈し，喚語困難や文字想起困難，

> **Column**
>
> **原発性進行性失語（primary progressive aphasia：PPA）**
>
> 　言語症状を初発症状とする変性疾患として原発性進行性失語が報告されており[19]，その他の失語や認知症との鑑別，ケアや訓練の視点から注意が必要である。原発性進行性失語は脳変性疾患を原因とし，いくつかのタイプに分けられるが，原則として，進行性の失語によるコミュニケーション障害が日常生活における障害の主たる要因であり，他の認知症の症状は少なくとも数年は目立たないものとされる。
>
> 　疾患の進行により，全般的な認知症に進展する場合がほとんどであるが，初期においては患者自身は症状に対する自覚をもち，進行性であるがゆえの将来への不安をもち合わせている。
>
> 　セラピストは保たれた機能の維持や進行に応じたコミュニケーション方法の検討に加えて，症状の進行に寄り添った心理的サポートを行っていくことが大切である。

迂言，聴覚的理解力の低下が見られるが，文法的な誤りはほとんど認めない。末期になればジャーゴンや語義理解障害が生じ，ウェルニッケ（Wernicke）失語や語義失語に似た様相を呈する[2]。

③「話す」障害

◉流暢性の障害

　病前のように滑らかに発話することが障害される。ペラペラと話せるか，という観点からではなく，発話の量，努力性，構音の問題，句の長さ，プロソディ（147頁参照），内容，錯語の頻度などの要素を併せて評価する。流暢性の簡便な評価としては［表1］がある。

◉喚語困難

　言いたい言葉が出てこない症状をいう。指示代名詞の多用により会話が停

[表1]　失語症者の発話から得られる臨床上重要な8つの特徴と評点

特徴	評点		
	1	2	3
発話率	150文字以下		正常
プロソディ	異常		正常
構音	アナルトリー		正常
句の長さ	3～6文字以下		正常
努力	発話時努力の増強		正常
発話の切迫	ない	若干増大	ある
内容	具体語が豊富		具体語が乏しい
錯語	ない	たまに	通常ある

ベンソン（Benson）は，評価合計と病巣の関係を調べ，12点以下で病巣が中心溝より前（非流暢），20点以上で中心溝より後（流暢）としている。

（平野哲夫：失語症，基礎知識（4）タイプ分類．言語聴覚療法臨床マニュアル，pp184-185，協同医書出版社，2004．より）

[図1] 流暢性領域と非流暢性領域との境界域

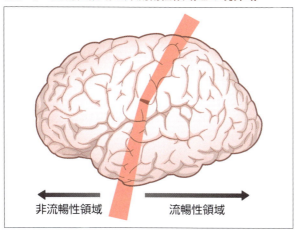

(中村裕子監訳:臨床失語症学. p299, 西村書店, 2006. を一部改変)

滞し，言いたい言葉を遠回しに言い回す表現（迂言）も多くなり，会話は冗長的となる。しかし言葉を喪失したのではなく，言語表象を選択することが困難な状態であるため，「○○のことですか？」と聞くと「そうです」「違います」と即答できる。

喚語困難はさまざまなタイプの失語に共通して見られる中心的症状であり，失語が軽症化してもある程度残存することが多い。

● **錯語・新造語**

意図とは異なり，言葉の一部，もしくは全体を言い誤ってしまう症状をいう。「サクランボ→サキランボ」のように，音を誤る「**音韻性錯語**」と，全く別の言葉と言い誤る「**語性錯語**」がある。語性錯語は，「ハサミ→ダイコン」のように意味的に全く関連がない語に誤る「**無関連錯語**」と，「ダイコン→ニンジン」のように意味的に近い語と誤る「**意味性錯語**」に分けられる。さらに，「ツクエ→テペリ」のように目標語とは著しく異なった，日本語にはない音の組み合わせとなるものを「**新造語**」という。

対象者自身が錯語や新造語に気づかずに話し続ける場合と，言い間違いに気づき修正を繰り返す接近行動がある。発話の50％以上が錯語や新造語などで占められ，理解が困難な場合は**ジャルゴン**と呼ばれる。対象者が高頻度に使用していた言葉や，日常的な決まり文句などは，比較的滑らかな発話が可能であることが多い。

● **プロソディ障害**

私たちは発話のなかで，プロソディ（イントネーション，テンポ，声の大きさといった音声特徴）を調整し，相手に言語学的情報（感嘆文なのか疑問文なのか等）や感情的情報（喜びや怒りや皮肉等）を伝えている[3]。これらの機能が障害されると，発話速度が不適切に変動したり，抑揚の変化が乏しく単調となることにより，言語学的・感情的情報を伝えることが困難となる。イントネーションが不自然となり，母国語であるにもかかわらず，まるで外国人が話しているように聞こえる症状を呈する**外国なまり症候群**がある。

●アナルトリー（失構音，発語失行）

　発音プログラムが障害され，発音方法が想起できなくなる症状をいう。口の動かし方や，発音の仕方がわからなくなり，発音そのものが不明瞭となる。対象者自ら意識して話そうとすると発音の仕方がわからなくなり，発音が不明瞭となるにもかかわらず，自然なやりとりや使い慣れた言葉などではうまく発音できることがある。一般的にはブローカ失語に付随するが，純粋にアナルトリーのみが生じることもある（**純粋語唖**）[★1]。

●統語障害

　失語症では文が理解できない，産生できないといった統語機能の障害が生じる。発話における統語障害は，統語構造の単純化，格助詞や助詞の脱落や誤用，動詞の名詞化[4]などによって，語や句を羅列した発話として表現される（**失文法**）。

●反響言語（echolalia）

　相手に言われたことを，意味の照合を伴わず，ほとんど機械的に繰り返す症状をいう。単なる保続との相違は，発話中に自分の言葉に取り入れていく点である[5]。また，反響言語を呈する対象者の多くには**補完現象**（例えば，検査者がことわざの前半を言うと，後半部分を補って続きを発話してしまう）が認められる[6]。

●保続

　直前，あるいは少し前の自身の反応を繰り返してしまい，自らの意志で止めることができない症状をいう。脳損傷において多くの場合認められ，急性期からしばらく続くことが多い[7]。言語の表出面すべてにおいて出現し，コミュニケーションを阻害する。

---

④ 「聞く」障害

　聴覚的理解の障害は，「語音認知の障害」「意味理解の障害」「統語理解の障害」に分けられる。それぞれの障害は，実際の失語症例においては多くの場合混在し，様々な程度に障害されている。語音認知の障害と意味理解の障害に関しては，単語の系列処理モデル[8]で考えるとわかりやすい [図2]。このモデルに沿って考えると，言葉を理解する過程は以下の段階を経る。まず耳から入ってきた音情報が個々の言語音として抽出される段階（聴覚分析システム）を経て，次に抽出された個々の言語音が実在語として識別される段階（聴覚入力辞書）がある。実在語として識別された音の塊は，その後意味と照合され（意味システム），言葉として理解される。

●語音認知の障害

　聴覚的理解の過程においては，以下の段階が考えられている。「聴覚分析システム」に障害が生じると，例えば「つくえ」が「つ」と「く」と「え」という音で構成されていることが認知できなくなる。結果として「つくえ」という言葉は聞き取ることができない。この段階の障害は**「語音聾」**と呼ばれ，音の異同弁別課題を行うことで確認される。このような語音認知の障害が重ければ，聴いた言葉が理解できないだけでなく，自身の発した言葉が正しい音で構成されているかの判断も困難となるため，錯語や新造語，ジャル

One Point

[★1] アナルトリーと構音障害

構音障害における構音の誤り方が一定であるのに対し，アナルトリーにおける構音の誤り方には一貫性がない。一般的に失語を生じる場合は運動麻痺を合併していることが多く，構音障害とアナルトリーは多くの場合，混在する。

[図2] 系列処理モデル

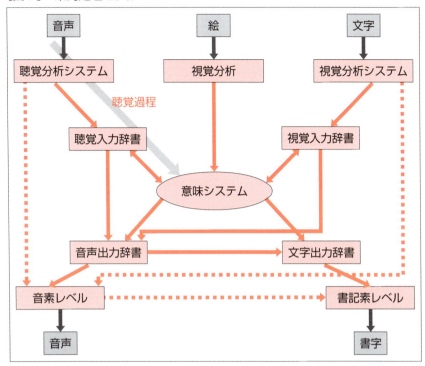

＊灰色矢印は聴覚理解を示す
（Ellis AW, Young AW: Human cognitive neuropsychology. Lawrence Erlbaum, London, 1988. に基づく）

ゴンが出現しても対象者自身は誤りに気づきにくい。

　これらの語音認知障害は失語に伴って生じるものだが，失語がほとんどない，もしくはごく軽度であり，「話す」「読む」「書く」能力にほとんど問題がないにもかかわらず，人の言うことだけが理解できない場合もある（**純粋語聾**）。

● **意味理解の障害**

　次に，「聴覚入力辞書」に障害が生じると，「つくえ」という言葉を聞いたときに「つ」と「く」と「え」という音で構成される「つくえ」という音の塊であることは理解できるが，実際に単語として存在する語形であるのかどうかがわからない。この段階の障害は「**語形聾**」と呼ばれ，実在語の判断が困難になることで確認される。

　そして，「聴覚入力辞書」から「意味システム」へとアクセスする過程において障害が生じた場合は，「つくえ」という言葉が実在語であると正しく判断されるにもかかわらず，意味理解に困難が生じる。「つくえ」という聴覚情報からは意味へとアクセスすることが困難となるが，読解など，他の言語様式においては意味処理が可能となる。この状態を「**語義聾**」と呼ぶ[9,10]。

　「語義聾」では，読解などの他の言語様式においては意味処理が可能であるという点から，意味システム自体は保たれていると考えられる。しかし，意味システム自体に障害が生じると，どのような言語様式においても意味処理が困難となる。患者は"つくえ"と聞いても，「つくえ？　つくえ…って何？」などと話し，文字を読んでも意味を理解できない。

●統語理解障害

失語症では統語理解についても，ある程度の障害を受けている。文を理解するためには3つのストラテジーが想定されている[11,12]。

1つ目は最も初期に獲得される「語の意味ストラテジー」である。これは例えば『子どもがボールを探している』という文であれば，それぞれの単語の意味がわかれば，「探す」という動作を導く動詞の主語（動作主）は生き物である必要があるため「子ども」であることがわかる，というように，語の意味によって文構造を理解する手法である。

2つ目は「語順ストラテジー」である。例えば『子どもがお母さんを探している』という文の場合，探すという動詞の主語としては，生き物である「子ども」「お母さん」の両者が当てはまるため，語の意味のみで文構造を理解することができない。しかし，日本語の基本語順として主語は文頭に付与されることが多いという理解があれば，この文の主語は子どもであると考えることができ，語順に依拠した文構造の理解が可能となる。

3つ目は最も獲得が難しい「助詞ストラテジー」である。これは格助詞を解読して意味を理解する方略である。例えば『お母さんを子どもが探している』という文の場合，語の意味や基本語順に依拠した場合，文構造は理解できない。格助詞を解読して名詞句の主題役割（動詞が要求する要素，意味関係，動作主や対象など）を把握すること（具体的には「探す」という動詞は動作主（子ども）と対象（お母さん）の2項を取り，「が」という格助詞が動作主を示し，「を」という格助詞は対象を示していると解読すること）で初めて文構造が理解できる。助詞ストラテジーが障害されると，主題役割に応じた格助詞を付与したり，格助詞から主題役割を解読することが困難となる。これを「**マッピング障害**」と呼ぶ[13]。失文法においてよく見られる障害である。

通常，失語症では獲得が困難なストラテジーから喪失していくとされ，あるストラテジーの使用が困難となれば，残存するストラテジーによって文構造を理解しようとするため，さまざまな文理解の誤りが生じることとなる。また，複雑な人の関係性（例えば，兄の嫁の妹の夫）や複雑な位置関係（銀行の斜め向かいの右横の向かい）なども，助詞によって規定される意味関係を正確に把握する必要があるため，失語症においては理解が難しいとされる[14]。

日常会話での聴覚的理解においては，相手の表情や身振りといった非言語的な手がかりが存在し，推測しやすい内容で語られることが多いため，文構造は理解しやすい場合が多い。

●聴覚的把持力（Auditory Retention Span：ARS）の障害

長い文を理解するときに必要となる複数の音や言葉を，頭のなかで一時的に覚えておく能力の障害をいう。長い文で話されると，最初に言われたことがわからなくなり，会話に困難が生じる。結果として何度も聞き返す必要が生じ，会話における疲労度が増す。

このように，ARSを言語情報の聴覚的短期記憶の問題と例えることができるが，言語理解の過程（「聴覚分析システム」「聴覚入力辞書」「意味シス

テム」など）に困難があり，言語理解の処理に時間を要する場合にもARS
の低下が生じると推測される。

　一般的にARSと文の理解力は相関するといわれており，具体的には2単
位（2語の連続に正答できる）以下であれば，日常コミュニケーション時に
問題が生じることが推測されている[15]。

⑤「読む」障害

　「読む」能力には音読と読解が含まれ，それらの能力が脳損傷によって障
害されると失読が生じる。音読と読解の能力は乖離する場合があるが，失語
があれば多かれ少なかれ生じる障害である。失語の部分症状としての失読は
「**失語性失読**」と呼ばれる。読解の能力障害は，通常，聴覚的理解能力と同
程度に障害されるが，脳の前方領域を責任病巣とする失語においては聴覚的
理解能力の障害程度は読解の程度よりも良好であり，脳の後方領域を責任病
巣とする失語では，この逆になるとされる。一方，非失語性の失読としては，
頭頂側頭葉損傷において見られる**失読失書**や，**視空間性の失読**などが存在す
る。また，読解だけが困難となる「**純粋失読**」という独立した症状が出現す
ることもある（第Ⅱ部-6-（2）「失読・失書の病態を理解する」（133頁）
参照）。

　失語性失読の症状には，主に発話における錯語同様に，文字を読み誤る「**錯
読**」がある。錯読には形態的に類似した文字に読み誤る「**形態性錯読**」（白
→百），目的の文字を他の文字へと読み誤る「**音韻性錯読**」（めがね→まがね），
意味的に類似した文字に読み誤る「**意味性錯読**」（電車→バス），などがある。
形態性錯読は漢字，仮名ともに認められ，意味性錯読は漢字で多く認められ
る。また，語が長くなるほど読解に時間を要し，誤りが増す特徴（**語長効果**）
や，文構造が複雑になればなるほど読解が困難となる特徴がある。仮名や漢
字における障害程度の乖離も注意すべき所見である。

⑥「書く」障害

　「書く」障害，すなわち**失書**も脳損傷に由来し，書字言語を表出する能力
の障害であり，失語があればある程度は失書も見られる。失語の部分症状と
して生じる失書，すなわち「**失語性失書**」の他に，非失語性の失書として空
間性，失行性のものなどがあり，原因は多岐にわたる。また，書くことだけ
が困難となる「**純粋失書**」という独立した症状が出現することもある（第Ⅱ
部-6-（2）「失読・失書の病態を理解する」（133頁）参照）。

　失語性失書の障害は通常，「話す」能力の障害程度と並行する。**自発書字**（内
発的な書字行為），**書き取り**（聴覚呈示されたものを書く），**写字**（視覚呈示
された文字を書き写す）のいずれにおいても障害が見られる。自発書字と書
き取りは文字想起自体や聴覚的な言語処理が障害されている失語症例では困
難を呈することが推測されるが，一般的に自発書字の障害が最も重度である。
一方，写字は文字想起自体や聴覚的な言語処理を必要としないため保たれて
いることが多い。したがって，写字が困難である場合は，構成力や視知覚認
知など言語以外の要因について検索する必要がある[16]。

151

失語性失書の代表的な症状として，書こうとしても文字形態が思い浮かばず書くことができない「**文字想起困難**」がある。また，発話における錯語と同様に，文字を書き誤る「**錯書・新造語**」が見られる。錯書は文字選択を誤る症状であり，目的的の文字が他の文字へと置き換わる「**音韻性錯書**」（たまねぎ→<u>て</u>まねぎ），形態的に類似した文字へと置き換わる「**形態性錯書**」（目→日），意味的に類似した文字へと置き換わる「**意味性錯書**」（手→足）などがある。また，日本語に本来存在しない文字は発話同様，**新造語**と呼ばれる。さらに，発話同様に**統語障害**も見られ，統語構造の単純化，格助詞や助詞の脱落や誤用，動詞の名詞化などによって，語や句の羅列といった不完全な文として表現される。

　仮名と漢字における書字能力の解離は「読み」の面よりも目立つことが多い。一般的に健常者は仮名の書字が可能であり，仮名が書けないという時点で失書が疑われる。しかし漢字が書けないからといって即座に失書に結び付けることはできない。漢字の書字能力に関する検査には，小学校2年生程度の漢字を用いるのが通常であり，小学校3年生以上で習う漢字が書けない場合については必ずしも失書とはいえないことに留意が必要である。超高齢者が対象となる場合には，戦争という状況によって十分な漢字教育を受けていない可能性があるなど，対象者それぞれの背景が考慮されるべきである。

[表2]　失語症タイプ分類（流暢型失語）

		流暢型失語			
		ウェルニッケ失語	伝導失語	超皮質性感覚失語	健忘失語
話す	自発話	●発話量多い ●錯語（音韻性・語性） ●新造語，ジャーゴン ●内容空虚 ●接近行動なし ●喚語困難 ●構音，プロソディ良好	●音韻性錯語が頻発 ●接近行動	●発話量少ない ●反響言語 ●語性錯語多い ●内容空虚	●喚語困難が前景 ●迂言 ●構音，プロソディ正常
	呼称	●重度に障害。錯語多い	●重度に障害 ●音韻性錯語 ●接近行動	●重度に障害	●困難
	復唱	●重度に障害	●重度に障害 ●音韻性錯語 ●接近行動	●良好 ●反響言語 ●補完現象	●良好
聞く		●語音認知のレベルで強く障害	●疎通性良好 ●聴覚的把持障害	●重度に障害 ●語義理解障害	●比較的良好
読む	読解	●聴覚理解同様に障害	●良好	●聴覚理解同様に障害	●良好
	音読	●困難。仮名は良好	●障害 ●音韻性錯読 ●接近行動	●漢字より仮名が良好	●良好
書く		●「話す」と同様に障害 ●錯書，新造語により無意味な羅列	●音韻性錯書 ●仮名に強い障害	●「話す」と同様に障害	●文字想起困難（漢字）

[表3] 失語症タイプ分類（非流暢型失語）

		ブローカ失語	超皮質性運動失語	混合型超皮質性失語	全失語
		非流暢型失語			
話す	自発話	●発話量少ない ●努力性 ●発話開始困難 ●アナルトリー ●文法使用障害 ●喚語困難 ●錯語 ●プロソディ障害	●発話発動性低下 ●発話開始困難 ●努力性亢進 ●喚語困難保続 ●アナルトリーなし ●錯語目立たず	●自発話の極端な低下	●重度障害 ●ほとんど無言 ●残語 ●再帰性発話
	呼称	●自発話より良好	●自発話より良好	●ほとんど困難	●重度に障害
	復唱	●呼称より良好	●良好	●比較的良好 ●反響言語 ●補完現象	●重度に障害
聞く		●比較的保たれる ●文法理解障害	●比較的良好 ●文法理解困難	●重度に障害	●重度に障害 ●2者選択の質問も困難
読む	読解	●聴覚理解同様に障害	●聴覚理解同様に障害	●ほとんど困難	●重度に障害
	音読	●錯読 ●仮名より漢字が良好	●自発話より良好	●ほとんど困難	●重度に障害
書く		●「話す」と同様に障害 ●仮名の誤りが目立つ	●「話す」と同様に障害	●重度に障害	●重度に障害
その他		●上肢の失行 ●口部顔面失行			●非言語的コミュニケーション可能

⑦失語のタイプ分類

　脳の損傷部位によって，「話す」「聞く」「読む」「書く」の障害特徴は異なり，これらの障害の様相によって，失語はいくつかのタイプに分けられる［表2・3]。

（3）脳画像の確認

　以下に，古典的分類における失語症タイプと病変部位を示す［図3]。
①**ブローカ失語**：左前頭葉から島とその皮質下。アナルトリーの責任病巣である左中心前回中～下部を含む。ブローカ野（左下前頭回弁蓋・三角部）の損傷は必須ではない。
②**ウェルニッケ失語**：ウェルニッケ野（上側頭回後半部），左側頭葉中下方，頭頂葉，横側頭回
③**伝導失語**：上側頭回から，縁上回皮質，皮質下，弓状束
④**超皮質性運動失語**：左中下前頭回後半（ブローカ野を一部または全部含む），補足運動野

153

[図3] 古典的分類における失語症タイプと病変部位

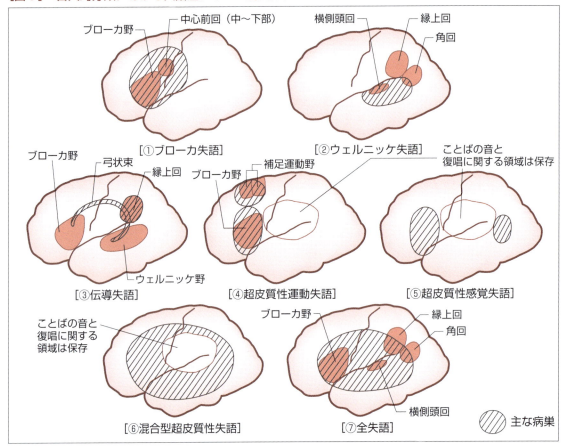

⑤**超皮質性感覚失語**：後方病巣（左側頭葉後下部），前方病巣（左中下前頭回後半（ブローカ野を一部または全部含む））

⑥**混合型超皮質性失語**：環シルヴィウス領域周囲，後上前頭領域，後部頭頂後頭葉領域

⑦**全失語**：ブローカ野，ウェルニッケ野を含む中大脳動脈領域の広範

(4) 実施すべき評価

　　言語障害の特徴を把握するために総合的な失語症検査を実施する。その後，訓練に向けて，特定の言語機能についてより詳細な情報を得るために掘り下げ検査を行う。

①総合的な失語症検査
●**標準失語症検査（Standard Language Test of Aphasia：SLTA）**[21]
　「聴く」「話す」「読む」「書く」「計算」の側面を26個の下位検査によって評価し，6段階評価で採点する。5と6段階評価の数によってプロフィールのグラフが描かれるが，訓練の手がかりを得るためにはその他の評価点（特

に評価3）にも注目すべきである。評価3はヒントを与えた際に正答が導かれた場合の得点であるため，例えば「呼称」課題の正答率が0％であっても，評価3が多く確認されていれば，語頭音ヒントによって呼称を導くことが可能であることが示されている。このように，SLTAプロフィールからは，訓練に役立つ情報を読み取ることが可能となっている。

●WAB失語症検査[22]

自発話，話し言葉の理解，復唱，呼称，読み，書字，行為，構成の8つの主項目下に38の検査項目からなる。下位検査得点から，失語症の重症度を表す失語指数（AQ）が算出され，失語のタイプ分類も可能である。また，失行や半側空間無視の有無，非言語性知能検査などを含む失語症以外の神経心理学的側面についても評価できる。

②掘り下げ検査

●SLTA-ST[23]

SLTAには含まれない構音や表出，理解に関する6つの下位検査で構成されている。

●SALA失語症検査（Sophia Analysis of Language in Aphasia： SALA）[24]

認知神経心理学的理論を背景として各言語モダリティ別に詳細な評価が可能である。

●失語症語彙検査（Test of Lexical Processing in Aphasia：TLPA)[25]

単語の処理に関して障害構造を詳細に評価する。用いられる単語は心像性，使用頻度，親密度等の特性で統制されている。

＊SALAとTLPAを用いることにより，系列処理モデル［図2］に示される各Boxにおける障害レベルの多くを検索できる。

●失語症構文検査[26]

統語機能について評価する。文理解の3つのストラテジー（150頁参照）について評価可能である。

●実用コミュニケーション能力検査（Communicative Abilities in Daily Living：CADL）[27]

日常コミュニケーション活動の34場面をロールプレイにより評価し，日常生活におけるコミュニケーションの運用面について評価可能である。

（5）臨床症状・画像所見・検査結果から考えられる利点・問題点の整理

言語障害の「話す」「聞く」「読む」「書く」側面における臨床症状は，脳の損傷部位によってどの働きが多く障害され，どの働きが比較的保たれているかが異なる。これらの障害の様相によって，失語はいくつかのタイプに分類されるが，失語タイプの把握はスタッフ間の共通認識を得るため，そして予後を予想する際に役立つ。

> ### Column
> #### 言語機能訓練における3つの理論
>
> 　失語症において言語は喪失したのではなく，語彙の貯蔵庫へのアクセスが困難になっている状態と考える。言語機能を刺激し，語彙の貯蔵庫へのアクセスを促通する方法として，以下の3つの理論が提唱されている。
> ①刺激・促通法[30]：適切な聴覚刺激を強力に繰り返し与える。
>
> ②遮断除去法[31]：保たれてる言語モダリティを前刺激として用いて，目標の言語行動の促進を図る。
> ③機能再編成法[32]：障害を受けた言語情報処理過程を直接刺激し促通させるのではなく，保たれている機能を利用して情報処理の新たな習得を目指す。

　失語タイプと予後の関係をみた研究[28]では，予後が良いタイプとして健忘失語，伝導失語があげられ，ブローカ失語とウェルニッケ失語は予後にばらつきがあり，全失語の予後はごく一部を除き不良としている。また，損傷部位の広さによっても予後が推測されており，一般的に病巣が大きい症例では予後は不良とされ，ブローカ野に限局した病巣では失語症は一過性に消失し，ウェルニッケ野の損傷は永続する重度の失語症を引き起こすと報告されている。また，病巣が中心溝より前方に限局している場合は，失語症状の回復が良好であるとされている[29]。

　訓練のためのプログラムを立てる際に重要なのは失語のタイプ分類ではなく，失語の障害構造を理解することである。総合的な失語症検査により言語モダリティ間の成績差が示されるが，言語訓練においては，障害された言語モダリティの改善を図るために，残存する言語モダリティを活用する（上記Column参照）。また，残存する機能や残されたコミュニケーション能力を活用してコミュニケーションの運用度を上げていくことが求められるため，経過に伴う症状の変化に留意しながら，失語の障害構造をしっかりと把握することが大切である。

(6) 介入方略の整理

　言語機能と実用コミュニケーション能力改善に向けたアプローチを行っていく。

　言語機能訓練は大きく，聴覚的理解面の訓練と産生面の訓練に分けられるが，まずは言語処理全般を賦活する総合的アプローチが優先される。基本的には刺激法（上記Column参照）をベースとして，音声や絵，文字を活用し，聴覚的理解の経路，復唱の経路，呼称の経路を促通させる。私たちは言葉を語単位で理解しているため，訓練は単語レベルから開始する。訓練に用いる刺激は，患者の興味のあるものや生活において必要度の高いものから選択す

る。

　言語処理全般を賦活する総合的アプローチを行った後には，ターゲットとする情報処理過程にしぼって（系列処理モデル（[図2] 参照）のどの段階，過程に主な障害があるのかを検索）課題を構成する。訓練で用いる単語は，症状によって，心像性の高い単語から低い単語へ，高頻度語から低頻度語へ，親密度の高い単語から低い単語へ，というように難易度を統制し，段階的に導入する。文字は課題によって表意文字（漢字）と表音文字（仮名）を使い分ける必要がある。

　症状や介入時期に応じて，実用コミュニケーション訓練も並行して行う。実用コミュニケーション訓練では，病棟や家庭でのコミュニケーション場面の情報を収集し，患者の生活に即した手段や題材を用いる。

①言語機能訓練

　❶語彙訓練，❷構文訓練，❸文字訓練（第Ⅱ部−6「失読・失書」（128頁）参照）があげられる。

②実用コミュニケーション訓練 （160頁参照）

　❶会話訓練，❷PACE，❸拡大・代替コミュニケーションがあげられる。

(7)介入目標（機能から参加までの幅広いスペクトラムの中で）

①心身機能・身体構造
●言語・認知機能の改善

②活動・参加
●実用的コミュニケーション能力の向上

③個人・環境因子
●家族や周辺環境への理解の促進，社会参加促進

(8)介入方針

　失語症のリハビリテーションでは，言語機能と実用コミュニケーション能力の改善を目指すが，発症からの時期によって介入方針は異なる。急性期においては，失語症にのみ焦点をあてるのではなく，全般的な精神活動性を改善させる働きかけを行うなかで，言語・コミュニケーション活動を促していく[33]。そのなかで効果的なコミュニケーション方法を模索し，家族やスタッ

フにも具体的な方法を伝えるなど，コミュニケーション環境を整える。

回復期においては，より詳細な評価によって言語機能の障害特性を把握し，まずは言語機能の全般的促通を行いながら，次に必要な言語処理過程へのアプローチを行う。また，退院後の生活を見据えた視点での実用コミュニケーション訓練も積極的に行う。

維持期においては，生活の場で言語機能・コミュニケーション能力を高めるアプローチを行う。グループでの活動機会を得たり，患者会へ参加することもコミュニケーション能力を拡大するための言語治療に含まれる。

介入時期を通して心理的ケアは大切である。急性期には対象者本人と家族の不安定な心理状態に寄り添い，回復期に病識が出現すれば障害理解を得られるように関わり，維持期には本人の意欲を引き出せるように働きかけていく。

(9)プログラム

①言語機能訓練
●語彙訓練（単語の理解と産生）

まずは全体的な語回収過程（入力から出力）を賦活するアプローチが優先される[34]。Howardによると，絵と音形の対呈示により，語の意味表象から音韻表象へのマッピングの強化を目指すものが最も効果的な語彙訓練とされ

[図4] 語彙課題（例題）における言語処理過程

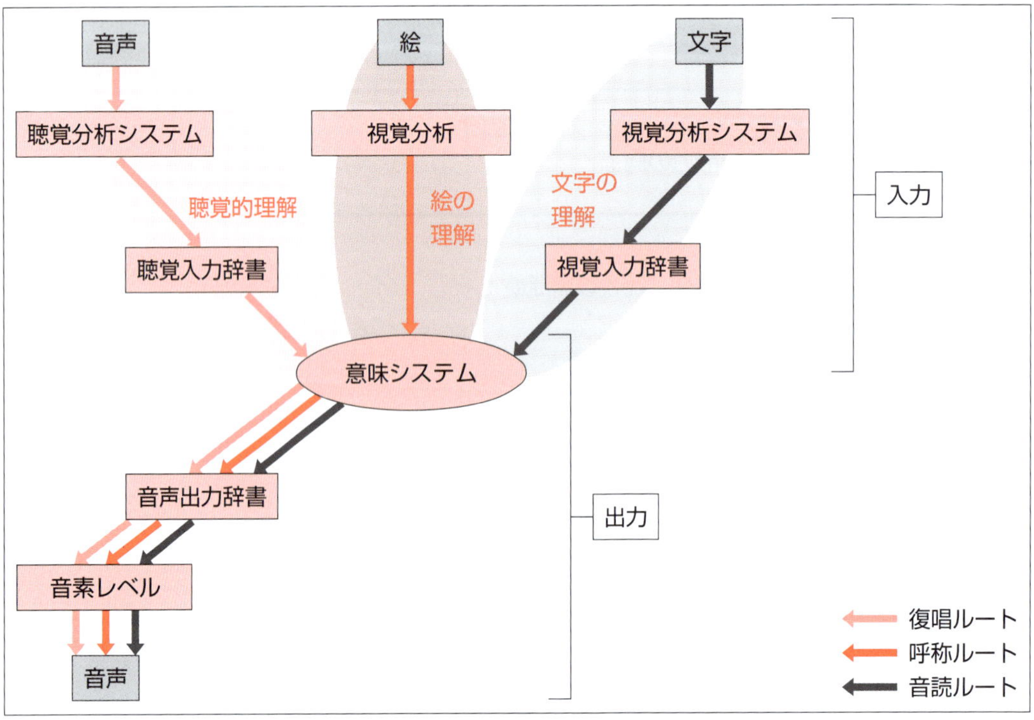

[表4] 情報処理過程における障害レベルの特徴と訓練例

障害レベル	機能	症状	訓練 (例)
聴覚分析システム	語音の同定	語音聾	●聴覚的弁別課題 ●音節と仮名とのマッチング
聴覚入力辞書	音形の同定	語形聾	●単語の頻度や親密度が影響するため、統制する ●音形と絵のマッチング
意味システム	語義の活性化	意味理解困難	●心像性が影響するため、統制する ●意味的ヒントで絵を選択する ●文字（漢字）と絵のマッチング ●復唱や呼称課題に漢字の読解、音読、書字などを取り入れる
音声出力辞書	音形の活性化	語形想起障害 各種錯語 新造語	●復唱、音読 ●語頭音ヒントによる呼称 ●呼称課題に仮名書字や仮名の配列課題を取り入れる
音素レベル	音韻の系列化	音韻性錯語	●仮名を利用して、モーラ分解や押韻処理判断の課題を行う

（奥平奈保子：語彙訓練. 藤田郁代・他編, 失語症学, 第2版, pp275-276, 医学書院, 2015. より一部改変）

る[35]。例えば，呼称経路の促通のために，具体的には聴覚理解→復唱→呼称の手続きを用いる［図4］。日本語の場合は，表意文字である漢字を併用すると，より意味表象を賦活すると考えられる。

●例

❶音声と文字カードを提示して絵とマッチング（絵カードの枚数は重症度に合わせて調整）：3つの経路（聴覚的理解，絵の理解，文字の理解）を利用し，意味システムを賦活する。

❷音読的復唱：❶で意味システムを賦活したうえで復唱の経路を促通する。

❸音声を呈示して文字と絵のポインティング後，音読的呼称：❷で復唱の経路の促通を受け，聴覚的理解の経路から絵と文字の理解の経路を強化し，意味を賦活しながら，呼称の経路を促通する。

❹絵と文字の音読的呼称：文字の理解の経路を併用して意味を賦活しながら，呼称に至る。

❺文字を隠して呼称

次に，認知心理学的アプローチによってターゲットとする情報処理過程にしぼって課題を構成する。例えば，聴覚分析システムに困難がある場合は，聴覚的弁別課題や，仮名とのマッチングを行う。［表4］に認知心理学的アプローチに基づいた情報処理過程における障害レベルの特徴と訓練例を示す。

前述の訓練においても処理過程が促通しない場合は，別の処理ルートを用いて代償的に言語機能の再編成を図る方法（代償的訓練）がある（詳しくは成書を参照）。

●構文訓練[37]

まずは，文処理過程全体を刺激するアプローチが優先される。文の理解と

産生力の総合的な回復を目的とする「文と絵のマッチング法」がある。

●例

①文を聴覚呈示し（場合によっては文字刺激も併用），対応する動作絵とマッチング

②文の復唱（文字刺激がある場合は音読的復唱）

③（文字刺激がある場合は取り去り）文の発話を促す

次にターゲットとなる障害構造にしぼって課題を構成する。例えば，失文法においてよく認められるマッピング障害（「統語理解障害」150頁参照）に対しては，「主題役割同定法」と「動詞訓練法」が用いられる（詳しくは成書を参照）。

②実用コミュニケーション訓練

●会話訓練[38]

対象者の関心の高い，文脈情報の多いテーマを選ぶ。対象者に話しかける際には，短くわかりやすい文を用いて，表情やジェスチャーを最大限に利用する。絵や文字も適宜併用する。

対象者の発話を促す際には，対象者の発話を待つ姿勢が大切である。言葉が出ない場合にも先回りして答えずに，描画や書字，ジェスチャーでの表出を促したり，予想される目標語を複数呈示し，選択応答を求めるなど，意思の表出を最大限に促す。どのような手段を用いて情報の伝達が可能となるか，ということや，会話相手に必要となる援助の手段を把握して，日常生活場面に活用していくことが大切である。

●PACE（Promoting Aphasics' Communicative Effectiveness）[39]

対象者とセラピストが，お互いに内容の知らない絵カードを1枚ずつ持ち，発信者は内容を伝達し，受信者に呼称を求める。伝達手段は文字，絵，ジェスチャー，指さしなどあらゆる残存機能や代償的手段を利用する。まずはセラピストが発信者となり，モデルを示してコミュニケーションを達成するように導く。発信者と受信者の役割を交代しながら，コミュニケーションの効果的な方略を練習する。

●拡大・代替コミュニケーション（AAC）

AACはコミュニケーション機会が最大となるように活用していくツールや方略のことであり，発話以外のジェスチャーや手話，文字盤，コミュニケーションボードなどの多様な手段が含まれる。対象者のコミュニケーションニーズに合わせて手段を選択し，生活場面で活用していくための訓練を行う。また，日常的なコミュニケーション相手がAACの使用に慣れることも必要となるため，一緒に練習をするなど，学習の機会を設けることも大切である。

（10）実施（問題解決）

言語障害における問題解決の指標は，訓練で回復した機能が日常生活上へ

と「般化」することであるが，机上の機能訓練のみでは日常生活場面への般化は難しい。実用的なコミュニケーション能力を向上させるために，より日常生活場面に即した総合的な訓練が必要となる。失語症に対する専門的な言語機能訓練はSTが担うところかもしれないが，作業療法士（OT）が失語症患者の障害特徴を理解しなくてよいということではない。OTは失語の障害特徴を十分に把握し，生活の諸側面における影響を分析できなければならない。また，生活の諸側面におけるコミュニケーションや言語的ラベルの理解と表出に関する障害をどのようにクリアしていくのか，STと十分に相談して１つひとつ解決していく必要がある。

さらに，実用的なコミュニケーション能力の訓練は病棟や作業療法訓練中にも行うことができる。失語症患者への専門的訓練の戦略や段階づけを理解することで，適切な刺激の選択，呈示方法，質問や説明の工夫をすることが可能となる。これらのことを意識的に行うことは，日常会話や利き手交換訓練，あるいはその他の認知機能訓練時に，より有効なコミュニケーション能力獲得に向けたアプローチとなる。あらゆる生活場面を実用コミュニケーションの質と量を拡大する機会ととらえ，STと情報を共有し，機能の般化に向けた訓練の機会を提供していきたい。

（11）介入例

◎症例

64歳，女性，右利き。左前頭葉（ブローカ野から運動野周辺領域を含む）皮質，皮質下における脳梗塞により，右上肢の麻痺，中等度～重度のブローカ失語を呈する。

◎評価

発症後20日の作業療法評価では，コース立方体やレーヴン色彩マトリックス検査といった非言語性の検査では，成績は比較的良好であり，知的機能は保たれていることが示された。機能回復訓練において，「指を曲げてください」「指を握ってください」といった簡単な指示動作は可能であったが，「赤いブロックを箱の上に乗せましょう」などのやや複雑な文になると理解が困難であった。発話はほとんど見られず，発話意欲も低下しているようだった。作業療法訓練時はセラピストの一方的な声かけが中心となり，対象者の意志や思いはなかなか確認することが難しかった。

◎プログラムと介入

同時期にSTによる言語機能訓練が開始され，カンファレンス等で言語評価の結果を共有する機会を得た。聴覚的理解は３文節以上で困難となり，発話は単語レベルの復唱，音読が可能であるとのことであった。この結果を受け，作業療法訓練時には，指示を出す際は３文節以内の文を用いて行い，長い文の場合は２文に分けて指示を出す工夫を行った。「赤いブロックを箱の上に乗せましょう」ではなく，「赤いブロックを取ります」「箱の上に乗せます」と指示を出すことで理解が可能となり，指示に従った行動が確認された。

また，動作時には「赤い」「ブロック」などの単語を復唱しながら動作を行ってもらうことで，発話の機会を増やす試みを行った．作業療法訓練中，ほとんど発話が見られなかった対象者の声が聞かれるようになり，OTと対象者との間でコミュニケーションが成り立つ場面が増えた．

　発症後90日には，単語レベルでの会話を行いながら，利き手交換の訓練が可能であった．意志を確認する際には，「○○にしますか？　××にしますか？」というように単語レベルで回答可能な2択の質問をして，作業療法訓練中にもできるだけ発話を促すように努めた．また，利き手交換時の書字訓練においては，STにおける言語機能訓練で練習している言葉を取り入れることで，学習の機会を拡大した．

　STと密に情報交換を行い，現時点での理解能力や発話能力を把握し，訓練に取り入れることで，発話の機会を拡大し，般化に向けた機会を提供できたものと思われる．さらに，機能回復訓練，利き手交換訓練において，対象者とコミュニケーションをとるための工夫が可能となった．単語レベルではあるが，会話をしながら作業を実施することができるようになったことで，対象者の「言いたいことが伝えられない」というストレス，不満が軽減され，対象者との信頼関係を構築する一助となった．これらのことで意欲的な訓練が可能となっていった．

（酒井希代江，酒井　浩）

引用文献

1）平野哲夫：失語症，基礎知識（4）タイプ分類．言語聴覚療法臨床マニュアル，pp184−185，協同医書出版社，2004.
2）中村裕子監訳：臨床失語症学．p299，西村書店，2006.
3）藤田郁代：右半球病変・脳外傷によるコミュニケーション障害．鹿島晴雄・他編，よくわかる失語症セラピーと認知リハビリテーション，p296，永井書店，2008.
4）藤田郁代：構文訓練．藤田郁代・他偏，失語症学，第2版，pp282−283，医学書院，2015.
5）竹内愛子：聴覚的理解．竹内愛子・河内十郎編，脳卒中後のコミュニケーション障害，pp56−57，協同医書出版社，1995.
6）Stengel E：A clinical and psychological study of echo-reactions. *J Ment Sci* 93（392）：598−612, 1947.
7）西尾正輝：ことばの障害のケア・ガイドブック．p66，中央法規出版，2009.
8）Ellis AW, Young AW：Human cognitive neuropsychology. Lawrence Erlbaum, London, 1988.
9）Franklin S：Dissociation in auditory word comprehension：evidence from nine fluent aphasic patients. *Aphasiology* 3：189−207, 1989.
10）田中春美・松田実・水田秀子：Word-meaning deafnessの1例．失語症研究21：272−279，2001.
11）藤田郁代・高橋泰子・豊島経子：失語症者における構文の理解の構造．聴覚言語障害6：151−161，1997.
12）藤田郁代・三宅孝子・高橋泰子・他：失語症者の構文の理解．音声言語医18：6−13，1977.
13）藤田郁代：日本語の失文法と錯文法の特性と回復パタン．失語症研究11：96−103，1991.
14）竹内愛子：聴覚的理解．竹内愛子・河内十郎編，脳卒中後のコミュニケーション障害，pp28−29，協同医書出版社，1995.
15）竹内愛子：聴覚的理解．竹内愛子・河内十郎編，脳卒中後のコミュニケーション障害，pp29−31，協同医書出版社，1995.
16）佐藤睦子：失語──書字面．高次脳機能研究31（2）：69−70，2011.
17）松田実：言語を支える神経基盤．藤田郁代・他編，失語症学，第2版，pp38−39，医学書院，2015.
18）亀井尚：認知症との鑑別．藤田郁代・他編，失語症学，第2版，p196，医学書院，2015.
19）Mesulam MM：Slowly progressive aphasia without generalized dementia. *Ann*

Neurol 11：592−598，1982.

20）石合純夫：高次脳機能障害学．第2版．pp38−48．医歯薬出版，2012.

21）日本高次脳機能障害学会：標準失語症検査マニュアル．改訂第2版．新興医学出版社，2003.

22）WAB失語症検査（日本語版）作成委員会：WAB失語症検査日本語版．医学書院，1986.

23）日本高次脳機能障害学会：標準失語症検査　補助テスト（SLTA-ST）．新興医学出版社，1999.

24）藤林眞理子・長塚紀子・吉田敬・他：SALA失語症検査——Sophia Analysis of Language in Aphasia. エスコアール，2004.

25）藤田郁代・物井寿子・奥平奈保子・他：失語症語彙検査——単語の情報処理の評価．エスコアール，2000.

26）藤田郁代・三宅孝子：失語症構文検査（試案ⅡA）．日本聴能言語士協会失語症検査法委員会，1983.

27）綿森淑子・竹内愛子・福迫陽子・他：実用コミュニケーション能力検査——CADL検査．医歯薬出版，1990.

28）福迫陽子・物井寿子：失語症患者の言語訓練経過（1）タイプ及び年齢による差違について．音声言語医学25：295−307，1984.

29）Basso A：Spontaneous recovery and language rehabilitation. In Seron X, Deloche G（eds），*Cognitive Approaches in Neuropsychological Rehabilitation*, Lawrence Erlbaum, Hove, 1989.

30）Schuell H, Jenkins JJ, Jimenez-Pabon E：*Aphasia in adults：diagnosis, prognosis and treatment*. Harper & Row, New York, 1964.

31）Weigl E：*Neuropsychology and Selected Papers*, Mouton, The Hague, 1981.

32）Luria AR：*Restoration of Functions after Brain Injury*. Macmillan, New York, 1963.

33）小野久里子：急性期の言語治療．藤田郁代・他編，失語症学，第2版，p210，医学書院，2015.

34）奥平奈保子：語彙障害の解析から治療へ．高次脳機能研究24（3）：221−231，2005.

35）Howard D：Cognitive neuropsychology and aphasia therapy：the case of word retrieval. In Papathanasiou I ed, *Acquired neurogenic communication disorders*, pp76−99, Whurr Publishers, 2005.

36）奥平奈保子：語彙訓練．藤田郁代・他編，失語症学，第2版，pp275−276，医学書院，2015.

37）藤田郁代：構文訓練．藤田郁代・他編，失語症学，第2版，pp281−289，医学書院，2015.

38）森岡悦子：実用的コミュニケーション訓練．藤田郁代・他編，失語症学，第2版，pp226−227，医学書院，2015.

39）Davis GA, Wilcox MJ：*Adult aphasia rehabilitation：applied pragmatics*. College-Hill Press, San Diego, 1985.

参考文献

1）水田秀子・目黒祐子：失語症候群．藤田郁代・他編，失語症学，第2版，pp102−281，医学書院，2015.

2）石合純夫：高次脳機能障害学．第2版．pp38−48．医歯薬出版，2012.

3）富永優子訳：拡大・代替コミュニケーション入門——医療現場における活用．協同医書出版社，1996.

8. 失行

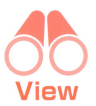

View

- 失行症は，習熟動作の困難で，日常生活場面でのさまざまな活動の障害の原因となりうる。スクリーニング検査や神経心理学的検査で障害の有無や程度が明らかとなるが，介入の手立てを知るには日常生活場面の観察や介入しながらの評価が必要である。
- 評価をもとに，適切な教示や手がかりの提供，環境調整などで動作の再学習を図るが，生活環境での繰り返しの練習が基本的な介入方針となる。リハビリテーションチームで統一したアプローチを提供することで，再学習のための練習量が確保される。
- 本人・家族に障害を説明し，理解を促して家族の協力を得るとともに，障害を認識している対象者の落ち込みやうつなど心理的反応に対処する必要がある。

(1) 生活状況からとらえたこの障害の一般的な特徴

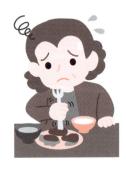

筋力，感覚，運動の協調性が喪失されていないにもかかわらず，物品の使用を含む習熟した目的運動を遂行することができず，視覚認知や失語，注意障害など他の高次脳機能障害では説明のつかないとき，この症状を「**失行**」と呼ぶ。

人は生まれてから成長に伴って，さまざまな動作を学習し，多くの道具を使いこなすようになる。失行はこれら学習された習熟動作が困難となる症状である。観念失行，観念運動失行は左半球損傷者に多く見られ，両側性に障害が出現する。したがって，右片麻痺者の非麻痺側に失行症状の見られることがある。

生活のなかでは，日常生活活動（ADL）においてよく使用していた筆記具や文房具，調理器具の使用，箸やフォークなどの食具の使用，歯ブラシや爪切りなどの整容のための道具の使用，リモコンや電気カミソリなどのスイッチ操作などでためらう様子，ぎこちない動き，全く使えず困惑する，などが観察される。

①症状の変動性

失行においては，全ての習熟動作ができなくなるわけではない。ADL動作のなかでもできるものとできないものがあり，また常に難しい動作もあるが，あるときにはすんなりとできた動作が，別の機会にはできなくなってし

Key Word

★1 意図性と自動性の乖離
生活場面ではその動作をするための環境条件があり，環境には動作を誘発する働きがある。例えば金槌の使用では，道具は板や釘など対象物とともに使用される。しかし検査場面では，道具自体（金槌）や釘のような動作を導く対象

まうこともある。誤り方も常に一定ではない。

②動作の遂行条件による変化

　動作は，日常の自然な場面で最も適切に行われやすく，慣れない環境や検査場面でさらに困難となることが多い（**意図性と自動性の乖離★1**）。また，以降に述べる検査で見られる特徴として，物品を使用する動作は身振りよりも実物を使用する方が容易，身振りでは口頭命令によるよりも模倣する方が容易，という特徴がある。

（2）何に着目しようか—ポイントおよびその根拠

①生活場面での困難を評価

　ADL評価として，対象者の生活場面で食事，整容など道具を使用する活動を観察する。箸・フォーク・スプーンといった食具を適切に使用しているか，茶碗の把持ができているか，歯ブラシと歯磨きチューブの使い方や歯を磨くときの歯ブラシの動きが適切か，櫛やヘアブラシの使用，水道の蛇口のハンドルやレバーの操作，更衣では特にファスナーやボタン留め，マスクの装着，身近な道具としてはさみやテレビリモコンの操作などを観察するとよい。書字や描画など上肢機能や高次脳機能検査の際には，鉛筆や消しゴムの使用も観察の機会となる。

　軽度から中等度例では，道具の使用にためらいや困惑が見られ，その困難を認識していることも多いが，重度例では，食具が提供されていても手づかみで食事するなど道具の使用が著しく困難で，障害認識も欠如していることがある。対象者に日常生活で困っていること，道具使用の困難がないか聴取し，障害を認識しているかどうかを見る。

　作業療法として生活障害の軽減を目指すのは重要な目標の1つであり，ADL評価により対象者の困難な動作を詳しく理解しておく必要がある。

②感覚・運動の要因や失語症の評価

　麻痺の程度はブルンストローム・ステージ（Brunnstrom stage）や上田式12段階評価法などで把握する。軽度の麻痺側や非麻痺側は徒手筋力テスト（MMT）などの筋力検査や握力・つまみ力測定，バレー（Barré）テストで評価しておく。重度の失行患者では，MMTなどで検者の抵抗に抗して力を入れることが難しい場合もあるので，日常の行動から筋力を推測する。感覚障害や運動失調も上肢機能低下の要因となるので，麻痺側・非麻痺側ともに表在感覚・深部感覚の検査や指鼻試験，指鼻指試験などで確認しておく。これらの評価で，動作の困難に及ぼす感覚・運動機能の影響をみることができる。

　失行症患者は失語を併発している場合も多い。また前述の運動・感覚機能

物のない状況で金槌の使用動作が要求され，対象者の意思あるいは意図によってのみ動作が開始されるため，意図性の高い場面とみなされる。失行患者では，道具や対象物のある生活場面より検査場面で動作が困難となることが多い。これを意図性と自動性の乖離という。

8
失行

Key Word

★2　象徴的行為

「信号動作」ともいう。ある文化のなかで共通の意味をもつ，操作対象のない行為のこと。警察官の敬礼，「さようなら」と手を振る，「おいでおいで」，手を合わせて拝む，などが例としてあげられる。このような操作対象のない動作を「自動詞的動作」，操作対象のある動作を（身振り・実物の使用も含め）「他動詞的動作」と呼ぶこともある。

Key Word

★3　系列動作

複数の物品を順序立てて使用することによって目的を達成することのできる行為のこと。茶葉と急須，茶碗，ポットを用いてお茶を入れる，手紙を折りたたんで封筒に入れ，切手を貼って投函の準備をする，などが例としてあげられる。

One Point

★4　リープマンの観念失行

1900年代初めに失行のメカニズムを推測し分類を試みたリープマン（Liepmann）は，学習された習慣的な動作の計画を「運動公式」，それを実現するための比較的単純な運動パターンの記憶を「運動記憶」と呼び，運動公式の障害を「観念失行」，運動公式と運動記憶の連絡の障害を「観念運動失行」，運動記憶の障害を「肢節運動失行」とした。また，複数物品の系列的操作の失敗を観念失行，単一物品の使用障害を観念運動失行とした。しかしその後，複数物品操作の失敗に単一物品の使用障害が含まれていることなどから，物品使用の障害は単一でも観念失行とみなす考えが多く受け入れられるようになっている。

の評価における言語の理解や表出の能力を確認し，面接や呼称などの簡単な評価を通してさらに詳細に把握する。失行検査のなかには口頭指示で動作を要求するものが多くあるので，言語理解の程度は特に確認が必要である。

③失行の分類 [表1]

失行の分類には諸説あるが，代表的なものをあげた。失行の分類には，象徴的行為（物品を使用しない意味のある動作[★2]），物品を使用する動作の身振り（パントマイム），単一物品の使用，複数物品を使用する系列動作[★3]を用い，それぞれの可不可と誤りの内容で失行の種類を決定する。

●古典的分類

古典的分類では，象徴的動作と道具使用の身振りができないものを**観念運動失行**，単一の道具および複数物品の使用が困難となるものを**観念失行**とする[★4]。

●障害の出現する課題による分類

古典的分類は，失行の発現機序をもとに考案されたこと，その後の研究によってその用語の使用に混乱の認められることから，失行の条件を満たし道具の操作に失敗する状態—使用に際しての困惑や誤りを示す障害—を**使用失行**[1]，象徴的行為と道具の使用動作を道具なしで行う場合の障害を**パントマイム失行**，のように，障害の出現する課題による用語を用いる場合もある[2]。なお，使用失行では，道具にリーチし，把持した後の道具固有の使用動作を重視する。

●誤反応による分類

道具の有無にかかわらず，誤反応によって分類する立場もある[3]。把持手の向きや動作の方向性，動作のタイミングなど**時間的空間的誤反応**（後で詳述）が見られるものを動作産生の誤りとみなして**観念運動失行**，物品の使用に関わる行為の選択を誤り，別の物品を使用するかのような**概念的誤反応**を

[表1]　失行の分類

古典的分類	行為の種類	誤反応による分類		障害の出現する課題による分類
観念運動失行	象徴的行為	●時間的空間的誤反応 ●概念的誤反応	観念運動失行	パントマイム失行
	道具使用の身振り			
観念失行*	道具の使用		→ 概念失行	使用失行
	複数物品の系列操作		観念失行?	

＊リープマンは複数物品の系列操作の失敗を観念失行とし，単一の道具の使用は観念運動失行とした。

示すものを**概念失行**とする。この立場で複数物品の系列操作の困難は古典的分類に準じて観念失行とされているが，認知症との関連や左右も含めた病巣の特定が難しいことが述べられ，独立した失行との見方には懐疑的である。

　臨床では観念失行と観念運動失行の併存が多く見られるが，生活障害となるのは，実際の物品使用が困難な場合である。

④その他の失行

　前述の観念失行，観念運動失行等に加えて，行為の障害，失行と名のつく症状を紹介しておく。着衣失行は第Ⅱ部-11「着衣障害」（216頁）を参照。

●肢節運動失行

　手を握る，つまむといった単純な運動パターンの記憶（運動記憶）の障害で，手指の動きの拙劣が主症状である。古典的分類の1つでリープマンによって記載され，観念運動失行，観念失行と肢節運動失行を合わせて「**肢節失行**」と呼ぶ。責任病巣は中心前回・中心後回周辺とされ，左右半球の損傷でそれぞれ反対側の肢に症状が出現する。麻痺やパーキンソン症状など錐体路・錐体外路障害との鑑別が困難なため，失行とはみなさない考え方，「**運動拙劣症**」と呼ぶべきとの考え方もある。

　机上の硬貨のつまみ，紐結び，本のページめくり，ポケットや手袋に手を入れるなど，日常での巧緻動作がすべて拙劣となる。意図性と自動性の乖離はなく，概念的誤りも認めない。大脳皮質基底核変性症の初期症状として一過性に出現するとの報告がある。

●口腔顔面失行

　挺舌や舌打ち，咳払いなどの喉頭，咽頭，舌，口唇，頬を使う動作を意図的に行うことが困難となる。自然な状況では可能なのに命令されるとできなくなることから，観念運動失行の一種と考えられている。上肢の観念運動失行や失語に見られる構音（発語）失行（第Ⅱ部-7「失語」144頁参照）と合併することも，単独で出現することもある。

●行為・行動の抑制障害 ［表2］

　身体の一部が本人の意志に従わない運動や行為を行う現象をいう。病巣としては補足運動野や前部帯状回といった前頭葉の内側面と脳梁が指摘されている[4]。前頭葉の内側面は，環境からの情報（外部の状況）や動機など自己の内面の状況にしたがって開始・実行される運動のコントロールに関与し，脳梁を介して両側の運動に関わっている。症状は経過とともに減退するが，重症例では症状の残存することもある。急性期から回復期ではADLを妨げる要因となる。

●構成失行（構成障害）

　細部を明確に知覚し，対象の構成部分の関係を把握して正しく合成することを要する，組み合わせまたは構成の活動の障害である[5]。二次元または三次元の図形あるいは形態を描いたり組み立てたりする構成課題で障害が明らかとなる。構成課題は，視覚認知や描画行動の計画・実行といった過程を含む複雑な知覚運動課題であり，後頭，頭頂，前頭葉機能の統合を要するため，初期のあるいは軽微な脳損傷でも検査成績が低下することがある。

[表2] 行動・行為の抑制障害

項目	症状・臨床例
把握現象	●自分の意志に関係なく，手に触れたものや見たものを握る。触っていたものを取り去ろうとするとさらに強く握ったり，追いかけてきたりする ●移乗介助の際に，手すりを持って離せないなどで，介助量が多大となることがある
拮抗失行*	●意志に従った動作を行う一側手（多くは右手）に対して，反対側の手（多くは左手）が意志とは反対の動きや全く関係のない動作をする ●更衣の際，片側はシャツを着ようとし，反対側は脱がせようとする，片側はボタンを留めるが反対側がはずそうとする，一側の手で無目的な動作を繰り返す，など
道具の強迫的使用*	●目の前に置かれたものを意志に反して強迫的に使用してしまう。右手に起こることが多く，左手は意志に従った動作が可能で，しばしば右手を抑えようとする ●目の前に用紙と鉛筆があると名前を書いてしまう，櫛を見ると手に取って梳かしてしまう，など
使用行動・模倣行動	●眼の前に置かれたものを使用してしまう。制止しても目の前の検者の行動を真似する。いずれも両手を協調的に使うことができ，本人は「したくなる」などと述べ，意志に反した行動とはいえない ●紙とはさみがあると紙を切る，検者の動作を真似する，など

＊拮抗失行，道具の強迫的使用など本人の意志に従わない動きを示す症候をまとめてAlien hand（エイリアンハンド）（＝他人の手）と呼ぶことがある。

このように構成課題は，さまざまな認知・運動機能が統合されてはじめて適切に遂行されるものであり，構成失行（構成障害）は独立した認知機能障害とはいえない。「構成失行」は視覚認知の成分を除外した用語といえるので，この障害の複雑な神経心理学的過程を表現するためには「構成障害」という用語がより適切であるとされている[6]。

（3）脳画像の確認

観念失行，観念運動失行，概念失行は左半球損傷で起こり，特に頭頂葉と前頭葉が重視されている［図1］[7]。最近の研究によって，それぞれ道具や物品自体の知識や使い方の知識，把持動作，使用する行為自体と関連のある領域が明らかになりつつある。また，中心領域（中心前回，中心後回の皮質，白質）は肢節運動失行の病巣とされている。

行為・行動の抑制障害の責任病巣としては，補足運動野，前頭葉内側面，脳梁が指摘されている。

[図1] 失行や道具の使用に関わる脳領域

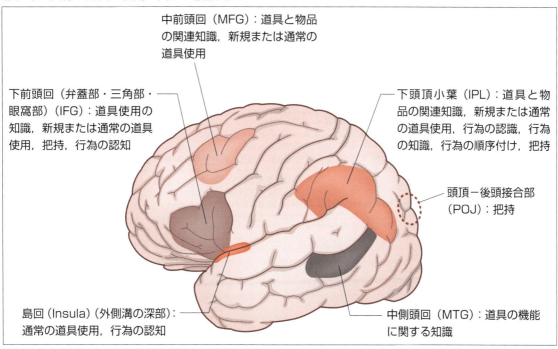

◌部は中心領域：左右とも肢節運動失行の責任病巣

(Bieńkiewicz MMN, Brandi M-L, et al：The tool in the brain：apraxia in ADL. Behavioral and neurological correlates of apraxia in daily living. Front Psychol 5：353, 2014.をもとに作成)

（4）実施すべき評価

　まず患者の生活場面でADLの困難があるかどうかを観察し，失行に起因する困難と思われる現象が見られれば以下に紹介するような失行のスクリーニング検査を実施し，日常生活上の困難と失行との関連を探る。失行により明らかにADLが阻害されている場合は，介入方法を探るためにさらに詳細な評価を進めていく。左半球損傷者では全例にスクリーニング検査を実施し，何らかの症状があれば生活場面での動作を詳細に観察する，という評価の流れも考えられる。

①日常生活場面のADL評価

　ADL評価では，Functional Independence Measure（FIM）やBarthel Indexなどを使用して一通りの基本的ADLを確認し，困難が生じる活動の工程やその内容など，動作の誤りや内容の質を記録する。

　このとき，介助量に関しては，得点化のための評価のみでなく，動作の開始に時間がかかったり，戸惑う様子があっても多少の援助で動作が開始され，完遂できるのか，助言や介助で動作に導入すれば適切に動作できるのか，それが最後まで続くのか，あるいは途中で他の動作に置き換わったり，止まったりして再度援助を要するのかなど，援助の必要な工程や頻度も記録してお

く。

　介助量の少ない動作のほうがより獲得されやすいと考えられるので，目標設定でより短期的に獲得できる動作と判断することができる。機能レベルの高い患者では，家事動作などの手段的日常生活活動（IADL）や仕事に関わる動作も評価する必要がある。

②失行の検査と観察

●スクリーニング検査

　[表3]に失行のスクリーニング検査の例を示した。口頭命令と模倣，道具を提供したときや検査場面以外での行動の困難の違いを観察する。また，動作の誤りや困難の内容を記録する。失語症の患者で口頭命令は理解されない可能性があるなど，失行以外の要因の可能性も記録しておく。

　[表4]の標準高次動作性検査のスクリーニングテスト項目［顔面動作，上肢（片手）手指構成模倣，上肢・描画（模倣）］を実施すると，失行・非失行の予測的中率は75.7%[8]とされ，構成障害も含めた失行の有無の予測には有用と思われる。

●標準高次動作性検査（Standard Performance Test for Apraxia：SPTA）[8]

　構成失行，着衣失行も含めた失行の一般的な項目を網羅して標準化した検査である［表4］。実施には約1時間30分かかるので，分けて実施することもできるが，2週間以内には評価を終了することとされている。検査では失語症や麻痺の影響を考慮しながら，各検査項目について0：正常な反応，1：課題は完了したが動作過程に異常を認める，2：動作を完了できない，の3段階の誤り得点を与え，検査結果のプロフィール，動作障害の質[9]や各検査項目の臨床的意義によって失行症のタイプを検討する。

●失行症に見られる誤りの種類

　上記の検査時，また日常生活場面での動作の困難を誤り方の視点で観察すると，対象者の失行の分類や，アプローチを考える際の手がかりとなる［表5］［図2］。

③道具使用に関わる機能とアプローチ方法を探る詳細な評価

　失行患者にとって大きな障害となるのは，生活場面で実際の道具を使用する動作の困難である。したがって，以降は道具の使用障害を中心に評価について述べる。

●問題のありかを探る評価

　道具を適切に使用するには，❶道具に関する正しい知識があり（道具の意味知識という。この過程の障害は道具の意味記憶障害であり，失行とは呼ばない），❷道具に対して適切な手および手指の肢位を作って把持し（道具把握），❸道具を向ける対象および対象内の場所を正しく選択し（対象選択），❹道具を適切に動かして操作し（道具操作），❺動作の目的が達成されるような動きをする（効果発現）必要がある[1]。

　例えば，櫛を持って口を開け，歯に当てようとするのは❸の段階の障害で

[表3] 失行のスクリーニング検査の例

動作	口頭命令	模倣物品（−）	物品の使用自然な状況	動作の記録
①さようならと手を振る	可・不可	可・不可	可・不可	
②「おいでおいで」をする	可・不可	可・不可	可・不可	
③警察の敬礼	可・不可	可・不可	可・不可	
④歯を磨く	可・不可	可・不可	可・不可	
⑤髪をとかす	可・不可	可・不可	可・不可	
⑥ドアに鍵をかける	可・不可	可・不可	可・不可	
⑦金槌で釘を打つ	可・不可	可・不可	可・不可	
⑧口を大きく開ける	可・不可	可・不可	可・不可	
⑨舌を出す	可・不可	可・不可	可・不可	
⑩口笛を吹く	可・不可	可・不可	可・不可	
⑪頬をふくらませる	可・不可	可・不可	可・不可	
⑫舌打ち	可・不可	可・不可	可・不可	
⑬咳払い	可・不可	可・不可	可・不可	

＊両側手で可能な場合，①〜⑦は一側手で全ての動作を行った後に他側の手の評価に移るようにし，片側の動作がもう一方に影響しないようにする。

＊道具の使用（④〜⑦）の口頭命令では，「歯ブラシを持ったつもりで歯を磨くまねをしてください」と，道具を持つまねをすることを指示する。

＊模倣では，「私のまねをしてください」と指示して検者が正しい動作を見せて模倣させる。

＊物品の使用では，歯ブラシ，櫛，鍵，金槌と釘を半分打ち込んだ板などを示して道具使用の様子を観察する。

＊運動麻痺がないか，軽度の場合は両方の手で実施して，左右差の有無を観察する。

[表4] 標準高次動作性検査（SPTA）の構成

大項目	小項目	大項目	小項目
1．顔面動作	1．舌を出す		5．歯を磨くまね（左）
	2．舌打ち		6．髪をとかすまね（左）
	3．咳		7．鋸で木を切るまね（左）
2．物品を使う顔面動作	火を吹き消す		8．金槌で釘を打つまね（左）
3．上肢（片手）慣習的動作	1．軍隊の敬礼	8．上肢・物品を使う動作 (2)　物品あり	1．歯を磨く（右）
	2．おいでおいで		2．髪をとかす（右）
	3．じゃんけんのチョキ		3．鋸で木を切る（右）
4．上肢（片手）手指構成模倣	1．ルリアのあご手		4．金槌で釘を打つ（右）
	2．ⅠⅡⅤ指輪（ring）		5．歯を磨く（左）
	3．ⅠⅤ指輪（ring）移送		6．髪をとかす（左）
5．上肢（両手）客体のない動作	1．8の字		7．鋸で木を切る（左）
	2．蝶		8．金槌で釘を打つ（左）
	3．グーパー交互テスト	9．上肢・系列的動作	1．お茶を入れて飲む
6．上肢（片手）連続的動作	ルリアの屈曲指輪と伸展こぶし		2．ローソクに火をつける
		10．下肢・物品を使う動作	1．ボールをける
7．上肢・着衣動作	浴衣の着衣		2．同上（左）
8．上肢・物品を使う動作 (1)　物品なし	1．歯を磨くまね（右）	11．上肢・描画（自発）	1．三角をかく
	2．髪をとかすまね（右）		2．日の丸の旗をかく
	3．鋸で木を切るまね（右）	12．上肢・描画（模倣）	1．図の模写①
	4．金槌で釘を打つまね（右）		2．図の模写②
		13．積木テスト	積み木構成

（日本高次脳機能障害学会編著：標準高次動作性検査——失行症を中心として，改訂第2版．新興医学出版社，2003．より一部改変）

[表5] 失行患者に見られる誤り

誤りの分類		内容
錯行為	空間的誤り	a) 姿勢の誤り：道具の把持方法や（道具なしの時）道具を持ったつもりの手の位置を誤る。 b) 空間でのオリエンテーションの誤り：（道具なしで）持ったつもりの道具と対象物との位置関係の障害や，道具の把持は正しいが，対象の誤った位置へ働きかける。 c) 空間での動きの誤り：違う関節の動きや同関節の異なる動きに置き換わってしまう。運動性錯行為ともいう。
	時間的誤り	動作開始の遅延や運動軌跡を変化させるときのためらいと休止，動作における適切な時間的配分における誤り。
	意味性錯行為（概念的誤り）	他の行為と理解される行為への置き換えであり，道具を使用しているときに別の異なる道具であるかのように使用する誤りは誤使用ともいう。
	身体部位の道具としての使用 Body part as object（BPO）	（道具なしの時）「〜を持ったつもりで…のまねをしてください」の注意を理解しているにもかかわらず，身体の一部を道具に見立てて使用する身振りをする。示指を立てて歯ブラシに見立て，歯磨きのまねをするなど。体の一部を使用しないように再三教示しても続く場合は病的意義があるとされる。
系列化の誤り		動作の順序を逆にしてしまうなど順序を誤る。急須に湯を注ぎ，あとから茶葉を入れるなど。
音声化・言語化（Verbalization）		行為の際に動作を音声化する。例えば「咳をしてください」の指示に，「ゴホンゴホン」と言ったり，「舌打ち」に「ちっちっ」と言ったりする。口腔顔面失行に見られる症状。
困惑		戸惑ってどうしたらよいかわからない。
その他	省略	系列動作における動作の省略　湯を注がずに急須を茶碗へ持っていき，注ぐように傾けるなど。
	付加	他の動作が加わる。
	修正行為	目的行為に到達するための試行錯誤が認められる。
	無定形反応	何をしているかわからない。
	拙劣	動作はぎこちなく，つたないが，課題遂行可能。
	保続	前に行った動作で反応する。
	無反応	反応が起こらない。

あることがわかる。また，櫛の歯を頭に当てても髪の生え際から毛先に向かってではなく，横に動かせば❹段階の障害となり，適切な動きのようでも，限られた範囲のみで頭髪全体に働きかけられなければ❺の段階の障害ということとなる。道具の使用困難が意味知識の障害に起因している事例，道具把握の困難のみを示している事例も報告されていることから，前述❶から❺の過程が全般的に障害されているのか，いずれかの過程に顕著な困難が認められるのか評価する。

　なお，道具の意味知識（❶の段階）に関しては，対象者の動作観察では明らかとはなりにくいので，別に検査が必要である。失語の有無や重症度も考慮しながら評価する。[表6]に道具の知識検査法を示す。このうち⑤の道具に対応する動作の理解が乏しい対象者は実際の動作でも困難性が高いとの報告もあり，動作困難の原因の1つとも考えられている[10]。

［図2］ 動作の誤り方

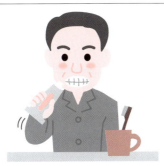

誤使用：歯磨きチューブを歯ブラシのように口に持っていく

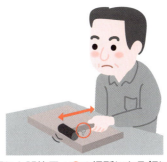

空間的誤りと誤使用：○の場所にある釘に対して，金槌の位置や向きの誤りが見られる。また，金槌を前後に動かしており，鋸の動きと見ることができる

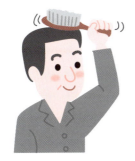

空間的誤り：ヘアブラシの毛を当てずに髪をとかそうとする

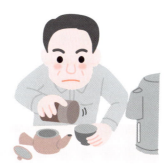

系列動作での省略：茶筒のふたを開ける動作を省略して茶葉を移そうとしている。急須の代わりに茶碗に茶葉を入れようとしており，動作対象の選択の誤りも見られる

［表6］ 道具に関する知識確認の検査

歯ブラシ，ハサミ，鉛筆，箸，金槌，栓抜き，印鑑などの道具と，その道具とともに使用する物品，歯磨き，紙，消しゴム，釘，ビン，朱肉，などを用意し，以下のような検査を実施する。

検査	内容	教示例
①呼称	道具名の呼称	それぞれの道具を1つずつ指し示し，「これは何ですか」と聞く
②道具名の理解	名前から道具指示	道具の選択肢を複数示し，「ハサミはどれですか」と聞く
③使用法の理解	使用法の説明から道具を選択	道具の選択肢を複数示し，「紙を切るものはどれですか」と聞く
④道具に対応する物品の理解	道具に対し，一緒に使用する物品を選択	物品の選択肢を複数提示して道具を1つ示し，「これと一緒に使うものはどれですか」と聞く
⑤道具に対応する動作の理解	道具を使用する動作を見て，対応する道具を選択	道具の選択肢を複数提示して（道具や物品なしに）道具を使用する動作を見せて，「この動作で使っている道具はどれですか」と聞く

●介入効果を確認する評価

　失行が日常生活に影響していることがわかったら，適切な動作を引き出せる指示様式を見出すことを試みる。一般には「物品なし口頭命令」，「物品なし模倣」，「物品あり」の順で適切な動作が引き出されやすい。しかし，同じ「物品あり動作」でも，使用指示（例：「これを使ってください」），動作指示（例：「この歯ブラシで歯を磨いてください」），模倣による動作指示を比較すると誤りの減少する指示様式が患者によって異なることがあり，評価のポイントの1つである。

　さらに，動作の誤りを修正する際にも，どんな形式の介入が効果的かを評価する必要がある。言語的指示，セラピストが見本を見せることのほかに，本人の手を取って体性感覚を利用して動作を教える方法，鏡の前で動作してもらい，動作の誤りを正す方法，写真や画像・動画で動作方法や手順を見せ，それに準じて動作させるといった方法もある。

　また，セラピストが見本を見せる場合は，対象者に対しての位置取り（対象者の隣か－右側か左側か－，正面か）にも注意する。失行患者は失語や注意障害など他の高次脳機能障害を合併している場合も多いので，動作開始の指示や修正のための教示の方法は，介入が始まっても継続して検討していく必要がある。指示や教示は多いほどよいわけではないことに注意が必要である。言語指示を入れながら鏡を見ることが有効な場合もあるが，注意が分散してどちらも十分理解されず，かえって混乱を招くこともある。

④面接と観察による評価
●病状の理解と心理状態

　面接では現在困っていることを尋ね，対象者がどの程度の病識をもっているのかを探る。失語によって困りごとを十分言語化できないことも多いので，前述のようなさまざまな評価を実施している際の対象者の反応を観察する。

　失語を合併している対象者で，動作の困難に気づいている例では，しばしばできないことにイライラしたり，落ち込んだりする。このような場合は，介助により失敗を避け，目標を限定して介入するといった方策を立てる必要がある。

　重度例では，動作の困難に無関心であったり，運動麻痺のためと考えている場合もある。

　病識のない例では，介入の必要性を積極的に認めないこともあるが，自立できていない基本的ADLの練習を拒否することは少ない。

　家族もまた簡単なADLができない対象者の病態に困惑していることが多い。家族の病態理解を評価し，対象者に適切に対応できるよう家族の理解を促す必要がある。

（5）臨床症状・画像所見・検査結果から考えられる利点・問題点の整理

①予後予測

　高いADL能力と失行の重症度の低さは良好な予後と関連する。失語など合併する高次脳機能障害の影響も回復に影響すると考えられる。失行の回復には，右半球の損傷程度よりも，左半球の障害を受けていない領域の大きさが関連するといわれている[3]。

②利点と問題点の整理

　評価結果から日常生活上自立できていない活動をあげるとともに，困難度や必要な介助量から獲得の難易度を予測する。また前述の評価から，道具使用のどの工程が困難かという特徴や，適切な動作を引き出しやすい指示や誤りを訂正するための教示方法について分析し，ある動作工程による訓練を焦点化できるのか，訓練時の適切な教示方法は何かを考えていく。

（6）介入方略の整理

①訓練

●動作の再獲得訓練

　目標として選んだ活動は，その活動を行うのにふさわしい場面で繰り返し練習することが最も確実な方法である。基本的ADLである場合は，他職種とも連携して介入方法を統一する。

　生活場面の練習に加え，作業療法室での模擬的な道具使用の練習も考慮する。模擬的な練習では，生活で実際に使用している道具を，生活環境に類似の治療環境で練習する。写真やイラスト・動画など，動作を再学習するための媒体を使用するときは，作業療法室で効果を確認の後，生活場面にも導入することを考える。動画は，実際には行わなくても対象者が動作をイメージトレーニングする機会となり，有効な手段となる可能性もある。

　動作のなかで困難な工程が明らかな場合，特に前述（4）−③「問題のありかを探る評価」（170頁参照）において，道具の意味知識の障害，あるいは道具把持のフォームのみの限定した障害を認める場合は，道具の知識の教授や道具把持の練習のみを集中的に行うことも考慮する[11]。

●代償方略

　動作を簡略化する代償方法が有用な場合は，道具の提供や環境調整の上，代替手段を練習する。

175

②支援
●指導

適切な動作を引き出したり修正したりするための教示や手がかりは，前述の評価に従って効果的な方法を選択して提供する。写真やイラストで作成した動作の手順を見ながら動作を実施する方法は，代償方略を利用した指導の1つである。

●援助

生活場面の環境を調整して，動作の誤りを減じるようにする。使用する道具や物品を必要最低限の数に抑える，動作を引き出しやすい形状の道具を使用する，などがある。

多くのADL動作が困難となっている重度例では，生活場面で難しいことをすべて訓練の機会とすると大きなストレスがかかる。目標と定めた活動以外は適宜介助し，心理状態に配慮する。

(7)介入目標（機能から参加までの幅広いスペクトラムの中で）

①心身機能・身体構造

心身機能の回復として失行が改善するというエビデンスはない。むしろ合併する覚醒レベルの低下や注意障害など，全般的な精神機能の向上に従って，自然回復が起こり，障害が軽減することがある。また，失語や感覚・運動障害の回復によって教示が理解されるようになったり，動作がしやすくなることもある。

●合併する心身機能障害の軽減

②活動・参加

●ADL能力の向上
●目標とした活動の再獲得，一定の条件での獲得，介助量の軽減

③個人・環境因子

●本人・家族の障害理解の促進
●活動を実行しやすい環境の整備
（介助者の適切な支援の提供も含む）

(8)介入方針

必要かつ獲得可能な動作を，生活場面で繰り返し練習することが原則であ

る。一般に，環境からの刺激が適切な動作を引き出す手がかりとなることが多い。ある動作のパントマイムの練習が他の動作の改善に般化したとの報告もあるが，エビデンスは確立していない。

　獲得を目指す活動は，評価結果や活動の特徴から決定する。完遂に多くの援助を要する活動はより困難と判断し，少ない援助で完遂できる活動，使用する物品が少なく，完遂までの動作工程の少ない活動，対象者が動機づけられる活動を優先して獲得を目指す。

　基本的ADLに困難のある場合は，作業療法の時間以外の援助者である看護師や介護職，家族とも連携して，介助や支援の方法を統一する。動作の練習は，作業療法場面のみでは十分な練習量が確保できないので，他職種や家族との連携で多くの練習機会を確保する。ADLの多くが困難なときには，介入の対象とする活動を絞り，あとの活動は介助するなどして，できないことへのストレスを避けるとともに，生活の質の低下に注意する。

　動作の開始や修正のために教示や手がかりを与え，誤りの発生は最小限にとどめたほうがよい。段階的に手がかりを増やし動作の誤りが生じないようにし，適切な動作が引き出せれば徐々に手がかりを減じることを試みる。対象者に試行錯誤させることは混乱を招くことが多いので効果的とはいえない。対象者が混乱したときは，いったん動作を休止させ，仕切り直しをする。

　本人・家族ともに障害の理解が進むよう，今後の方針とともに十分説明する。また，本人の障害認識について確認し，動作の困難で葛藤を抱えている場合には，訴えに耳を傾け，実際の練習ではできたことを強調してフィードバックする。

(9)プログラム

①生活場面での生活活動直接訓練

　食事や整容，トイレ動作といった基本的ADLの獲得が目標であれば，それぞれの活動を実際に行う生活場面での練習を計画する。後述する環境調整やより簡単な動作を実現できる道具の提供などと合わせて計画するとよい。はじめにOTが介入して訓練方法を確立したら，他職種にも協力してもらい，統一した方法で繰り返し練習の機会がもてるようにする。

②作業療法室での模擬的動作練習

　生活場面で目標としている動作の練習を模擬的に実施したり，次の目標となる動作について適切な教示や手がかりの利用を試す時間として活用する。

　意味記憶や把持動作など特定の動作工程のみに障害の認められる場合は，その工程について集中的にアプローチする。

③教示や手がかりの提供

言語的教示とその内容，視覚的な指さしや動作見本の提供，鏡を使用したフィードバック，患者の手を取って正しい動作に誘導する体性感覚の利用，次の動作工程に必要な道具を提供，などが考えられる（下記Column参照）。

Column
van Heugten[12]，Donkervoort[13] らのストラテジー訓練

「脳卒中治療ガイドライン 2015」の認知障害に対するリハビリテーションとして，失行に対するストラテジー訓練が紹介されている（グレードB）。動作の誤りを最小限に抑えられるように教示や手がかりを提供して，動作や代償方法の修得を目指すものである。以下に，そのストラテジーについて抜粋して紹介する。

以下は患者の機能状態による階層性をもった介入方法である。セラピストは教示，介助，フィードバックなどを患者に応じて提供する。

- 教示：以下のような教示を患者に応じて提供してもよい
  - 言語的教示により開始する
  - その課題に相応しい環境に移る
  - 以下の方法で注意喚起する
    - ▶患者に触れる・患者の名前を呼ぶ・与えた教示について質問する
  - ジェスチャーを使ったり，物品を指さしたりする
  - 課題（の一部）をやって見せる
  - 活動の図や写真を見せる
  - 教示を文字で書いて見せる
  - 必要な物品を順番に手渡す
    （中略）
  - 以上の方法でも動作ができなければ，すべて手伝う
- 介助：以下のような形式でセラピストが介助してもよい
  - 言語的な援助
    - ▶動きのリズムのみ提供して動作を遮らない

- ▶活動の工程を言語化することを奨励する
- ▶活動の工程や使用する物品名を述べる
- ▶課題への注意を喚起する
  - ジェスチャーを使ったり，言語的教示のイントネーションに変化をつける
  - 活動の順序を図や写真で提示する
  - 身体的介助を提供する
    - ▶手を誘導する
    - ▶活動を容易にする道具を使用する
    - ▶患者が動作を開始できるまで，代わりに動作を行う
      （中略）
- フィードバック：以下のような方法でフィードバックを与える
  - 結果に関する言語的フィードバック（結果の知識）を与える
  - 患者が意識的に結果を評価できるように教示する（見たり，聞いたり，においをかいだり，感じたりするように伝える）
  - 結果に対する身体的フィードバック（結果の知識）を与える
    - ▶患者の姿勢・肢位を評価するなど
  - パフォーマンスに関して言語的フィードバックを与える（パフォーマンスの知識）
  - パフォーマンスに関して身体的フィードバックを与える（パフォーマンスの知識）
  - 鏡の前に立たせる
  - 患者の動作をビデオ撮影し，後で見せる
    （中略）

④環境調整

活動の際に道具選択の迷いをなくしたり，単純化した動作で目的が達成できるようにして，活動能力を獲得できるようにする環境調整を図るのも有用な手立てである。

例えば，食事場面で食具を1種類に決める，ご飯と一口大のおかずを1皿に盛り合わせてすべてスプーンですくって食べられるようにする，お椀をマグカップに変えて取り上げやすいようにする，ご飯を手づかみでも食べられるようにおにぎりにする，洗面所には必要最低限の物だけ置くようにする，包丁に替えてピーラーを用いた皮むきを指導するなどである。

⑤本人・家族への障害の説明と予後予測

いったん獲得された習慣的な動作を実行するためのプログラムあるいは記憶が，脳損傷によって障害を受けていること，練習によって再獲得の可能性があることを伝える。家族には，OTのアプローチ方法を伝え，対象者に対して支持的に対応してもらうよう理解を促す。

⑥チーム内での目標と介入方法の共有

目標とする動作と介入方法をチーム内で共有し，介助者が変わっても同じ介入ができるようにする。生活の中で目標とする動作を行うことがあれば，それをすべて練習の機会とするとよい。逆に，目標としていない活動は多くの失敗をさせないように援助するなど，不適切な動作の繰り返しや心理的ストレスを避けるようにする。

（10）実施（問題解決）

目標として定めた活動の自立度の向上，介助量の軽減が図れたかどうかが成果指標となる。失行検査の結果が好転しても，日常生活上の活動に反映されていないと意味がない。一定の環境でのある活動の遂行ができるようになれば，環境設定をより通常の生活場面に近づけてもできるかどうか，あるいは別の道具を使用できるか，複数の道具を使い分けられるかなど，活動の自由度を上げても対応できること，より複雑な動作の獲得を次の目標として設定する。

（11）介入例 （千崎ら, 2004） [14]

◎症例プロフィール

74歳，右利きの女性。以前より高血圧を指摘されていた。X年に左被殻出血を発症し，保存的に加療され，Brunnstrom recovery stage(BRS) Ⅴレベルの右片麻痺を呈するもADLは自立していた。X＋3年5月に右片麻痺の増悪と呂律困難により入院し，1カ月後回復期リハビリテーション病棟へ転棟した。

◎作業療法評価

意識清明で左右に不全麻痺（BRS 上肢/手指/下肢：右Ⅳ/Ⅳ/Ⅴ，左Ⅵ/Ⅵ/Ⅴ）を認めたが，関節可動域や感覚機能に問題はなかった。ジャンケンやキツネの手まね，指折りは左右で困難，スプーン，歯ブラシ，杖，鉛筆などの物品使用は困難で，特に右手の障害が重度であった。二等分課題は左に偏倚しており，右側身体への無関心も観察された。超皮質性感覚失語があり，改訂長谷川式簡易知能評価スケール（HDS-R）では，復唱の2問のみ正解の2点であった。時間・場所の見当識障害，院内の道順の混乱があり，困難な課題では大声を出しての強い拒否があった。

ADLは中等度〜全介助レベルで機能的自立度評価法（FIM）は一般項目20点，認知項目10点であった。ADLの阻害要因として，失行症状と右半側空間無視（右USN），半側身体失認の影響が大きいと考えられた。頭部MRIでは，両側前頭・頭頂葉に加え，多発性の陳旧性病変，側頭葉を中心とした脳萎縮，脳室拡大が認められた。

◎作業療法の目標・プログラム・介入

作業療法目標を，「高次脳機能障害の軽減」「早期のADL獲得と介助量の軽減」と定め，リハビリテーション室および病棟でのADL訓練を行った。右半側無視や失語のため指示が通りにくいこと，易疲労，混乱すると興奮し注意の集中・持続が困難であったことから短時間のプログラムを頻回に，かつリハビリテーション室と病棟での訓練を組み合わせて他職種とともにアプローチした。ADLは生活時間帯で実施する機会に介入するようにスケジュールを組んだ。[表7] に訓練内容を示す。

◎結果

発症より4カ月後，ひさしぶりの外泊・外出で本人は興奮しパニック状態となったため，家族が介護不安を訴えて介護老人保健施設入所の方向となった。BRSは右Ⅳ/Ⅴ/Ⅴ，左Ⅵ/Ⅵ/Ⅴ，1時間の訓練に持続して参加できるようになり，右側への注意も向上した。FIMは回復期転棟1カ月で一般項目50点，認知項目16点，退院時一般項目52点，認知項目17点と改善した。HDS-Rは6点で，入院時と比較して年齢，場所の見当識，復唱に改善を認めた。

◎考察

観念失行に加え，失語や右USN，身体失認を呈した事例に対するADL獲得に向けた作業療法アプローチの報告である。失行患者は失語を合併することが多く，言語指示の理解が困難なことも多い。千崎らは道具の提示や身振り，身体誘導を活用し，これから行う活動とその方法の理解を促している。

[表7] プログラム立案

プログラム目的	プログラム内容	結果
セルフケアの自立と介助量軽減	[食事動作] ●昼食時に病室で介入。食事に注意を向けさせるためにギャッジアップ座位で食器は左側に設置し，左手で碗，右手にスプーンを持たせてOTがすくう動作を身体誘導した。スプーンの表裏の判別ができず，途中で食具を習慣化されていた箸に変更した。 ●看護師，家族にも同様の方法で朝・夕食時の介助を依頼した。	●介入1～2カ月後に背もたれつき椅子で食器の位置を設定すれば監視レベルで自己摂取可能。退院時は椅子座位，箸使用，食器の配置設定で自立（FIM修正自立）。
	[整容] ●昼食後30分で歯磨きと洗顔に誘導して実施。対象者の手にOTが手を添える誘導でも混乱したため，動作の工程を区切って指導した。 ●洗顔を始めると顔を洗い続けるなどの混乱が生じた。このようなときにはいったん動作を止め，時間を空けてから再開するようにした。身体誘導の他に，身振りでの指示・誘導も利用した。	●蛇口操作は時折可能で歯磨きは工程ごとに指示して可能。櫛の使用は可能も拙劣で軽介助，手洗いは適切にできるときと止まらず続けるときがある（FIM監視）。
	[入浴・更衣] ●PTが移動動作，OTが更衣・洗髪・洗体動作の指示出しをして2人で介入。反復訓練で動作の学習がなされ環境にも慣れた。	●入浴（清拭）は促しにより自分でできる行為が増え，浴室内移動は手引き歩行と単一動作ごとの指示・介助（FIM中等度介助）。 ●更衣は足をズボンに入れるときに軽介助，他はおおむね監視・誘導だが疲労すると動作が続かない（FIM最小介助）。
	[起居動作・靴の着脱] ●起き上がって端座位で靴を履く，立つ，歩く動作と歩く，座る，靴を脱ぐという一連の動作を，身振りを交えつつ小さな工程ごとに練習した。右USNと身体失認で靴の着脱を忘れるため，動作開始前の指示と左右の膝に触れる身体への注意喚起，口頭指示により動作を誘導した。	●入院時全介助から修正自立～軽介助レベルまで改善。
	[トイレ動作] ●尿便意はあり，トイレでの排泄は可能も，トイレットペーパーの使い方がわからず，介助者に手渡す，後始末後のペーパーを離さず便器に落とせない，汚物入れに捨てようとするなどがあった。工程ごとの指示や手の誘導によって援助した。動作ができないことに興奮したり落ち込んだりして尿意の訴えが減ったため，時間誘導を実施。看護師と連携して繰り返し生活場面で練習した。	●単一動作ごとに指示すれば動作は可能。尿意の訴えが少なく失禁することもあり，ナースコールが使えないため時間誘導（FIMトイレ動作最小介助，排泄コントロール中等度介助）。
	[歩行] ●T-杖の上下や使い方がわからず混乱する。転倒の危険も考慮して，病棟内はシルバーカー歩行とする。 ●階段は恐怖感があり，介助必要。	●シルバーカーによる道の誘導（FIM監視）。 ●階段は変化なし（FIM最大介助）。
役割活動と上肢機能向上	[洗濯物たたみ] ●フェイスタオル，バスタオル，上着，ズボンを両手でたたむ。手伝いを依頼する形で導入した。	●10分以上持続して取り組めるようになった。
家族・病棟チームとの連携	●食事・整容・入浴・更衣・トイレ動作については病棟看護師，家族に作業療法場面を見てもらい，生活場面でもできるだけ同じ方法で行うように指導，連携した。	●生活場面でもリハビリテーション場面と同様の方法でADLの誘導・指導が実施できた。

また，指示の伝わらないときや動作が困難なときに興奮したりパニックに陥りやすい事例に対して，失敗しないための配慮をしている．具体的には，事前に何をするかを伝える，複雑な一連の動作は一工程ごとに指示を入れる，失敗したら中断して休憩をいれてから再開する，といった方法である．

　環境へのアプローチとして，食事摂取では食具や食器を限定し，一定の環境と方法での動作が可能となったら徐々に拡大するなど，動作獲得に合わせて環境や方法を柔軟に変化させている．また，本人が混乱せずに使える用具を選定して歩行の介助を軽減している．人的環境整備としては，家族への指導や病棟看護師との連携で，OTのいないときでも生活場面で一貫した指導が可能となるように配慮している．

　以上，本人を混乱させることなく生活場面でADLを練習できるような指導および環境調整を行った結果，多彩な高次脳機能障害がありながらも，良好に保たれていた運動機能を活かしてADLの介助量軽減が実現できたと考えられる．

（事例提供：千崎ら，考察：小賀野）

（小賀野操）

文献

1）山鳥重：観念失行—使用失行—のメカニズム．神経進歩38（4）：540−546，1994.
2）中川賀嗣：後遺障害の神経心理学——失行を中心として．脳科学とリハビリテーション11：1−9，2011.
3）Heilman KM, Gonzalez Rothi LJ：Apraxia. Heilman KM & Valenstein E, Clinical Neuropsychology, pp214−237, Oxford University Press, 2012.
4）森悦朗：道具の強迫的使用．神経内科68（suppl 5）：327−330，2008.
5）石合純夫：高次脳機能障害学，第2版．p185，医歯薬出版，2012.
6）Strub RL, Black FW, 江藤文夫訳：高次脳機能検査法——失行・失認・失語の本態と診断，原著第4版．医歯薬出版，2005.
7）Bieńkiewicz MMN, Brandi M-L, et al：The tool in the brain：apraxia in ADL. Behavioral and neurological correlates of apraxia in daily living. *Front Psychol* 5：353, 2014.
8）日本高次脳機能障害学会編：標準高次動作性検査——失行症を中心として，改訂第2版．新興医学出版社，2003.
9）種村純：失行検査の実際と読み方．臨床リハ6（1）：75−80，1997.
10）Buxbaum LJ, Haal KY, et al：Treatment of limb apraxia：moving forward to improved action. *Am J Phys Med Rehabil* 87：149−161, 2008.
11）種村留美：失行症のリハビリテーション——エラー特性に応じた介入．神経心理学28：182−188，2012.
12）van Heugten CM, Dekker J, Deelman BG, et al：Outcome of strategy training in stroke patients with apraxia：a phase II study. *Clin Rehabil* 12（4）：294−303, 1998.
13）Donkervoort M, Dekker J, Stehmann-Saris FC, et al：Efficacy of strategy training in left hemisphere stroke patients with apraxia：a randomised clinical trial. *Neuropsychological Rehabilitation* 11（5）：549−566, 2001.
14）千崎博美・青柳陽一郎・福井義仁・他：脳血管障害再発により多彩な高次脳機能障害を呈した1症例のリハビリテーションの経験——病棟ADLを中心に．作業療法23：438−446，2004.

Column
失行症の患者さんに遭遇しない？!

　あれは，リハビリテーションの学校を卒業して5年が過ぎ，6年目に入るころだったかと思う。卒業後2年3カ月は単科の精神科病院に勤務し，その後2年間，国立大学の医療技術短期大学部の助手として勤務した。そこでは，精神科に限らず，脳卒中，発達障害，整形疾患などあらゆる分野の臨床業務，実習指導，時には講義も担当させていただいた。その後，地元の市立病院で作業療法の開設から携われることとなり，さまざまな疾患・障害を経験できた。主たる疾患は脳卒中で，意識障害，注意障害，記憶障害，半側空間無視，失認症など多岐にわたった。そこでは相当数の患者さんと接していたが，なかなか失行症の患者さんに出会えなかった。当時の市立病院の入院患者が何かの要因で偏ってしまっていたのか？　脳神経外科，神経内科ともにあらゆる疾患を担当していたし，リハビリテーション科も有名私立大学から出向していたので，偏っていたとは思えない。では，なぜ失行症の患者さんに出会えなかったのか？

　結論からいえば，失行症の患者さんを見過ごしていたのである。なんとなく変な行為を繰り返しているな，とか道具を使う際に戸惑っているな，などを感じてはいたが，そこから掘り下げて考えることができなかったのである。失行症の分類も古典的分類から変遷しており，考え方，症状のとらえ方も変化しているのであるが，自分自身が十分に勉強していなかったからだと，深く反省した。その後，リハビリテーション科の医師から，「軽い麻痺だと考えますので，自宅復帰に向けた作業療法をお願いします」という趣旨の依頼を受け，評価し始めたところ，山鳥重先生の『神経心理学入門』に記載されていた「触知失行」に酷似した症例に出会った。このときほど勉強した甲斐があったと感じたことはない。これまで，何例，いや何十例の患者さんに申し訳ないことをしてしまったのだろうと再度，深く反省した次第である。

　私たち臨床家は，絶えず知識・技術をブラッシュアップして現場に臨むべきであるというエピソードである。

（鈴木孝治）

9. 遂行機能障害

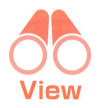

View

- 遂行機能は意志，計画，目的をもった計画の実行，効果的な行為の4つの要素からなる，最も高次の脳機能である。それだけに複雑でわかりづらい。下位に位置する他の高次脳機能障害の影響により，遂行機能障害が起こっているように見えることもある。対象者の全体をとらえ，障害像を整理する。
- 遂行機能障害は，高次の脳機能を使わない場面では表面化しない。特に受動的となる入院生活では障害が見えず，退院後の社会生活のなかではじめて問題が浮き彫りとなることがある。遂行機能を使う場面を設定して評価する。
- 介入は目標指向的に行う。遂行機能は複数の脳機能のうえに成り立つため，1つの機能が回復したら遂行機能が向上する，というものではない。対象者を包括的にとらえ，具体的な目標に対して多角的に介入する。

（1）生活状況からとらえたこの障害の一般的な特徴

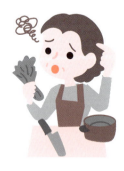

　私たちの毎日の生活は多くの活動から構成されている。朝起きて，電車に間に合うように身支度を整える。学校に到着すれば，どの教科から始まり，準備するものは何かを考え，整えていく。職場では的確な作業療法を行うために，これまでの知識や経験から介入方法を選択し，その場の状況に応じて実施する。これらの活動において，私たちは常に物事の優先順位を考え，目標に合うよう計画を立てて，実行する。時には状況に応じて計画を変更し，終了後にはもっと効率よく進める方法がなかったか振り返る。

　この一連の活動を効率よく行うために必要となる脳機能が遂行機能である。遂行機能障害があると，物事の優先順位がわからず，見通しを立てての計画や状況に適した行動が困難となるために，社会生活に支障をきたす。

①遂行機能とは

　実行機能（executive function）ともいう。レザック（Lezak）は「遂行機能は自主的で目的のある行動を行う能力である。この機能は，多くの点で狭義の認知機能と異なっている」[1]と述べている。そして，①意志（意図的な行動をする能力，目標を設定する能力），②計画（目標達成のための手段や要素を決定し体系化する能力），③目的をもった計画の実行（計画を生

[表1] 遂行機能の4要素

	例（夕食の準備）
①意志（目標設定）	家族が帰宅する19時までに3品（煮物，和え物，汁物）の夕食を作ると決める
②計画（目標達成のための計画立案）	18時までに買い物を終えて帰宅し，時間のかかる煮物に先にとりかかると計画する
③実行（計画に沿った実行）	煮物の材料を先に準備し火にかけた後，和え物と汁物を同時進行で作る
④効果的な行為（行動の振り返りと修正）	いつもと異なる種類の出汁を用い薄味となったため，調味料を足して味を調える

産的で有効な活動に変換する能力），④効果的な行為（行為のモニターや自己修正の能力）[1]の4つの要素からなる，としている[表1]。このうち，意志（目標設定）と計画立案が計画部分，計画の実行と効果的に行動を修正する能力が実行部分ともいえる。

②高次脳機能における遂行機能の位置づけ

　遂行機能は，記憶，視知覚，言語といった要素的な高次脳機能の，より上位に位置づけられる概念である。最も高次である遂行機能は他の高次脳機能を制御している。レザックは「遂行機能が保たれている場合には，かなりの認知障害があっても，自主性をもち，生活は自立し，生産的な活動を続けられる。しかし，遂行機能が障害されている場合には，認知能力が十分に保たれていても，あるいは技能，知識，能力の検査で高得点を出しても，もはや十分な自己管理を行ったり，独力で有益な仕事をしたり，正常な社会的関係を維持することができなくなる」[1]と述べている。遂行機能が保たれている場合，他の高次脳機能障害があったとしても，代償手段が獲得できれば主体的な生活を送ることができるようになる（例：純粋健忘例が携帯電話の写真やメモ機能を活用して復職する，相貌失認例が先に声をかけて相手を確認することで他者交流を継続する）。

　しかし，記憶障害や失行・失認・失語がなくとも遂行機能障害★1がある場合は，脳機能全体を統括して操作することができないために，主体的な生活を送ることが難しくなり，生活全般に支障をきたす（例：型通りの仕事は指示されたとおりにできるが，判断を必要とする仕事はできない）。

> **One Point**
>
> ★1　遂行機能障害をきたす疾患
>
> 脳血管障害や外傷性脳損傷の他，注意欠如・多動性障害，自閉症スペクトラム障害，統合失調症，うつ病，パーキンソン病，アルツハイマー病，レビー小体型認知症，前頭側頭型認知症などがある。

(2)何に着目しようか―ポイントおよびその根拠

　遂行機能障害以外の高次脳機能障害の有無により，障害像は異なる。また，遂行機能を必要としない生活では障害が表面化しない。障害のとらえ違いや見落としがないよう，対象者の脳機能全体，生活全体をとらえ，障害像を整理する。

①遂行機能障害以外の高次脳機能障害はないか

遂行機能の4つの要素のいずれか（あるいは全て）が損なわれている場合，そのベースに他の高次脳機能障害が存在することがある。遂行機能障害の評価を進めるには，まず対象者の障害像を整理する。

遂行機能障害もあるかもしれないが，他の高次脳機能障害が存在する場合は，先に他の高次脳機能障害を正しく評価する。他のことに気をとられて計画が実行できない場合は全般性注意障害である。立案した計画を忘れて実行できない場合は記憶障害である。左側の見落としによって自分の行動がモニターできない場合は左半側空間無視である。同様に意欲低下（アパシーあるいは，うつ），社会行動障害といった他の障害が見られないか評価する。

②遂行機能障害を見落としていないか

遂行機能そのものが低下している場合，入院生活において障害は表面化しにくい。一般に入院生活は，病院が定めた日課に基づいて行動する。自己決定が求められる場面は，食事のメニューにおいても，リハビリテーションのプログラムにおいても，せいぜい複数の選択肢から1つを選択する程度である。遂行機能を使わずとも生活できる入院中は障害を見落とされ，退院と同時にリハビリテーション終了となることがある。

そして，退院後の家事や社会生活のなかで障害が表面化する。段取りが悪い，効率が悪い，言われたことしかできない，一度に1つのことしかできない，いつもと異なる状況に対応できない，という場合，遂行機能障害の可能性が高い。

しかし退院後に何かおかしいと気づいても，どう対応すべきか，どこに相談すべきかわからない。あるいは加齢による変化，疲労，やる気がないことによるもの，などとされることもある。そして，生活上の変化が脳損傷によるものと気づかない場合，適切な支援を受けることができず，社会生活に破綻をきたすかもしれない。作業療法の第一歩は，障害を見落とさないことである。

③遂行機能を要求される場面を見ているか

OTは遂行機能障害を見落とさないために，生活のなかで遂行機能を要求される場面に着目する。入院生活であれば，場面設定を行うとよい。例えば日課を自分で定める，リハビリテーションの自主訓練プログラムを自分で考える，外出や外泊計画を考えて自ら必要な手配を行う，時間制限を設けた複数の課題を実施する，などである。

在宅生活では，家族が先回りして生活管理をサポートしていることがあるので，学業，就労といった社会生活での失敗を防ぐために，まず自分自身の手で全ての生活管理を行うことができているか確認する。

[図1] 脳の機能部位と連絡経路

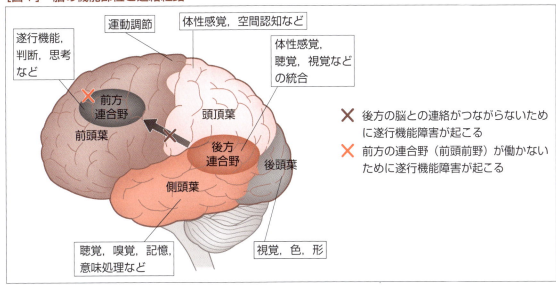

(3) 脳画像の確認

前頭葉の脳梗塞や脳出血，前交通動脈瘤破裂によるくも膜下出血，外傷性脳損傷が多い。遂行機能を使ううえでは前頭前野（前頭連合野）★2が重要な役割を担うが，頭頂葉，側頭葉，後頭葉も働く。頭頂葉，側頭葉，後頭葉といった後方の脳へ入力された情報は後方の連合野で統合され，前方の連合野（前頭前野）へ送られて操作される。後方の脳と前頭前野は常に連絡をとっているため，この連絡経路のどこかが破綻すると遂行機能が低下する。

したがって遂行機能障害は脳のどこの損傷でも起こり得る［図1］。遂行機能障害は前頭前野を重要視しつつも，ここにとらわれず脳全体を見ることが重要である。

また，画像で病変を認めない場合も，「慎重な評価により高次脳機能障害者として診断されることがあり得る」。詳細は厚生労働省の「高次脳機能障害診断基準」[2]を参照されたい。

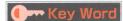 Key Word

★2 前頭前野
前頭葉のうち運動関連領域を除いた部位を前頭前野（前頭連合野）という。前頭前野は脳の最高中枢であり，機能解剖学的に背外側部，内側部，眼窩部に区分される。

①脳出血，脳梗塞，くも膜下出血 ［図2］

前頭葉に病巣が存在することが多い。損傷部位や大きさに応じた重症度や他の高次脳機能障害の合併を認める。しかし，内頸動脈狭窄などにより脳の血流が低下して起こる血行力学的な脳梗塞（分水嶺領域梗塞）は，形態画像よりも臨床所見が重症となることがある。この場合はSPECT（単一光子放射断層撮影）により血流低下部位を見ることができる。くも膜下出血は前大脳動脈－前交通動脈分岐部の動脈瘤破裂により前頭前野機能が低下することが多い。再出血，脳血管攣縮，水頭症が起こると重症化する。

[図2] くも膜下出血例（発症後5カ月のCT）

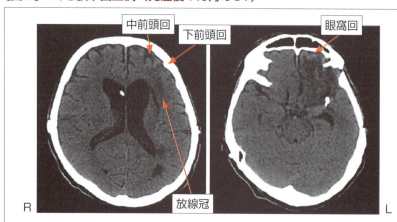

左中大脳動脈瘤破裂によるくも膜下出血（再出血あり）。開頭クリッピング術，VPシャント術施行。左中・下前頭回，左放線冠，左眼窩回に低吸収域の病変。遂行機能障害，失語を呈した。

②脳挫傷 [図3]

　直撃損傷も反衝損傷も前頭葉の損傷は多い。そのために遂行機能障害を呈する。画像所見は脳出血による高吸収域と脳浮腫による低吸収域が混在する。病巣が小さい場合はMRI（核磁気共鳴画像法）のほうが病巣を特定しやすい。臨床症状は損傷部位と大きさに応じることが多い。

[図3] 両側前頭葉脳挫傷例（発症後5カ月のMRI FLAIR）

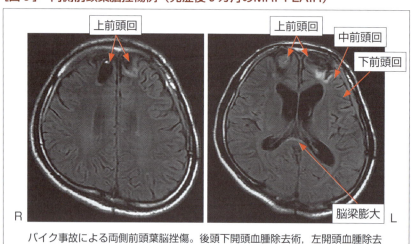

バイク事故による両側前頭葉脳挫傷。後頭下開頭血腫除去術，左開頭血腫除去術施行。両側上前頭回，左中・下前頭回，脳梁膨大に高信号域と低信号域が混在した病変。遂行機能障害，記憶障害を呈した。

③びまん性軸索損傷

　神経線維が断裂する病態であり，びまん性に病変が散在するためCT（コンピュータ断層撮影）やMRIでは病変の抽出が困難だが，MRIで脳梁，帯状回，側脳室周囲，大脳基底核などに多発性の微小損傷を認めることがある。MRIのDTI（拡散テンソル画像法）が脳白質病変をとらえやすいとされる。

また，発症から月日が経過した後に脳萎縮所見を認めることがある。失行，失認といった局在症状は少なく，遂行機能障害，注意障害を中心とした全般的な認知障害を呈する。

(4)実施すべき評価 [表2]

　脳の総合力である遂行機能障害を評価するには，対象者の脳機能と生活の両方を包括的にとらえる。脳の状態を画像で確認するとともに，生活全体の観察を行う。OTが観察できない場面は第三者から情報を得る。また，病前の行動特性や生活習慣との区別がつきにくいため，病前と比較する。さらに休学・休職可能な期間など今後の状況についても確認しておく。

[表2]　実施すべき評価

脳画像	●病巣部位・大きさ
	●陳旧性病巣・脳萎縮の有無
観察	●リハビリテーション場面
	●生活場面
情報収集	●本人より
	●第三者より（家族，医療・介護・福祉スタッフ）
	●現在の状況
	●病前の状況
	●今後の状況（例：休職期間）
神経心理学検査	●スクリーニング検査
	●遂行機能検査
	●他の高次脳機能検査

①遂行機能を必要とする生活の評価 [表3]

　遂行機能を必要とする場面を評価する。生活管理ができているか，状況に応じた対応ができているか，短絡的な行動でないか，環境によって能力に差はないか，など多角的に評価する。

②病前，現在，今後についての情報収集

　OTは対象者の生活の24時間をみることはできない。リハビリテーションの時間が最も調子がよいという対象者もいる。自身の問題に気づいていない対象者もいる。OTが目にした場面や，本人から聴取した内容のみで評価を行うと，障害を見落とす危険がある。必ず対象者の24時間をよく知る第三者から情報を収集する。

　また，現在の生活と病前の生活を照合する必要がある。世の中には，部屋の片付けが苦手，計画的に勉強できない，金遣いが荒い，という人はいる。病前のレベルと変化がなければ，今回の脳損傷で起こった症状ではないかもしれない。しかし，病前の苦手さが助長される形で症状を呈する例もある。

[表3] 遂行機能を必要とする生活評価の例

能力	例
管理	●持ち物を紛失しない ●体調に合わせて活動量を調整できる ●計画的にお金を使う
計画・手配	●リハビリテーションや外出の予定が調整できる ●家事，仕事，余暇活動の計画や手配ができる
交渉・依頼	●医師へ病状説明の依頼ができる ●リハビリテーションの時間変更を交渉できる ●他者へ援助を依頼できる
優先順位	●約束に間に合うよう行動できる ●締切が迫っている仕事から片付ける
現実検討	●外的補助手段の必要性を理解している ●失敗の振り返りができる
適切な慎重さ	●行き当たりばったりでない ●楽観的でない（不足） ●できないと決めつけない（過剰）
環境の影響	●集団と個人，職場内と外，家族内と外，新規環境と慣れた環境など，環境が異なっても能力に大きな差はない

あるいは病前の能力が非常に高い場合は，現在大きな問題がなくとも，病前と比べると能力が低下していることがある。病前の本人をよく知る人物から詳しく情報を得ることが重要である。

さらに，ゴール設定には今後の状況に関する情報が必要となる。特に復学や復職を目指す場合は，休みが可能な期間や学校，職場の考えについての情報を得る。

③神経心理学検査の使い方 [図4]

脳画像所見と面接・観察・情報収集の結果から，神経心理学検査の実施について判断する。初回はスクリーニング検査から実施することが多い。スクリーニング検査の結果をもとに，次に行うべき掘り下げ検査を選択する。生活場面から障害像が明らかな場合はスクリーニング検査を省くこともある。

神経心理学検査を実施するうえで重要なことは，検査場面における観察である。検査場面で見られる思考や行動のパターンが，日常生活上の障害を想定する手がかりとなる。無計画に取り組む，同じ誤りを繰り返す，部分に固執する，やる気がない，集中していないなど，得点のみでなく誤り方を分析することが重要である。

また，軽度の遂行機能障害は机上の神経心理学検査では検出できないことがある。遂行機能は，枠組みのない中に柔軟な思考と豊富なアイデアによって計画を立て実行する機能である。対して神経心理学検査には何かしらの枠組みがある。そのため生活場面ほどには遂行機能を必要としない。実際に検査結果に問題がなくとも，生活上で遂行機能障害を認める対象者は存在する。神経心理学検査は評価の一部に過ぎないことに留意する。

[図4] 神経心理学検査の流れと留意点

```
[脳画像所見]                    [面接・観察・情報収集]
● 重症度                         ● 重症度
● 他の高次脳機能障害の可能性      ● 他の高次脳機能障害の可能性
                                ● 障害の理解度
                                ● 心理状況
                    ↓
        スクリーニング検査：MMSE, FAB
                    ↓
              掘り下げ検査
```

[遂行機能障害のみ]	[他の高次脳機能障害を合併]	[失語を合併（言語理解，状況理解の程度により実施）]
● 遂行機能障害：BADS，WCST ● 知的機能：WAIS-Ⅲ （特に復学，就労を目指す場合）	● 全般性注意障害：CAT，TMT-A・B ● 記憶障害：RBMT，WMS-R ● 意欲低下：CAS ● 社会行動障害：IGT ● 半側空間無視：BIT ● 失行：SPTA ● 失認：VPTA	● 失語：SLTA，WAB ● 非言語性の各検査を実施 　・全般性注意：T-SPAN，抹消課題など 　・記憶：BVRT，ROCFT 　・知的機能：RCPM 　・視知覚・視空間認知：コース立方体，BITの模写など 　・前頭葉機能：WCST

[神経心理学検査実施上の注意点]
● 主治医の指示のもとで実施する
● 対象者の心理状況に配慮する
● 指示の出し方や環境によって得点が変わるため，マニュアルどおりに実施する
● 学習効果を防ぐ
● 結果の説明は対象者の心理状況や理解能力に配慮し，可能な限り主治医とともに行う
● 施設間，職種間の共通言語となるために，必要なものは可能な限り実施する
● 量的評価（得点）のみでなく質的評価（観察）を行う

[略語の名称]
● MMSE：Mini-Mental State Examination
● WAIS-Ⅲ：WAIS-Ⅲ 知能検査
● CAT：標準注意検査法
● TMT-A・B：Trail Making Test　Part A・Part B
● RBMT：リバーミード行動記憶検査
● WMS-R：ウェクスラー記憶検査
● CAS：標準意欲評価法
● IGT：Iowa gambling task（ギャンブリングタスク）
● BIT：BIT 行動性無視検査
● SPTA：標準高次動作性検査
● VPTA：標準高次視知覚検査
● SLTA：標準失語症検査
● WAB：WAB失語症検査
● T-Span：Tapping Span（CATに含まれる）
● BVRT：ベントン視覚記銘検査
● ROCFT：レイの複雑図形検査（Rey-Osterrieth Complex Figure Test）
● RCPM：レーヴン色彩マトリックス検査
● コース立方体：コース立方体組み合せテスト

[表4] BADSの項目

検査名	求められる能力
規則変換カード検査	● ある規則から他の規則へと変換する能力や現行の規則に従って必要な情報を心にとどめておく能力
行為計画検査	● 問題を解決するために自身の行為を計画する能力
鍵探し検査	● 有効かつ効率的に問題を解決する能力や自身の行動をチェックする能力
時間判断検査	● 身近な出来事に要する時間を推測する能力[★3]
動物園地図検査	● 自発的に計画を立てる能力，外部から与えられた具体的な戦略に従う能力
修正6要素検査	● 自身の行動を組織化し，監視する能力
*遂行機能障害の質問表（DEX）	● 日常生活で起こる問題を検出するための質問表

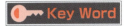

Key Word

★3　時間認知
時間がかかっていることに気づかない場合，時間認知の障害が疑われる。時計を見ない環境下で，作業に要したと思う時間を尋ねる，1分経過したと思ったら合図をしてもらう，といった課題を行う。そして，実際に要した時間との差を評価する必要がある。

[図5] BADS 遂行機能障害症候群の行動評価 日本版

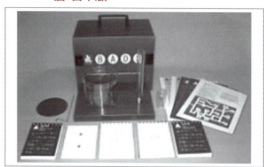

（サクセス・ベル株式会社：http://www.saccess55.co.jp/asset/00057/site_shared/kobetu/img/bads.jpgより）

以下に，遂行機能の代表的な検査を紹介する。

● **BADS 遂行機能障害症候群の行動評価 日本版** [表4，図5]

BADS（Behavioural Assessment of the Dysexecutive Syndrome）[3]は，日常生活上の遂行機能障害を検査室で検出することを企図して考案された評価法で，Wilsonらの原法の日本版である。6つの課題からなり，得点に応じて「障害あり」「境界域」「平均下」「平均」「平均上」「優秀」「きわめて優秀」の7段階に障害を区分できる。

● **遂行機能障害の質問表（The Dysexecutive Questionnaire：DEX）**：BADSの成績に被検者の質的な情報を補足提供するものとして，検査セットのなかに含まれる。気分の変化・人格変化，動機づけの変化，行動の変化，認知の変化の4領域に関する項目からなり，被検者自身と毎日の様子を知る第三者（家族，介護者など）がそれぞれ回答する。両者の回答内容に差がある場合，第三者が被検者の状況を把握していない，もしくは被検者自身の病識に問題がある，といったことが考えられる。

● **慶應版ウィスコンシンカード分類検査（KWCST）** [図6]

KWCST［Wisconsin Card Sorting Test（Keio Version）][4,5]は，Milner[6]の原法をNelson[7]が修正した方法を，さらに鹿島らが修正したも

[図6] 慶應版ウィスコンシンカード分類検査

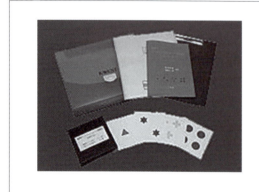
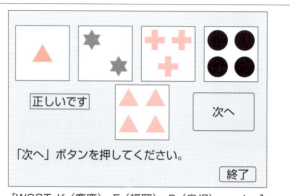

[WCST-K（慶應）-F（福岡）-S（島根）version]

（サクセス・ベル株式会社：http://www.saccess55.co.jp/asset/00057/site_shared/kobetu/img/bads.jpgより）

のであり，前頭葉背外側機能の検査としてよく用いられる。被検者は４種の色，形，数の組み合わせからなる複数のカードをもつ。検者が求める分類カテゴリーが色，数，形のいずれであるかを推測し，合致すると思われる反応カードを置いていく。置く度に伝えられる正否の返答を手がかりとして，被検者は次に置くべきカードを選択する。

成績が低下した場合，心の中に一度抱えた一定の概念や心の構え（セット）から，他の概念[★4]や心の構えに移ることが困難となる，概念ないしセットの転換障害（高次の保続）が考えられる。この障害があると考えや視点の切り替えが困難となり，思考の柔軟性が低下する。

この検査をパソコン化したWCST-K（慶應）-F（福岡）-S（島根）versionも作られている[8]。

●Frontal Assessment Battery at bedside（FAB）[9,10]［表5］

FABは簡易に前頭葉機能を評価するためにDuboisらによって作成された。類似性，語の流暢性，運動系列，葛藤指示，GO-NO-GO課題，把握行動の６つの課題で構成される。ベッドサイドで10分程度の時間で施行できる。あくまでもスクリーニング検査であることに留意する。

[表5] FABの項目

- 類似性（概念化）
- 語の流暢性（心の柔軟性）
- 運動系列（運動プログラミング）
- 葛藤指示（干渉刺激に対する敏感さ）
- GO-NO-GO課題（抑制コントロール）
- 把握行動（環境に対する非影響性）

Key Word

★4　概念機能[13]
抽象的な事象から概念を形成したり，カテゴリーを使用する機能。この機能が低下すると１つの具体例を一般化したり，問題の背後にある本質的な側面や関連のある事象を見抜くことができなくなる。事象の組織化，計画立案，問題解決が困難となる，遂行機能と関連する機能である。

---

(5)臨床症状・画像所見・検査結果から考えられる利点・問題点の整理

遂行機能障害は重症度によって障害像が異なる。環境や心理状況に左右されやすく，他の高次脳機能障害を合併することが多いために，臨床症状は多彩である。まずは活動・参加に着目し，利点と問題点を整理する。そして脳画像所見，神経心理学検査結果，医学的情報による心身機能・身体構造の問題と照合する。さらに環境因子と個人因子も含め，総合的に障害の解釈を行う。時には介入してみることで，障害がわかることもある。

以下に重症度別の例を記載する。なお，画像や神経心理学検査は一例であり，生活障害の重症度と比例しない場合もある。

①重度障害例：生活管理に問題がある

- **画像**：病巣が広い。前頭葉の損傷が大きい。脳全体の損傷が大きい。
- **神経心理学検査**：BADS：障害あり，WCST：CA（categories achieved，カテゴリー達成数）１〜２，FAB：12点以下。
- **利点**：基本的ADL（食事，整容，排泄，入浴，更衣）は自立している。

- **問題点**：自身の生活の基本的な管理ができない。部屋は散らかっており，持ち物の紛失も多い。身なりに無頓着であり，生活リズムが乱れている。常に声かけや促しが必要である。
- **障害像の整理**：他の高次脳機能障害の影響が強い可能性がある。「記憶障害により指摘されたことを忘れる」「注意障害により他のことに気をとられる」「社会行動障害により目の前の楽しみに支配される」といった症状があるかもしれない。まずはベースにある高次脳機能障害を明らかにし，介入する。

②中等度障害例：家事に問題がある

- **画像**：前頭葉に病巣がある。明らかな病巣がある。
- **神経心理学検査**：BADS：境界域～平均下，WCST：CA 3 ～ 4，FAB：13～15点。
- **利点**：体調管理はできている。部屋はそれなりに片付き，持ち物を紛失することもない。時間をかければ家事もできる。
- **問題点**：夕食の準備に 3 時間かかる。部屋の片付けに半日かかる。約束の時間に遅れそうなのに，急ぎでないメールに返信する。
- **障害像の整理**：物事の同時進行や優先順位づけが苦手となっている可能性がある。時間の感覚もずれているかもしれない。活動状況を分析し，活動の量や難易度の段階づけ，環境調整，ストラテジーの活用を検討する。

③軽度障害例：仕事や学業に問題がある

- **画像**：病巣が小さい。後方の脳に存在する。明らかな病変をみとめない。
- **神経心理学検査**：BADS：平均，WCST：CA 5 ～ 6，FAB：16～18点。
- **利点**：日常生活に問題はない。友人や家族と休日を楽しむ。毎日決まった簡単な作業であれば，こなすこともできる。
- **問題点**：病前行っていた仕事や学業ができない。限られた時間のなかで成果を上げることができない。予定外の状況に柔軟に対応できない。
- **障害像の整理**：思考の柔軟性が低下している可能性がある。予想外の出来事に対する対応方法が思いつかない，あるいはより効率よく進めるためのアイデアが出ないのかもしれない。対象者が自身の思考や行動の特性を理解しているのか確認し，対策を講じることができるよう介入する。

（6）介入方略の整理 [図7]

　予後に影響する因子と現在の生活障害の重症度をもとにゴール設定を行う。ゴールに応じて各介入方法を組み合わせ，プログラムを立案する。介入は他職種，就労・生活等支援機関，家族等と立てたチーム方針に基づくものとする。時には直接的な作業療法よりもチーム全体のマネジメントがOTの主な役割となることもある。

[図7] 介入方略の整理

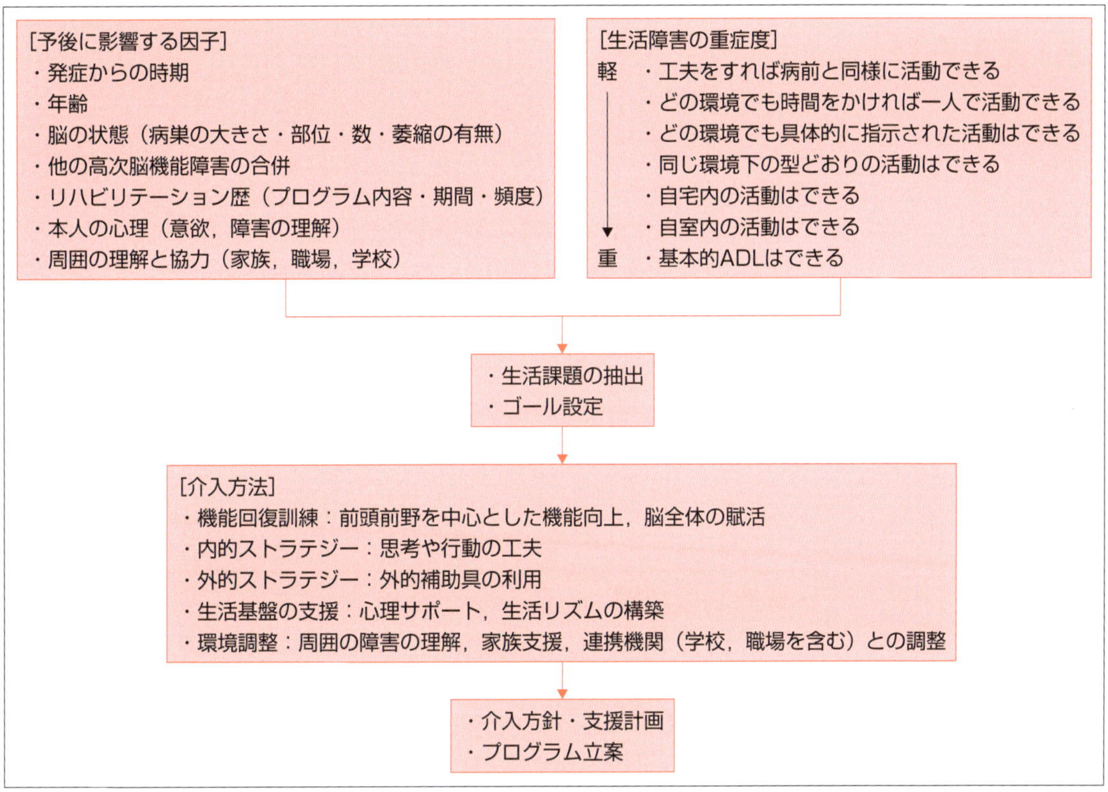

[予後に影響する因子]
・発症からの時期
・年齢
・脳の状態（病巣の大きさ・部位・数・萎縮の有無）
・他の高次脳機能障害の合併
・リハビリテーション歴（プログラム内容・期間・頻度）
・本人の心理（意欲，障害の理解）
・周囲の理解と協力（家族，職場，学校）

[生活障害の重症度]
軽　・工夫をすれば病前と同様に活動できる
　　・どの環境でも時間をかければ一人で活動できる
　　・どの環境でも具体的に指示された活動はできる
　　・同じ環境下の型どおりの活動はできる
　　・自宅内の活動はできる
　　・自室内の活動はできる
重　・基本的ADLはできる

・生活課題の抽出
・ゴール設定

[介入方法]
・機能回復訓練：前頭前野を中心とした機能向上，脳全体の賦活
・内的ストラテジー：思考や行動の工夫
・外的ストラテジー：外的補助具の利用
・生活基盤の支援：心理サポート，生活リズムの構築
・環境調整：周囲の障害の理解，家族支援，連携機関（学校，職場を含む）との調整

・介入方針・支援計画
・プログラム立案

（7）介入目標（機能から参加までの幅広いスペクトラムの中で）

①心身機能，身体構造
● 一次障害の改善：思考の柔軟性低下，現実検討能力低下，問題解決能力低下
● 二次障害の改善：意欲低下，抑うつ，情動コントロール不良，脳の易疲労性
● 合併した障害の改善：全般性注意障害，記憶障害，社会行動障害など

②活動，参加
● 主体的な生活，ストラテジー（補助手段）を活用した生活の獲得

③個人因子
● 役割の再獲得，居場所の獲得

④環境因子
● 家族支援，学校・職場・活動の場の調整，サポート体制の構築

(8)介入方針

遂行機能障害の根本的治療方法は現在のところ見当たらない。1つの訓練効果を生活の全てに汎化させることは難しい。したがって，今，OTが優先的に介入すべき生活課題に対し目標指向的に介入する。目標は具体的で一定期間内に達成可能なものとする。これが短期ゴールとなり，短期ゴールの積み重ねが長期ゴール，リハビリテーションゴールにつながるよう介入する。

(9)プログラム

①機能回復訓練

発症から日が浅い場合は，脳機能全体が向上する可能性が高い。脳の情報処理速度，耐久性を向上させるべく，脳全体を賦活させる課題を実施する。注意の制御機能や作業記憶を必要とする課題は脳の情報処理速度の向上に有効と思われる。また，作業の難易度や持続時間の段階づけを行うことで，脳の耐久性を向上させる。

②内的ストラテジー（内的補助手段）の獲得

自身の思考や行動の特性を理解し，対処方法を身につける。

◉問題解決訓練（Problem Solving Training：PST）[11]

複数の段階からなる課題をより取り組みやすい構成へ細分化し，問題解決行動を強化する。手順と方法は以下のとおり。

①情報を熟読し，問題を分析する

②問題を細分化し，多くの解決案を生成する

③解決案の妥当性について検証し，必要に応じて修正する

●課題例：目的にあった旅行の計画

◉ゴールマネジメント訓練（Goal Management Training：GMT）[12]

ゴールの階層性を明らかにし，目標と現在の状況を対比し，自身の行動をモニターする。手順と方法は以下のとおり。

①現在の自分の状況を評価し，すべきことに意識を向ける

②主となる目標を決める

③主目標のための副目標をリストアップする

④それぞれの段階を理解し覚えて実行する

⑤各段階を実行している間，軌道から外れていないか点検し，外れていたら最初に戻る

●課題例：調理

●**生活技能訓練**

●困難が予想される生活場面や，実際にうまく対応できなかった生活場面について，OTと対象者がともに解決策を考え，具体的な対応方法を身につけておく
●行動を整え，問題を回避する
　・例：生活をルーティン化する。事前準備を心がける。時間に余裕をもって行動する。困ったときに助言を求める先を複数確保しておく

③外的ストラテジー（外的補助手段）の獲得

　環境を整理し，外的補助具を活用することで，思考や行動の混乱を防ぐ。方法は以下のとおり。
●持ち物の定位置を作る
●作業の手順書を使用する
●時計やストップウオッチを利用して，作業に要する時間をモニターする
●To-doリストを作り，すべきことを整理する。済んだことはチェックする

④生活基盤の支援

●本人の心理サポート

　遂行機能障害は見えにくい障害であるために，周囲に理解されにくい。対象者自身も障害を理解し難く，混乱する。それだけに心理面への影響は大きい。対象者が「障害があっても自分は自分である」と確信し，安心して日々を過ごすことができるよう支援を行う。できることに目を向け，成功体験を重ね，自己効力感を失わないようにサポートする。

●生活リズムの構築

　重症度に応じて，活動量や活動内容の調整を助言する。

⑤環境調整

●周囲の障害の理解と対応方法の獲得

　家族や友人，職場，医療・福祉・介護担当者など，対象者と関わる全ての人物に対し，障害特性や対応方法について伝える。対象者が混乱しないよう，周囲の者が全て同じ方針で対応する。

●家族支援

　家族に心理サポートが必要となることも多い。傾聴し，情報を提供し，対象者と家族の生活が破綻しないようにサポートする。

●サポート体制，連携の構築

　入院中は他職種と情報交換，役割分担を行い，常に同じ方針で介入する。在宅生活では，対象者の重症度と帰結に応じて，学校，職場，高次脳機能障害支援拠点機関，医療機関，行政機関，就労支援機関，地域活動支援センター，生活支援事業所，障害福祉・介護サービス事業所等，各機関との連携を構築する★5。

One Point

★5　高次脳機能障害および
　　その関連障害に対する
　　支援普及事業

国が定めたこの事業により全都道府県に高次脳機能障害支援拠点機関が設置され，専門的な相談支援や地域支援ネットワークが展開されている。遂行機能障害を含めた高次脳機能障害に対する標準的なプログラムについても厚生労働省のホームページからダウンロードできる[2]。

（10）実施（問題解決）

遂行機能を必要とする活動・参加に着目し，ゴールの達成度で作業療法の効果判定を行う。「2時間以内に一人で夕食を作ることができるようになった」「地域活動支援センターに遅刻せず週に5回通うことができるようになった」といった具体的な短期ゴール達成の積み重ねにより，対象者の生活は少しずつ変わっていく。そして長期ゴールが近づいている，と感じることで，自己効力感は増し，主体的な生活へとつながっていく。遂行機能障害の作業療法の最終目標は，対象者が**自身にとって価値のある活動**への**主体的な参加を継続する**ことである。

（11）介入例−復学を目指した遂行機能障害の作業療法

◎症例プロフィール

10代，女性，高校生の例である。自転車乗車中に車と追突し，両側前頭葉脳挫傷，遂行機能障害。急性期病院にてリハビリテーションの後，回復期リハビリテーション病院にて復学目的で作業療法を開始した。開始時，基本的ADLは自立していたが，自室内は食べ物と教科書を同じ引き出しへ収納するなど散らかっていた。病室でぼんやりと過ごすことが多く，1つひとつの行動に指示が必要であった。

◎評価

神経心理学検査はBADSの障害区分：平均下，FAB：12点，WCSTの達成カテゴリー：4であった。

◎プログラムと介入

作業療法では，まず日々の生活を整えることから介入した。自室内の持ち物の定位置を決め，自分自身での片付けを援助した。毎日宿題を出し，宿題に要した時間をスマートフォンで計測した。日記をつけることで行動の振り返りも行った。

次に理学療法の時間変更交渉，外泊の手続きといった，交渉や手配の課題を行った。合間に楽しみも含めた遂行機能課題として趣味の工作や好きな漫画のストーリーの要約を取り入れた。

退院が近づいたころ，PT，STとともに模擬的に授業を組み，授業準備，時間割に沿った行動，ノートの書き取り，発表などの練習を行った。高校を訪問して高校教員に対応方法を伝達し，退院後は訪問リハビリテーションにて復学のための生活基盤を整えた。そして復学を果たした。

（原　麻理子）

引用文献

1）Lezak MD：Executive functions and motor performance. In Neuropsychological Assessment, 3 rd ed, pp650－685, Oxford University Press, 1995.（鹿島晴雄総監修，三村將・他監訳：遂行機能と運動行為．レザック神経心理学的検査集成，pp28－30，375－393，創造出版，2005.）

2）厚生労働省社会・援護局障害保健福祉部，国立障害者リハビリテーションセンター編：高次脳機能障害者支援の手引き，第 2 版．2008.
http://www.rehab.go.jp/ri/brain_fukyu/kunrenprogram.html（2017年 7 月アクセス）

3）Wilson BA, Alderman N, Burgess PW, et al：Behavioural Assessment of the Dysexecutive Syndrome. Thames Valley Test Company, 1996.（鹿島晴雄監訳, 三村將・他訳：BADS 遂行機能障害症候群の行動評価 日本版．新興医学出版社，2003.）

4）鹿島晴雄・加藤元一郎：前頭葉機能検査――障害の形式と評価法．神経進歩37：93－109，1993.

5）鹿島晴雄・加藤元一郎：Wisconsin Card Sorting Test（Keio Version）（KWCST）．脳と精神の医学 6：209－216，1995.

6）Milner B：Effects of different brain lesions on card sorting. *Arch Neurol* 9：90－100, 1963.

7）Nelson HE：A modified card sorting test sensitive to frontal lobe defects. *Cortex* 12：313－324, 1976.

8）小林祥泰：パソコンを利用した検査法．神経心理学18：188－193，2002.

9）Dubois B, Slachevsky A, Litvan I, et al：The FAB：A frontal assessment battery at bedside. *Neurology* 55：1621－1626, 2000.

10）高木理恵子・梶本賀義・神吉しづか・他：前頭葉簡易機能検査（FAB）――パーキンソン病患者における検討．脳神経54：897－902，2002.

11）von Cramon DY, Matthes-von Cramon G, Mai N：Problem-solving deficits in brain-injured patients：A therapeutic approach. *Neuropsychological Rehabilitation* 1（1）：45－64, 1991.

12）Levine B, Robertson IH, Clare L, et al：Rehabilitation of executive functioning：an experimental-clinical validation of goal management training. *J Int Neuropsychol Soc* 6：299－312, 2000.

13）Lezak MD：Concept Formation and Reasoning. In Neuropsychological Assessment, 3 rd ed, pp602－649, Oxford University Press, 1995.（鹿島晴雄総監修，三村將・他監訳：概念機能．レザック神経心理学的検査集成，pp339－374，創造出版，2005.）

参考文献

1）加藤元一郎・三村將：時間とリズムの認知．Brain Medical 15：173－179，2003.

2）鎌倉矩子・本多留美：遂行機能の障害．高次脳機能障害の作業療法，pp359－406，三輪書店，2010.

3）三村將：前頭葉機能障害のリハビリテーション．老年精神医学雑誌15：737－747，2004.

4）三村將：遂行機能とは．臨床精神医学35：1511－1515，2006.

5）Wilson BA, Gracey F, Evans JJ, et al：Neuropsychological Rehabilitation：Theory, Models, Therapy and Outcome. Cambridge University Press, 2009.

10. 半側空間無視

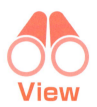

- 左半側空間無視は，病巣の反対側である左空間に注意を向けることが困難となる現象であり，右大脳半球のさまざまな部位の損傷によって起こりうるものである。症状の評価としては，紙と鉛筆を用いた机上検査と日常生活活動（ADL）評価の双方が必要であり，その結果から症状の特性を理解する。
- 左半側空間無視症状に対する訓練によって，その症状の改善は，机上検査で認められるかもしれない。しかし，それがさまざまなADL場面まで波及しないことが多いと考えられる。
- ADL場面で認められる左半側空間無視症状を分析し，各動作に特化した環境調整や動作手順学習を介入として行い，ADL能力の向上を図る。介入の際の声かけについては，段階的に情報を具体化する方法を用いると，患者自身が考えながら左へ注意を向ける機会になると思われる。

（1）生活状況からとらえたこの障害の一般的な特徴

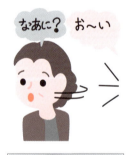

Key Word

★1　半側空間無視
かつては，半側空間失認という用語が用いられていた。視覚失認患者では，見てもそれが何かわからないが，左USN患者では，左空間にある対象物の存在や対象物の左部分の存在に気づかないことはあっても，それらの認識ができないことはあまりないと考えられる。そのため，半側空間失認という表現は，症状を正確に反映していない。

　半側空間無視★1（unilateral spatial neglect：USN）とは，一側大脳半球の損傷によりその反対側の空間に注意を向けることが困難となる現象である[1]。この症状は，**空間性注意障害**★2（202頁**Column**参照）によるものであり，左右どちらの半球が損傷しても起こりうる。ただし，出現頻度として，右大脳半球損傷後に起こりやすく，そして，右大脳半球損傷後のUSN症状は，左半球損傷後のそれに比べて，症状が重度で，その改善が得られにくい特徴を有している[2,3]。そのため，本項では，無視側を「左」として論じることとする。

　左USN症状は，対象者を取り巻く空間に対する注意障害であるが，この症状とあわせて，対象者自身の左半身に注意を向けることが困難となる場合がある。この現象は，自己身体に対する左半側無視（英語圏では，personal neglectと表記）として，左USN症状とは区別される[4]。臨床では，自己身体の左半側無視のみを呈する症例は少なく，それに左USN症状を伴っていることが多いと感じられる。

　検査上，自己身体に対する左半側無視症状が認められなくても，左USN患者の行動を観察していると，左側に対する見落としが，左USNによるものか，自己身体の左半側無視による現象であるのか区別が難しい場合がある。また，治療介入場面では，これらを区別せずに対応することから，これ以降

[表1] ADL場面で認められる代表的な左USN症状

- 何もしていない状況であっても，顔が右を向いている
- 人の声など聴覚刺激があると，例え，それが左側からのものであっても，右へ顔を向ける
- 患者が何か目の前の課題に取り組んでいても，患者の右側に人の姿が見えると手が止まって，それを見てしまう
- 脳血管障害によって片麻痺も伴い，そして，その随意性が低い場合，麻痺側上下肢が不自然な肢位をとることや，上肢が体幹や臀部の下敷きになる。そして，患者自身でこれらの自己修正ができない
- 移乗の前後で，車いすのストッパーやフットサポートの操作および，麻痺側下肢をフットサポートから上げる，下ろすことを忘れてしまう
- 食事の際，患者の左に置かれた器に気づかず手を付けられない。各容器内の左側にある食べ物に気づかず手を付けられない
- 歯磨き，顔拭き，ひげそり，整髪，化粧の各動作において，顔の左側への対応がないか，不十分となる。歯磨きでは，左側にある歯列を磨き忘れるか，磨けたとしても，左側に対しては，不十分となる
- 衣服の左右を区別できずに腕や足を服に通す。左上下肢を衣服に通さない，または，不十分のままで動作を終えてしまう
- 入浴時，身体を洗う，髪を洗う際に，それぞれの左側を洗うことを忘れる。入浴後，左側の身体や頭髪を拭き忘れる
- トイレ内の設備（ペーパーホルダーやナースコール，水洗レバーやボタン）が左側にあるとそれに気づけない
- 移動手段にかかわらず，左側にある人や物に衝突する。または，どんどん右へ寄って行き，曲がり角で，左に曲がる必要があっても，右にしか曲がれない

Key Word

★2 空間性注意障害

ヒトが空間に注意を配分する際の障害を指す。損傷側の反対側の空間に対して注意を向けることが困難となるのが半側空間無視であり，左右どちらの空間に対しても注意の配分がおろそかになると全般性注意障害となる。

は，自己身体の左半側無視症状も含めた広義の左USNとして話を進めることとする。

　ADL場面で認められる代表的な左USN症状を[表1]にまとめる。ただし，症状の程度やその特徴によって，ADL場面で認められる行動障害には多様性が認められることから，各患者の症状特性に合わせた対応が必要となる。

(2)何に着目しようか—ポイントおよびその根拠

①左方探索★3能力を確認

　左USN症状に対する介入を効果的に展開するためには，まず，環境や刺激の調整が行いやすい机上での課題を実施し，その結果から左USN症状の特徴を把握する。

　どの程度の範囲の空間を探索可能であるのか調べる方法の1つとして，お手玉を机上に横一列，またはランダムに配置し，それを左USN患者に拾い上げてもらうことで評価ができる。お手玉を用いることの利点は，その並べ方や用いる数，そして，その配置の範囲を自由に調整可能であることである。多くの左USN患者は，右側にある刺激から拾い上げるため，それを担当OT

Key Word

★3 左方探索

左USN患者が，探索できる範囲を広げるために左側に注意・関心を向けることである。典型例であれば，左空間に行くにつれ探索が困難となる。抹消課題で用紙の右側から左方向へ探索することのみならず，線分二等分課題の線分を左方向にたどる行為も左方探索に含まれる。

> **Column**
> **左右の大脳半球が担う空間性注意機能**

ⓐ 右手利き健常者の場合，左大脳半球は，右空間にのみ注意を向ける働きをもち，右大脳半球は，左空間に対して優位性があるものの両側の空間に注意を向ける働きをもつ。これらの働きは左右非対称ではあるものの均衡が取れているため，左右どちらの方向に対しても注意を向けることが可能である。

ⓑ 一方，右大脳半球損傷により，それがもつ空間性注意機能を喪失した場合には，左大脳半球がもつ空間性注意機能のみが作用することとなる。結果として，注意は右空間にのみ向けられることから，左側に注意を向けることが困難となり，左半側空間無視症状を呈することとなる。

[図] 両側大脳半球が担う空間性注意機能を模式的に示したもの

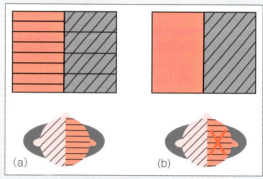

ⓐ 健常者であれば，右大脳半球が左空間に対する優位性をもって両側の空間に注意を向け，そして，左大脳半球は，右空間にのみ注意を向ける。これらの働きは非対称であるが均衡を保っている。
ⓑ 左USN患者で，右大脳半球が担う方向性注意機能が失われてしまうと，左半球が担う右方向への空間性注意機能のみが作用することとなり，患者の注意関心は，右空間に限局してしまう。

に手渡してもらうことにより，右側に注意を引く刺激が減っていく環境で探索能力を把握することができる。

もう1つの方法は，ボードに立てられたペグ棒の操作課題であり，探索できる空間を定量的に把握することができる。ペグ棒をボードから移動させる，または反転させる課題を通して，異なる課題条件での成績の違いを把握する。

②左上下肢の管理能力

感覚障害を伴って左上下肢の随意性が低下した場合，自己身体に対する左半側無視症状も認められるかもしれない。これは，動作の自立を妨げるのみならず，自己の左上下肢の損傷や転倒・転落をもたらす要因となりうる。

訓練室で，まずは，左USN患者に仰臥位になってもらい，その状態で右手を用いて左手を探してもらう。もし，それが困難な場合であっても，左肩から末梢に手をのばすことで左手に触れることができる可能性は高い。一方，右足で左足に触れることや，すくうことが困難となる場合は少ないと考える。

次に，左上下肢に対する誘導を寝返りや起き上がり動作のなかでできるか確認を行う。車いすを使用している対象者であれば，左足をフットサポートから下ろす，またはそれに上げる動作自体が可能であるか確認する。それらが可能であるなら，一連の動作のなかでもやり忘れがないかどうか，車いす

から移乗する直前と車いすへ移乗した直後に左足の操作ができるかどうか確認する。

③ADL場面での左USN症状の把握

作業療法で実施する机上訓練で成績が改善することや動作手順の習得により訓練場面でのADL能力の向上が確認できても，それがADL場面に反映されないことがしばしば認められる。

できる能力が日常生活で発揮されていない場合，その原因を分析し，訓練方法および声かけによる誘導や動作の介助方法，さらには，環境調整などの多面的アプローチを検討する。

(3)脳画像の確認

①損傷部位

左USN症状は，右大脳半球内のさまざまな部位の損傷後に起こりうることが知られており，古くから重要視されているのは，頭頂葉や側頭頭頂後頭接合部の損傷である[1,5]。その他として，前頭葉の損傷[6]や，後大脳動脈領域に該当する内側後頭頭頂側頭領域の損傷[7]のほか，被殻[8]や視床[9]を中心とした損傷によっても左USN症状が起こりうる。

損傷部位によって出現する左USN症状の特徴が異なることも明らかとなっている。前頭葉を中心とした損傷であれば，線分抹消課題での左USN症状の出現に関連し，頭頂葉が損傷すると線分二等分課題での左USN症状が出現することが報告されている[10]。

さらに，近年の病巣分析研究では，前述の病巣部位と症状との関連性に加えて，物体や刺激の左部分に対するUSN症状の出現には，海馬傍回から中側頭回の損傷が関連していることが報告されている[11]。

②損傷部位以外に確認すべき点

脳梗塞直後の大脳半球では，脳浮腫が認められるかもしれない。その場合，損傷部位の浮腫が周辺組織を圧迫し，その部位に一時的な機能低下を招いている可能性が考えられる。また，脳出血の血腫や脳内の腫瘍の存在がそれらの周囲の組織を圧迫している場合もある。

こうした所見を確認するためには，脳溝の狭小化や脳室の変形の他に，非損傷半球側への膨らみによる大脳縦裂の歪み（midline shift）の有無について左右の大脳半球を比較することで確認できる ［図1］。

[図1] 右側脳室に圧排を認めた頭部CT画像

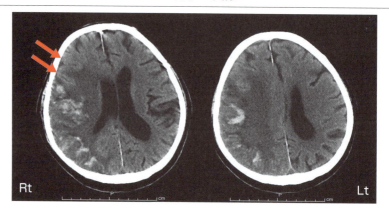

右大脳半球内に出血性脳梗塞を認めた症例の頭部CT画像。右大脳半球の脳浮腫および出血により右側脳室が圧排されており変形している。加えて，脳の正中線が右凸に変形している。このほかにも，脳溝の狭小が認められ，血腫が及ばない右前頭葉においてそれが明らかである（矢印）。

(4) 実施すべき評価

①紙と鉛筆を用いた机上検査

　左USN症状の定量的評価のためには，標準化された検査バッテリーである**BIT行動性無視検査日本版**[12]（BIT日本版）を用いる。この検査バッテリーは，複数の下位検査から得られた得点の合計に対するカットオフ点をもとに左USN症状を判定できるのみならず，各下位検査項目に対してもカットオフ点が設定されているため，検査項目ごとに左USN症状の有無を確認できる［表2］。ただし，各下位検査から得られた結果がカットオフ点以下の得点であっても，左USN症状と判断できない場合があるため，生データの確認もあわせて行うべきである。つまり，抹消課題であれば，抹消すべきターゲットの見落とし数が用紙の左右で大きな違いを認めないことや，模写課題や描画課題の結果が左USN以外の構成障害を反映する場合もある。

［表2］ BIT行動性無視検査日本版[12]の通常検査

下位項目	カットオフ点	最高点
線分抹消試験	34	36
文字抹消試験	34	40
星印抹消試験	51	54
模写試験	3	4
線分二等分試験	7	9
描画試験	2	3
合計得点	131	146

一方，**線分二等分試験**では，得点が同じであっても，得られる結果が異なる場合がある。ある患者の反応は，提示された3本の線分に対して，右端から一定の距離となるかもしれないし，別な患者のそれは，3本の線分に対して付けた印が縦に並ぶことがあるかもしれない。後者の場合，はじめに付けた印の位置が，その後の主観的中点の判断に影響を及ぼしている可能性が考えられるため，そうした影響を除外するためには，用紙の中央に1本だけ線分を印刷したものを用いて評価を行う★4。

たとえ，右大脳半球損傷患者が左USN症状を呈していても，知的機能が保たれていると代償動作が獲得しやすい可能性が考えられる。そのため，BIT日本版の通常検査に加えて，改訂長谷川式簡易知能評価スケール（HDS-R）やMini-Mental State Examination（MMSE）を用いた知的検査も実施する。HDS-Rであれば，5物品の記銘の際に物品を縦に並べることで見落としを防ぐことができ，それ以外は，聴覚提示の課題であるため，左USN症状の影響は受けにくい。MMSEでは，「目を閉じなさい」という視覚提示の動作指示が横書きであると，文頭を読み飛ばすかもしれないし，また，5角形の重複図形の模写では，その左側を描き忘れるかもしれない。いずれの検査結果においても失点の原因が左USN症状のみであれば，知的機能が保たれていると解釈できる。

②左USN症状に対する行動観察評価

机上検査成績が改善しても，ADL場面で左USN症状が残存することは，珍しくない現象である。そのため，行動観察を通して，左USN症状の評価が必須となる。ADLの評価尺度として，FIMやBarthel Index（BI）を用いる場合，介助が必要な項目および，その介助量が明らかとなる。その際，その項目が左USN症状によるものか関連性を明らかにし，もしそうであれば，どのような状況でそれが認められるのか細かく把握しておくと，治療介入へ円滑に移行できる。

また，その評価結果は，治療介入効果の判定にも用いることができる。左USN症状に特化した行動観察評価を行いたいのであれば，日本語版のCatherine Bergego Scale（CBS）の行動観察項目[13]が有用である［表3］（206頁**Column**参照）。

🔖One Point

★4　BIT日本版の通常検査成績を解釈する際の留意点

通常検査に含まれる下位検査項目の得点を見ると，全項目の合計得点に占める抹消試験の合計得点の割合が非常に大きい。そのため，抹消課題の成績が合計得点に大きな影響を及ぼすこととなるため，通常検査成績を治療介入効果の判定に用いる際には，合計得点のみではなく，検査項目ごとの検討もすべきである。

［表3］ 日本語版Catherine Bergego Scale[13] 行動観察項目

①整髪または髭剃りの時，左側を忘れる。
②左側の袖を通したり，上履きの左を履く時に困難さを感じる。
③皿の左側の食べ物を食べ忘れる。
④食事の後，口の左側を拭くのを忘れる。
⑤左を向くのに困難さを感じる。
⑥左半身を忘れる。（例：左腕を肘掛けにかけるのを忘れる。左足をフットサポートにおき忘れる。左上肢を使うことを忘れる。）
⑦左側からの音や左側にいる人に注意することが困難である。
⑧左側にいる人や物（ドアや家具）にぶつかる。（歩行・車いす駆動時）
⑨よく行く場所やリハビリテーション室で左に曲がるのが困難である。
⑩部屋や風呂場で左側にある所有物をみつけるのが困難である。
［評価点］ 0：無視なし 1：軽度の無視（常に右側から探索し始め，左側へ移るのはゆっくり，躊躇しながらである。左側の見落としや衝突がときどきある。疲労や感情により症状の動揺がある。） 2：中等度の無視（はっきりとした，恒常的な左側の見落としや左側への衝突がみられる。） 3：重度の無視（左空間を全く探索できない。）

（長山洋史・水野勝広・中村祐子・他：日常生活上での半側無視評価法Catherine Bergego Scaleの信頼性，妥当性の検討．総合リハ39：373-380，2011．より一部改変）

Column
日本語版Catherine Bergego Scale

　この検査は，本来，左半側空間無視症状に対する病態失認を調べるものである。日常生活場面で認められる10項目の左USN症状について，評価者が評定するのみならず，対象者本人も同じ項目に対して，4段階で評定を行う。そして，評価者の評定結果と対象者本人の評定結果の差がこの検査の最終結果となる。左USN患者に用いる質問は［表］の通りである。

［表］　日本語版Catherine Bergego Scale[13] 自己評価項目

①髪をとかす時や髭剃りの時に，左側の髪をとかしたり，左側のひげを剃ったりすることを忘れることはありますか？
②左側の袖を通したり，左の履物を履いたりするのが難しいと思うことはありますか？
③食事の時，左側にあるおかずを食べるのを忘れることがありますか？
④食事の後，口の周りを拭く時，左側を拭き忘れることはありますか？
⑤左のほうを見るのが難しいと思うことはありますか？
⑥左半身を忘れてしまうことはありますか？（例えば，左手を車いすの肘掛けに置いたり，左足を車いすのフットサポートにのせたりするのを忘れたり，左手を使うのを忘れたりしますか？）
⑦左のほうから音が聞こえたり，左側から声をかけられたりした時に気づかないことがありますか？
⑧歩いたり，車いすで移動したりしている途中に，左側の家具やドアなどにぶつかることはありますか？
⑨よく行く場所やリハビリテーション室で左側に曲がるのが難しいと感じることがありますか？
⑩お部屋や風呂場などで，左側にものが置いてあると見つけられないことがありますか？
［評価点］ 0：難しくない。1：少し難しい。2：中くらいに難しい。3：かなり難しい。

（長山洋史・水野勝広・中村祐子・他：日常生活上での半側無視評価法Catherine Bergego Scaleの信頼性，妥当性の検討．総合リハ39：373-380，2011．より一部改変）

(5)臨床症状・画像所見・検査結果から考えられる利点・問題点の整理

　右大脳半球に脳浮腫や血腫が認められる場合，左USN症状は，一時的な機能低下による影響も受けている可能性が考えられる。そのため，これらが消失するにつれ，左USN症状の改善に期待がもてる。

　左上下肢の麻痺を伴う右大脳半球損傷患者であれば，左USN症状に加えて，自己身体に対する左半側無視も呈している可能性が考えられる。

　机上検査で左方探索が困難である場合，ADL場面においてもさまざまな側面で左USN症状が認められる可能性が高い。そして，左USN患者の呈する症状の特徴は，損傷部位によって異なるため，各患者に合わせた介入内容の検討が必要となる。また，左方向に注意を向ける課題を実施し，症状に改善が認められても，ADL場面での左USN症状の改善が得られにくいことから，ADL訓練の実施が必要となる。

　左USN患者の知的機能が保たれている場合，動作手順の習得によってADL能力に向上が認められるかもしれない。

(6)介入方略の整理

　机上訓練によって左USN症状の改善が認められるかもしれないが，それのみで，ADL上の左USN症状が改善するとは限らない。動作中に認められる左USN症状に対しては，各動作に特化した介入が効果的であると考えられる。また，介入の際の声かけの内容もその効果に影響を及ぼすと考えられる。

①訓練
❶左方へ注意を向けるための訓練
❷動作手順の習得訓練

②環境調整
❶視覚刺激および聴覚刺激の調整
❷動作がしやすい空間環境の提供
❸視覚的な手がかりの提示

③声かけ
❶段階的に具体化させる指示
❷positive feedback

(7)介入目標（機能から参加までの幅広いスペクトラムの中で）

①心身機能・身体構造
- 左方向への空間探索範囲の拡大
- 左上下肢に対する自己管理能力の向上

②活動・参加
- 動作手順習得によるADL能力の向上

③個人・環境要因
- 塗り絵，絵画，書写，パズル，将棋，オセロなどの趣味活動の活用
- 動作がしやすい空間環境の提供，視覚的な手がかりの利用

(8)介入方針

　探索範囲が制限されている場合には，机上訓練や床上動作で左方へ注意を向ける機会をつくり，探索範囲の拡大を図る。ある程度，左USN症状に改善が認められたなら，ADL訓練に重点を置いた関わりへと移行する。

　左片麻痺を伴う対象者に対してADL訓練を実施する場合，その身体能力に合わせた動作課題を選択する。現時点の左方探索能力でも手がかりの提示や環境調整によってADL能力に改善が認められるものもあるため，評価結果をもとに介入を試み，効果を検証する。

　動作手順の習得や手がかりの利用が定着するまでは，適切な声かけをしながら，何度も繰り返し練習する。訓練した内容が日常でも発揮できるように，そして，各対象者にとって最適な環境を提供できるように，多職種と連携，協働を図る。

(9)プログラム

①左方に注意を向けるための訓練
　空間や身体の左側に注意が向けられるよう関わり，左USN症状そのものの改善を目指す。
●床上動作
　左片麻痺を伴う対象者で，左空間や身体の左側に対して注意を向けること

が困難であれば，**寝返り動作**を実施する。右方向に寝返りする際には，左上下肢のそれぞれを対側上下肢で誘導する必要が生じる。もし，左上肢を探すことができない場合は，左肩関節周囲に触れてもらい，そこから左袖を右へ引いてもらうことで左上肢を右方向へ誘導してもらう。左下肢に対しては，右足尖部をその下に差し込み交差させる。これができてから寝返りを行う。動作手順が決まっているため，この手順で繰り返し動作を練習し，左上下肢を誘導することを意識しなくても自動的にできることを目指す。

一方，左方向への寝返り動作では，必然的に麻痺側へ加重を掛けることとなり，そちらに注意が向く可能性が高い。対象者のなかには，普段行わない左方向へ寝返りすることに恐怖や不安を感じる場合があるかもしれない。その場合には，セラピストが介助するので不安なことはないことを伝える。

左方へ寝返りし側臥位となる場合には，左肩関節に痛みを訴える場合がある。徐々に姿勢を変えながら，疼痛の出現に留意する。痛みが生じた際には，左上肢の肢位の調整を行うか，頭を枕の上に乗せるなどの対応によって，過度な負荷がかからないように配慮する。それでも疼痛の軽減が得られなければ，姿勢を仰臥位に戻す。

●**机上訓練**

抹消課題で左USN症状が明らかとなれば，机上での**探索課題**を訓練として実施する。抹消検査に類似したものを用いることも可能であるが，抹消すべきターゲットの見落としがあっても，視覚以外の感覚様式を用いることができない欠点を有する。

一方，ペグボードに並んだペグ棒を探索させることは，視覚のみならず，触覚による探索も可能であることがあげられ，前述のように定量的な評価のためのみならず，訓練課題としても用いることができる。左方への空間探索が大きく制限されている左USN患者であっても，これを用いた触覚による探索条件により見落としていたペグ棒に触れることができる場合がある。また，言語的誘導によって左方へ探索することが困難であっても，徒手で対象者の右手を左方向へ誘導することにより，見落としていたペグ棒に気づくことができる。

左方探索が著しく困難である左USN患者がボードの右側にペグ棒を移動させると，それに注意が引き付けられ，左方向への探索が困難となるかもしれない。その場合には，左側へ注意を向けやすくなる配慮を行う［図2］。

ペグ棒の操作条件として，ボードの左側へ移動させることや，それを上下反転させることも可能であり，患者の探索能力に合わせて課題内容を調整できる。また，大きなペグボードを用いるとより広い範囲の空間に対する探索課題が実施できる。その他として，構成課題用のペグボードを訓練として用いることも可能である。ただし，患者の左USN症状が軽度でなければ，誤りを指摘し

[図2] ペグ棒の移動課題

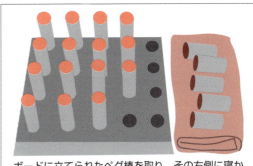

ボードに立てられたペグ棒を取り，その右側に寝かせていく課題。右側に置いたペグ棒の存在が気になる場合には，それが移動されるたびに対象者の見えないところへ移動させる。

ても，患者自身でペグ棒の置き誤りに気づき，それを修正することは困難である。

②動作手順の習得訓練

左USN患者に対して，動作中のやり忘れや，やり残しを指摘しても，その時は修正されるが，その繰り返しだけでは，症状の改善は得られにくい。それらを防ぐための方法の1つに，決められた動作手順を左USN患者に学習してもらう方法がある。起居動作，移乗前後の車いす操作と左下肢の誘導，上衣・下衣の更衣動作が該当する。

覚える方法としては，手続き記憶として身体で覚えてもらう方法と，動作手順を言語化してそれを覚え，その内容に沿って動作を遂行する方法があると考えられる。手順を決めた後は，それに沿った動作訓練を繰り返し，定着を目指す。例として，前開き上衣の着衣動作手順と車いすから移乗するための動作手順を［表4・5］に示す。

整容動作もある程度，手順を決めると，明らかなやり残しを防げると考えられる。髭剃り，整髪であれば，触って確認することが可能である。ただし，丁寧さを求めるのであれば，鏡を用いた確認が必要となる。

③環境調整

対象者の左方空間への探索範囲が限られていても，各々の探索できる能力に合わせた環境を提供することで，「できること」を増やせる可能性がある。

◉周囲からの視覚刺激および聴覚刺激の調整

●訓練場面

発症または，受傷直後であれば，注意集中力の低下も伴っている場合があ

［表4］　前開き上衣の着衣動作手順

①衣服の襟元にある表示タグのほか，胸元や腕の刺繍があれば，それらを手がかりに袖の左右を識別する
②左の腕ぐりが見えるように衣服を操作し，そこから左手を入れる
③衣服を引き上げ，左上肢を袖に通す。左手先が袖口に近づいたら，右手で迎えに行く
④左肩まで服を引き上げる。その時，衣服の左袖の付け根を左脇に挟めて衣服がずり落ちないようにする
⑤右肩関節および体幹の可動性に合わせて，首の後ろから，または，腰背部から右手で衣服を回す
⑥右袖に右腕を通して，衣服を整える

［表5］　車いすから移乗するための手順

①左，右の順番でストッパーを掛ける（右から始めると左側の操作を忘れる可能性があるため）
②左下肢を自らの介助で床に下ろし，左側のフットサポートを立てる。右足もフットサポートに乗せている場合には，こちらを先に床に下ろし，右側のフットサポートを立てる
③左足の足底が全面床に接していることを確認したうえで移乗動作を行う

る。そのような状況で机上訓練を実施すると，周囲の人の声のほか，対象者の右側に人の姿や目を引く張り紙などの存在が，目の前の課題遂行を妨げるかもしれない。そのような状況であれば，聴覚刺激や視覚刺激の少ない環境で訓練を実施することが望ましいと考える。

一方，比較的容易と考えられる探索課題で見落としなくできるようになれば，通常の訓練のように音や視覚の刺激があるなかでも，課題を遂行できることを目指す。

●ADL場面

ADL場面でも前述と同様の配慮が必要となる場合がある。例えば，食事中に，左USN患者の右側に人の姿や，テレビの映像などの視覚刺激があると，動作中に右側へ顔を向けてしまい，摂食動作が滞ってしまう。

それを解消するためには，視覚刺激のない側が患者の右側に来るように座る位置を変更する。病室のベッド上で食事を摂っているならベッドの位置の変更を検討する。病室であれば，これに加えて，カーテンで視覚情報を遮断することも効果的となるかもしれない。

◉現在の能力でも動作が遂行できるような配慮

●食器の配置に対する配慮

4品の食事が配膳された場合，お盆の右手前にお椀，左手前にお茶碗，そして，それぞれの後ろに，皿や小鉢が置かれる。そのままの配置では，左側にある器の存在に気づかないかもしれないため，お盆をテーブルの右側へずらす対応をとる。ただし，このままでは，ごはんに手が付けられない可能性があるので，お茶碗とお椀の位置を入れ替える。こうすることで，ごはんはもちろんのこと，他のおかずにも気づきやすくなると考えられる [図3] ★5。

●物品，備品，設備の配置

ナースコールやテレビ，およびそのリモコンなど必要なものは患者の右側に置く。また，トイレ内のペーパーホルダーや呼び出しボタン，水洗ボタンが便器に座った時の右側に設置されているトイレを使用する。

◉手がかりの提示とその活用

移動能力が高く，病室からトイレまでのように利用頻度の高いルートの移動を自立させることを検討する際には，患者のベッドからトイレまでの間の床にビニールテープなどで線を引き，それをたどることで道に迷わずベッド・トイレ間の移動が可能であることを学習してもらう。1回の指導では定着しないため，何度も繰り返し訓練を行う。

また，それと合わせて，左USN患者が線をたどり損ねたときでも自室が見つけられるよう，入口に大きな目印を用意し，対象者にもそれが自室の目印であることを学習してもらう。

④声かけの留意点

できる限り対象者自身で見落としや，やり忘れに気づいてもらえることが，症状の改善につながると考える。そのためには，左方向へ注意を促すために「左です」などと，言語による誘導を行うとよい。しかし訓練中に，このような声かけで，左側へ注意を向けるように指示を出しても，改善効果はその

💡One Point

**★5 食事場面で認められる
   左半側空間無視**

食事動作は，対象者にとって最も関心の高い活動であると考えられる。急性期の段階では，本文のような対応が必要となるが，他の活動よりも早い段階で左USN症状が認められなくなることが少なくない。その理由の1つに，食事に対する意欲が関係しているかもしれない。

[図3] 食器を探しやすくするための配膳時の配慮

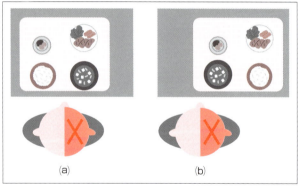

ⓐ通常のお盆の位置と器の配置。ⓑお盆を右側に移動させ,かつ,お椀とお茶碗の位置を入れ替えた配置。こちらのほうが,ごはんも他のおかずも探しやすくなると考えられる。

ときのみである。その他に「左側を見落としやすいので,気を付けるように」と伝えても,対象者は知識としてその情報を把持するに留まり,病識の改善までには至らない。そのため,声かけの際に,すぐに「左」などと具体的な指示を出さずに,注意を促すためだけの声かけから始め,それでも気づかなければ,徐々に具体的な内容に移行していく。こうした関わりで,自ら左側に気づけるようになることを目指す。

ペグボードを用いた課題での声かけの内容および,移乗動作訓練でのその内容について[表6・7]に示す。

また,対象者は,何かの課題に取り組み,うまくできても,それに気づけないことが多い。うまくいったときは,その内容に関するフィードバックを与え,次回以降も同様に課題が遂行できるよう目指す。

⑤多職種連携

OTの関わりのみでは,左USN患者のADL向上に対して十分対応できない。そのため,看護師をはじめとする病棟スタッフ,および他のリハビリテーションスタッフの協力が不可欠となる。

病棟における環境調整に関しては,看護師に依頼し,そして,それによる

[表6] ペグボードを用いた探索課題での段階的な声かけ

*ボードの左側でペグ棒の見落としがあり,左USN患者がそれに気づいていないとき,以下のような声かけを行い,気づくまで順に声かけの内容を変えていく。最終的には,徒手誘導で見落としの存在に気づいてもらう
・「いいですか」「終わりましたか」「もうないですか」と課題が終了したことの確認のみを行う
・「まだ,あります」「まだ,残っています」と,やり残しの存在を指摘する
・「左にあります」と,はじめて左側に注意を向けることに言及する
・「(あなたが)思っているより左側です」と,もっと左側に注意を向けることを促す
・「右手を貸して下さい。一緒に探しましょう」と言って,対象者の右手を残存しているペグ棒のほうへ誘導する

[表7] 移乗動作訓練での段階的な声かけ

＊動作手順を知識として学習しているにも関わらず，左側のストッパーを掛けずに，左下肢をフットサポートに乗せたままで移乗しようとしたとき，次のように声かけを行う。やり忘れに気づかなければ，言語的知識を想起してもらい，行動修正を図る
・「何か忘れていませんか」と，漠然とやり忘れを指摘する
・「もう，移って大丈夫ですか」「危なくないですか」と，安全配慮に注意を向ける必要性を伝える
・「手順はどうでしたか」と，言語的に手順を想起してもらう
・それができれば，その内容をもとに動作を再開してもらう

効果を聴取する。このことで，自らの評価結果に情報が付加され，対応方法の継続または修正・変更の検討が可能となる。

　移乗動作や起居動作などは，対応する者によって，動作の指示内容や介助方法が異なる可能性がある。左USN患者が混乱しないように，そして，対象者のできる能力を伸ばすために，他のリハビリテーションスタッフや病棟スタッフにも対応方法を説明し，指示内容および介助方法を統一してもらう。

（10）実施（問題解決）

　左USN患者に対する作業療法では，訓練場面で左方向への探索範囲が拡大することや，動作時に左上下肢を自ら操作できることが問題解決の指標となる。また，ADL場面のそれは，左側の見落としややり忘れの減少によって自立度が向上することである。

　机上検査を指標として用いた場合は，BIT日本版の通常検査で認められた左USN症状の改善がその指標となり，行動場面であれば，左USN症状の軽減に関連したFIMやBarthel Index（BI）の成績改善，または，CBSの観察項目における得点改善が客観的な指標となる。

（11）介入例

◎症例プロフィール
　症例は，右中大脳動脈領域の脳梗塞により脳神経外科病院に入院となった80歳代，右利き女性。

◎評価（発症より2週間経過時）
●神経学的所見：運動機能所見として，左片麻痺を認め，Brunnstrom stageで上肢Ⅰ，手指Ⅰ，下肢Ⅱであった。感覚機能所見としては，左上下肢の表在および深部感覚に重度鈍麻を認めた。

●神経心理学的所見：MMSEは24/30点。BIT行動性無視検査日本版の線分抹消試験の得点は20/36点であり，用紙の左側にある線分のほとんどを見

落としていた。また，線分二等分試験の得点は0／9点であり，提示された各線分の右端に近い位置に主観的中点を付ける結果となった。

- **ADL所見**：起居動作は，全介助であり，ベッドからの起き上がり動作では，麻痺側上下肢の誘導がなされていなかった。また，端座位保持も困難であることから，更衣，入浴，排泄，移動も全介助であった。食欲があるものの，食事動作では，対象者の左側にある器の見落としを認めた。ただし，器内の左側にある食べ物を見落とすことはなかった。整髪，顔拭き，歯磨きの各整容動作では，身体の左側でやり残しがあり，中等度の介助が必要であった。

◎評価結果の解釈

本症例の左上下肢に対する管理不良が，起き上がり動作を困難にしており，この姿勢変換を獲得できなければ，移乗動作や，上衣・下衣の更衣動作，靴の着脱動作に対する訓練の展開に至らないと考えた。

食事場面では，左方への探索が不十分であったため，左側にある器に手を伸ばすことが困難であった。ただし，机上検査結果から，本症例は，用紙の右側から体幹正中付近までの左方探索が可能であった。そのため，食器の配置を変えることで，現在の空間探索能力であっても食べやすさに改善の認められる可能性が考えられた。それに加えて，机上訓練による左方探索能力の向上は，左側にある器に手を伸ばすことを容易にするのではないかと考えた。

◎目標

以下に述べる2つの目標を立てて，病棟生活におけるADL能力の向上を目指した。

①ベッドからの起き上がり動作では，左上下肢の誘導方法を含めた動作手順を学習してもらい，その動作の自立を目標とした。

②食事動作では，主食を食べやすいように食器の配置を変えた条件で，器の移動の介助なしに，すべての器に手を伸ばして食事ができることを目標とした。

◎治療介入内容

- **食器の配置の変更**

212頁の［図3］に示すように，配膳されたお盆を患者の右側へずらすことに加えて，茶碗とお椀の位置を入れ替えた。

- **ペグボードを用いた左方探索訓練**

ペグボードに並んだペグ棒をその右側にある箱へ移動するように教示を与えた。対象者は，ボード上の左側にあるペグ棒を見つけることができないために，見落としがないか確認を促しても，その存在に気づくことができなかった。声がけとして，「探している場所より，もっと左側です」と繰り返し促すと，見落としていたペグ棒のすべてを見つけることができた。

次に，すべてのペグ棒をボードの穴に差し戻すよう指示を与えた。すると，ボードの左側にある穴を見つけることができないために，穴のないところに立ててから，次のペグ棒を箱から取り出す様子が続けて観察された。箱が空になってから対象者の右手を誘導し，穴に収まっていないペグ棒を空いている穴へ移動させた。

- **起居動作訓練（プラットフォーム上の仰臥位から端座位までの動作）**

「起き上がってください」とだけ指示すると，左上下肢の誘導を忘れてしまうために，動作の開始前に，下記の手順を説明し，それに基づいて繰り返

し練習を行った。

①右手で左手首をつかみ，右足背部で左下腿をすくう。

②頭部を右へ回旋しながら屈曲し，それに続いて，体幹も回旋しながら屈曲し，右側臥位となる。

③両下腿をベッドの端からはみ出すように右下肢で左下肢を誘導する。

④プラットフォーム上の右前腕に加重しながら，頭部体幹を起こす。

⑤右手掌で体重を支えながら右肘関節を伸展させ，頸部体幹を垂直方向に起こす。

◎結果

●食事動作

机上訓練でペグ棒を右側へ移動させる課題，そして，それをボードへ戻す課題において，見落としなく課題が遂行可能となり，それとほぼ同時期に，正面に提示したお盆の上のすべての器に手を伸ばすことが可能となった。しかし，茶碗とお椀の位置を入れ替えなければ，右側にある副菜，汁物を先に食べてしまい，主食のご飯が多く残ることから，配膳の段階で，茶碗とお椀の位置を入れ替える介助は継続された。

●起き上がり動作

右上下肢による対側上下肢の誘導については，手順が定着し，介助なしで起き上がる動作能力の獲得に至った。時折，左上肢の誘導を忘れることはあるものの，自らそれに気づき，修正がなされていた。

さらなるADL能力向上を目指して，プラットフォームと車いす間の移乗動作のほか，端座位での靴の着脱動作や上衣の更衣動作を中心に作業療法が継続された。

（太田久晶）

文献

1）Heilman KM, Valenstein E : *Clinical Neuropsychology 3rd ed*. pp279－336, Oxford University Press, New York, 1993.

2）Bowen A, McKenna K, Tallis RC : Reasons for variability in the reported rate of occurrence of unilateral spatial neglect after stroke. *Stroke* 30 : 1196－1202, 1999.

3）Arene NU, Hillis AE : Rehabilitation of unilateral spatial neglect and neuroimaging. *Eura Medicophys* 43 : 255－269, 2007.

4）Bisiach E, Perani D, Vallar G, et al : Unilateral neglect : personal and extra-personal. *Neuropsychologia* 24 : 759－767, 1986.

5）Mesulam M-M : *Principles of Behavioral and Cognitive Neurology 2nd ed*. pp174－256, Oxford University Press, New York, 2000.

6）Heilman KM, Valenstein E : Frontal lobe neglect in man. *Neurology* 22 : 660－664, 1972.

7）Ota H, Fujii T, Tabuchi M, et al : Different spatial processing for stimulus-centered and body-centered representations. *Neurology* 60 : 1846－1848, 2003.

8）Ota H, Fujii T, Suzuki K, et al : Dissociation of body-centered and stimulus-centered representations in unilateral neglect. *Neurology* 57 : 2064－2069, 2001.

9）Watson RT, Heilman KM : Thalamic neglect. *Neurology* 29 : 690－694, 1979.

10）Binder J, Marshall R, Lazar R, et al : Distinct syndromes of hemineglect. *Arch Neurol* 49 : 1187－94, 1992.

11）Verdon V, Schwartz S, Lovblad KO, et al : Neuroanatomy of hemispatial neglect and its functional components : a study using voxel-based lesion-symptom mapping. *Brain* 133 : 880－894, 2010.

12）石合純夫（BIT日本版作製委員会代表）：BIT行動性無視検査 日本版. 新興医学出版社，1999.

13）長山洋史・水野勝広・中村祐子・他：日常生活上での半側無視評価法Catherine Bergego Scaleの信頼性，妥当性の検討. 総合リハ 39：373－380，2011.

11. 着衣障害

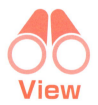

- 着衣障害は，麻痺・感覚障害などの神経症状と，半側空間無視・失認・失行などの神経心理症状，意識障害など，複数の要因が影響し生じる。このため，着衣障害のリハビリテーションでは，身体機能，高次脳機能の両面から障害の原因をとらえる視点が必要である。
- 着衣障害の評価に際しては，従来の高次脳機能検査に加え，着衣に特化した着衣機能検査を行うと，着衣動作のどの段階に障害があるのかをとらえることができる。
- 訓練を実施するにあたっては，視覚刺激，言語刺激，動作の段階付けに加え，訓練用の衣類を作成して活用するなど，対象者の障害特性に合わせ，創意工夫を凝らした働きかけが必要である。

（1）生活状況からとらえたこの障害の一般的な特徴

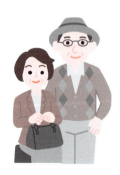

①着衣とは何か

　私たちにとって，「服を着る」とはどういうことであろうか？　服には，暑さや寒さから身を守り，怪我を防ぎ，人目から身体を隠すなど，命や安全を守る役割がある。同時に，服には，さまざまな形，構造，装飾があり，服装は，年齢，性別，儀式，職種，慶弔など，人間の文化と密接な関わりがある。服を着るという動作は，私たちの社会生活において大きな役割を担っている。

　着衣動作は，機能局在が比較的明確な言語，視覚能とは区別して考える必要がある。着衣は人間が後天的に獲得する，複雑で，文化的意味合いの強い動作であり，そのような機能は複数の脳局在が関与している。それを想像できれば，着衣とその障害についても深く理解することができる。

②その人にとっての着衣の自立を考える

　「服が着られなくなってしまった」

　このような相談が寄せられたとき，単に日常生活活動（ADL）の一部に不自由が生じた，ととらえるだけでは，対象者の喪失感を理解することはできない。その人にとっての主体的な着衣とは何か，シャツやズボンを自力で着ることなのか，お気に入りの服を着ることなのか，その日の服を自分で選ぶことなのか，について，その人の自立イメージを共に探して再構築する。

着衣障害への働きかけには，このような視点が必要である。

③作業療法士に期待されていること

着衣に関する相談が作業療法士（OT）に寄せられる場合，大抵はすでに家族や介護担当者によって基本的な工夫（麻痺のある側から袖を通すなど）が行われて，「さまざまな工夫を試みたが，自立に至らない」といった困難例である。このため，OTへの相談には，「より専門的な働きかけと効果」が期待されている。

④訓練する範囲を設定する

重度の着衣障害がある場合，訓練によって，これまで着ていた衣服をすべて自立するのは難しい。介入にあたっては，着衣訓練の範囲（部屋着，普段着，下着など）と，それ以外の服（礼服，和服など）には支援が必要になることを説明する必要がある。

(2)何に着目しようか―ポイントおよびその根拠

①「どうして服が着られないのか？」その要因と段階を確認する

着衣動作は，複数の認知・遂行機能が同時に関与する非常に複雑な動作である。特に対象者に，運動麻痺や感覚障害，パーキンソニズム，失調などがあり，加えて高次脳機能障害がある場合，これらの神経症状と神経心理症状による誤反応を鑑別する必要がある。

さらに，着衣動作は4つの段階に分析することができる。
❶自分の身体の部位，位置関係を認識する
❷衣服の構造，襟，袖，身ごろなどを，左右の別も含め正確に理解する
❸身体と衣服のそれぞれ相応する位置関係を理解する
❹着衣手順をイメージし，適切に遂行する

これらのプロセスの，どの段階に障害が起きているのかを分析することが，効果的なプログラム立案の条件となる。

②「どのように着られないのか？」高次脳機能障害別の特徴を知る

作業療法の対象となるのは，半側空間無視だけ，失行だけ，という高次脳機能障害のみの純粋例は少なく，片麻痺や感覚障害に高次脳機能障害が合併している事例がほとんどである。ここでは，臨床の現場でよく出合う症例を中心に，高次脳機能障害による着衣障害の特徴について解説する。

●半側空間無視による着衣障害

無視側のみで着衣が不完全になる。左半側空間無視の場合，右側はきちん

と袖を通すが，左側は半分しか袖を通さず，自分では気づかない。片麻痺や感覚障害を伴うと，症状がより強くなる［図1］[1]。

●失行による着衣障害

重い片麻痺がある場合によく見られ，麻痺のない場合はごく軽度か，早期に改善する。これは片麻痺がある場合には一定の手順（麻痺側から袖を通す等）を踏んで着衣をしなければうまく着ることができないが，失行症ではこの手順の学習に障害が生じるためである。患者は麻痺側から袖を通さずに非麻痺側から先に通したり，袖を通さずに服を頭からかぶったり，肩にひっかけたりする［図2］[4,5]。

手順の学習に障害があっても，身体や衣服の位置関係の理解は保たれているため，袖の左右を間違えることは稀である。

［図1］　半側空間無視　　［図2］　失行

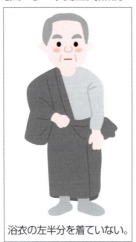
浴衣の左半分を着ていない。

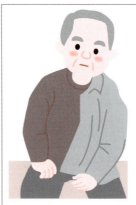
非麻痺側から袖を通してしまう。

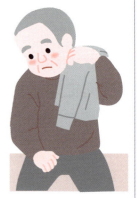
ワイシャツを肩にかけただけ。

●構成障害による着衣障害

半側空間無視のある症例では，無視側の着衣障害に加え，服の前後左右を誤るなど，無視だけでは説明できない**誤反応**を示す症例がある［図3］。多くは劣位半球広範病変であり，片麻痺，感覚障害を合併している。これは，無視による麻痺側の着衣障害に加え，衣服構造の理解が障害されているためであり，このような症例の患者に**描画テスト**を実施すると，無視に加え構図全体が大きく崩れている［図4］。

●着衣失行による着衣障害

稀に，麻痺，半側空間無視，失行，構成障害がないか，ごく軽度であるにもかかわらず，着衣動作に強い障害が生じる症例にであうことがある。服を着ようとしても，服を持ち上げたり裏返したりを繰り返し，

［図3］　半側空間無視＋構成障害

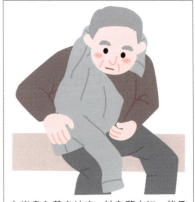
左半身を着衣せず，袖を背中に，後ろ身ごろを前にする。

[図4] 半側空間無視＋構成障害

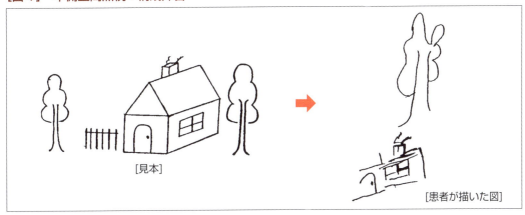

いっこうに着ることができない。袖口から逆方向に手を通す，襟元から手を通すなど，半側空間無視や失行では説明できない誤反応を示す[図5]。このような症例を他の高次脳機能障害による着衣障害と分けて，「**着衣失行**」と呼ぶことがある。服の構造，服と身体の位置関係，着動作手順の理解と実行，これらすべての過程に障害があると考えられるが，症例報告は極めて少ない。責任病変については右半球頭頂葉周辺が有力視されているものの，その病変のすべての症例でこのような着衣失行が起きるわけではない[10〜13]。

一方，着衣失行は左利きの症例での報告もあり，その出現には脳の左右の機能的役割の「**側性化**」も何らかの関連があると考えられる[2,3]★1。

●認知症の着衣障害

認知症関連疾患（アルツハイマー病，皮質大脳基底核変性症，進行性核上性麻痺など）では脳病変の広がりに伴い，着衣に障害が現れる。服を裏返しに着る，ズボンの上から下着のパンツをはくなどの着衣手順や衣服の認知の障害が起きる。また，真夏に厚手のジャケットを着るなど寒暖に合わせた衣類の調節ができない。症状は病期の進行に伴い強くなるが，対象者が高齢の場合は，比較的初期においても強い着衣障害が現れる場合がある[6]。

> **One Point**
>
> ★1 着衣失行の症例報告
> 筆者は過去に半側空間無視や失行では説明できない重度の着衣障害の症例を経験し，着衣失行として報告している。全例，脳血管障害後（頭頂葉から後頭葉移行部の病変）の症例であり，この全例が左もしくは両手利きであった[2,3]。

[図5] 着衣失行

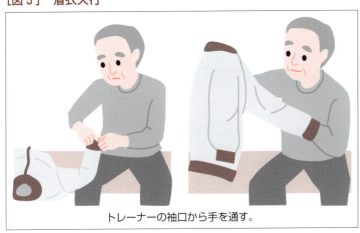

トレーナーの袖口から手を通す。

●強制把握による着衣の障害

前頭葉病変のある症例では，強制把握が強く見られることがあり，これが着衣の障害となることがある。着ようと思って手に持った服を放せず，反対の手で引っ張るとかえって強く握ってしまう。袖を通す途中で布をつかんでしまい，途中で手が引っかかって通らない[7]。

（3）脳画像の確認

①大脳病変の広がりをとらえる

❶病変は，一側性か，両側性か，単発病変なのか，多発性なのか
❷主病変は皮質から皮質下のどこまで広がっているのか
❸脳全体の萎縮の有無

②利き手★2を確認する

人間の優位半球が常に左側とは限らず，特に重度の着衣障害の症例には，左利きの報告例も多い。エジンバラ（Edinburgh）利き手テスト[8]などを利用するのもよい方法である。

③着衣に関連する病変についてのまとめ★3

半側空間無視による着衣障害の病変は通常，劣位半球にあり，脳血管障害の場合には大きな被殻出血の症例が多い。一方，失行による着衣障害は通常，優位半球病変で出現する。着衣失行と呼ばれる症例は，頭頂葉から後頭葉にかけての病変で報告例が多いが，両側病変，左利き（大脳機能側性化の変則性★4がある）の症例報告もある。認知症による着衣障害では，CT，MRIでは病変が認められない。しかし，脳SPECTでは両側側頭葉に血流低下を認める［図6］。

🔴 One Point

★2　利き手の情報の重要性
左利き，両手利きでは着衣関連機能が一側の頭頂葉周辺に偏在する場合があり，この部位に病変が起こると着衣に限定した障害が現れる可能性がある。対象者の利き手，親族の利き手についても情報収集しておいたほうがよい。

🔴 One Point

★3　着衣障害の重症度と病変の広さ
長期に継続し，訓練効果が現れにくい重度の着衣障害の場合，脳病変は広範に及んでいる可能性が高い。病変が大脳半球一側である場合，皮質から皮質下までの中大脳動脈領域全体に病変が広がっている。また，左右大脳半球の多発病変でも症状は強くなる。主病変が比較的限局していても，脳萎縮を伴う変性疾患を合併する症例や，75歳以上の高齢者では症状が強くなる傾向がある。

[図6] 着衣障害の脳画像

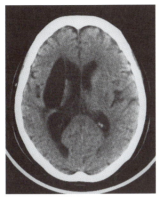
a：半側空間無視（CT）

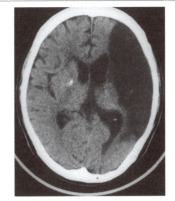
b：失行（CT）

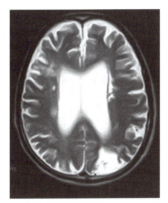
c：着衣失行（MRI）

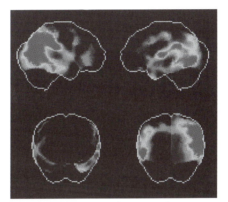
d：アルツハイマー病（脳SPECT）

> **One Point**
>
> ★4　大脳機能側性化の変則性とは
>
> 通常，言語機能は左半球，空間認知機能は右半球に位置するといわれている。大脳機能側性化の変則性とは，左右が逆になっている，どちらかに偏っている，通常は一側に集約されている機能が両側に分かれている，などの状態であり，左/両手利きに多く，個体による差が大きい。

(4) 実施すべき評価

　着衣障害は半側空間無視，失行，構成障害，認知症などさまざまな原因で起きる。それぞれの症状と実施すべき評価については，本書のそれぞれ該当する項目に詳述されており，ぜひ参照されたい。ここでは，着衣を構成する動作のどこに障害があるのかを評価するために，着衣に特化した着衣機能検査について紹介する。

　着衣動作を分析すると，大まかに以下の4つの段階から構成されている。
❶自分の身体の部位，位置関係を認識する
❷衣服の構造（襟，袖，身ごろなど）を左右の別も含め識別する
❸身体と衣服のそれぞれ相応する位置関係を理解する
❹着衣手順をイメージし，適切に遂行する

　これらのどの段階に障害が起きているのかを分析するために，着衣機能検査を実施する。

①身体の部位の左右位置の理解を検査する

　「右肩はどこですか？」「左足首はどこですか？」「実際に触ってみてくだ

さい」と指示する。この検査で左右を誤る場合，実際の着衣で左右逆の袖に手を通すなどの誤反応が見られる。

②衣服の構造の理解，左右の理解を検査する
●衣服展開検査

前開きワイシャツを，袖を裏返しにし，丸めた状態で対象者の前のテーブルに置き，「左右の袖を伸ばして，ご自分のほうに正面を向けて広げてください」と指示する。構造理解に障害がある場合，服を何度もひっくり返し，広げることができず，袖も表に戻せない。一方，ワイシャツをきれいに畳んである状態からなら広げることができる。これは畳んだ状態であれば服の部位や表裏が一見してわかりやすいが，丸めた状態ではわかりにくいためであり，衣服構造理解の障害を検出することができる［図7］。

[図7] 衣服展開検査

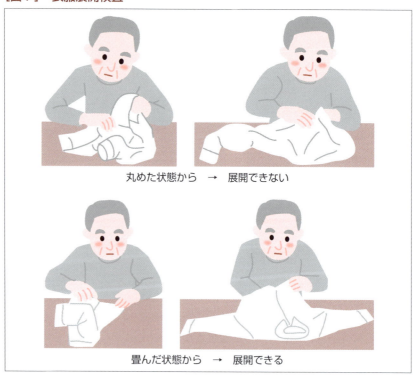

丸めた状態から　→　展開できない

畳んだ状態から　→　展開できる

●衣服左右部位ポインティング検査

長袖ワイシャツなどをハンガーにかけて目の前に下げ，「右の袖はどれですか？」「左の襟はどこですか？」「指でさしてください」と指示する。この検査で左右を誤る場合，実際の着衣でも左右逆の袖に手を通してしまう。

③身体と衣服の位置関係の理解を検査する
●身体・衣服マッチング検査

対象者の前にワイシャツをハンガーにかけて提示し，「このワイシャツを着たときに，あなたの身体のここは，このワイシャツのどこに当たりますか？」と質問する［図8］。

[図8] 身体と衣服のマッチング検査

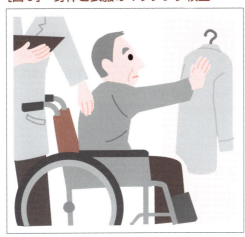

　この際，検者は対象者の右肩，左背中，左手首など，実際の部位に触れ「この部分が当たる場所を，このワイシャツで左右も正確に指でさしてください」と指示する。前述の「衣服左右部位ポインティング検査」では誤りがなくても，この検査では左右の誤りが見られる症例がある。これは衣服の構造や左右認知には障害がなく，衣服と身体の相応する場所の左右イメージに障害があると考えられ，この検査で誤りがある場合には，実際の着衣でも左右の袖を間違えるなどの誤反応が見られる。

④着衣動作手順の理解を検査する
●着衣動作ジェスチャー検査

　前開きワイシャツやトレーナーなどをハンガーにかけ，見やすい状態で提示し，「この服を着るときに，最初に手を通すのはどこの部分ですか？　実際に手を入れてみてください」と指示する。この検査で袖口や襟元から手を通そうとするなどの誤りが見られる場合，実際の着衣動作でも同じ誤反応が見られる。

(5) 臨床症状・画像所見・検査結果から考えられる利点・問題点の整理

■——誤反応のタイプを分類する

　ADLを観察し，最初に以下の3つのタイプに分類してみると，実施すべき神経心理学的検査，着衣機能検査を選ぶ手がかりとなる [表1]。
　①麻痺側の手足だけを着衣できない「一側型」
　②袖を通さず頭にワイシャツを載せる，逆方向から手を通す，など誤反応の現れ方に左右の差がない「両側型」
　③麻痺した側の腕や足を袖・ズボンに通さず，しかも，手順の誤りや，服が絡まる「混合型」

[表1] 着衣障害のタイプと予想される高次脳機能障害

	着衣の誤反応	予想される高次脳機能障害
一側型	脳病変と反対側の着衣障害	半側空間無視
両側型	左右は無関係	失行・構成障害・複数の着衣機能の障害（着衣失行）
混合型	脳病変と反対側の着衣障害＋服の前後の誤りなど	半側空間無視，構成障害

（6）介入方略の整理

　着衣障害の原因となり得る障害を正確に評価することが，効果的なプログラム立案の基礎となる。このため，着衣障害の評価には麻痺や感覚障害，高次脳機能障害など，これらの神経症状と神経心理的症状を評価し，鑑別できる臨床力が必要である。

（7）介入目標（機能から参加までの幅広いスペクトラムの中で）

①着衣障害の原因を知る
- 麻痺や感覚障害などの神経症状，高次脳機能障害，それぞれが着衣動作に与えている影響の評価
- 脳病変，利き手の情報を得ること

②個別の誤反応特徴をとらえる
- 誤反応を一側型，両側型，混合型に分類し，着衣障害の原因となっている高次脳機能障害の予測
- 着衣機能検査で，障害がどの段階で起きているのかについて把握

③訓練の効果と限界を説明する
- 訓練によって自立できる服，継続的な支援が必要な服について，対象者や家族，支援者への説明

（8）介入方針

　留意すべきなのは，「必ず成功して終了すること」である。服との格闘の記憶，着ることができなかった不快な気分を，対象者に残さないことが継続

への意欲となる。そのためには，要所要所で必要な介助を行うこと。これが，訓練成功への最大のカギである。

(9)プログラム

①半側空間無視が原因である場合★5

重度の症例ほど半側空間無視の自覚がないため，「左をよく見てください」といった指示はかえって相手を不愉快にさせてしまう。無視のある側の斜め前方（左片麻痺，左半側空間無視の場合は左斜め前方）に全身が映る大きな鏡を置くと，対象者は自分で袖やワイシャツの裾が着衣できていない状況を自然に確認できる。

また，重度の感覚障害がある場合，手首に鈴を付け，音によって注意を誘導する方法も有効である。ある程度の感覚が残存している場合には，着衣訓練の前に麻痺側を柔らかいブラシでまんべんなくなで，感覚入力を行うと，無視側への意識が高まりやすい。入力する感覚刺激は痛みが生じないように注意する。

②失行が原因である場合★6

失行には，最初の取りかかりの動作がうまくいくと，そのあとの動作はスムーズにできる特徴がある。着衣も最初の手順（麻痺側の袖から通すなど）さえ覚えてしまえば，そのあとの動作は比較的早く獲得できるので，一連の動作として指導するよりも，まずは最初の動作を繰り返し指導したほうが効果的である。

また，対象者には失語症を合併する場合が多いので，ジェスチャーやイラストを活用して対象者の理解を助けるような工夫をする。もし，失行のためにジェスチャーの理解にも障害がある場合には，OTが隣に座り，実際に服を着てみせて，OTの真似をするように頼む動作をすれば，訓練の意味を理解するのに役立つ。

③強制把握が原因である場合

着衣の練習を繰り返すよりも，強制把握自体を抑制する課題が有効であり，ブロックやペグなどを使った，「つかんだものを放す」課題で強制把握のコントロールを訓練する。

症状が強く，このような課題でも改善が見られない場合には，指先のない手袋をはめ，強制把握の誘発刺激（手掌部の表在覚，手指関節の深部覚）をブロックするなどの工夫も有効である[7]。

④衣服の左右認知や構造理解に障害がある場合

服の左右を誤り，逆の袖に手を通してしまう場合，左右の色が違うシャツ

One Point

★5　半側空間無視が原因である場合

男性，60歳代，元教育職。右中大脳動脈領域脳梗塞，左片麻痺，感覚障害，左半側空間無視。左手を袖に半分しか通さないままで無理に服を着ようとするため，服が破れたり，時に肩関節を痛める。家族やOTが「左腕が袖に入っていませんよ」と指摘すると不機嫌になる。訓練では，姿見を左半身が映る位置に置き，「服装チェックをお願いします」と声かけしたところ，鏡を見て左袖が入っていないことに気づけるようになった。

One Point

★6　失行が原因である場合

女性，50歳代，主婦。左脳出血，血腫除去術後，右片麻痺，感覚障害，観念・観念運動失行，全失語。失行による動作理解の障害のため，ジェスチャーの指示も理解できない。訓練では，全く同じ服を2つ用意し，1つは対象者の前に，もう1つはOTの前に置き，並んで座った。はじめは，服を持ち上げる，身体にちょっと当ててみるなどの簡単な動作をやって見せ，対象者がOTの真似をしたときは「○」，違う動作をしたときは「×」を提示し，OTの真似が課題であることを理解できるように働きかけた。真似ができるようになったら，着衣手順の指導を開始，着衣自立に至った。

や，左右の袖の色を切り替えたトレーナーなど練習用の服を作成し，その服から練習を始める。また，左右に身ごろが開くワイシャツは服がねじれやすく着るのが難しい。このため，最初はトレーナーのような頭からかぶるタイプの服で練習し，ワイシャツなどはそれが自立してから練習を始めたほうが対象者の負担は少ない。

⑤重度の着衣障害，着衣失行と呼ばれる症例の場合

着衣失行は，多発病変や左利きの症例報告も多く，二次的着衣障害に比べ，訓練効果が得られにくい。このような重度の症例に，着衣動作を数段階に分けて分析し，セッティング，目印，介助などを行いながら自立に導いた報告がある[9]。

また，前述の半側空間無視や失行による着衣障害へのアプローチを組み合わせて実施する方法が効果的な場合もある。重度の着衣障害の症例では，その背景の障害や重症度はさまざまであり，個別性も高い。過去の報告例，自らが体験した半側空間無視や失行の症例などを活かしながら，独自のアプローチを構築するような姿勢も必要である。そのような取り組みが，今後の着衣障害への働きかけのレベルアップにつながっていくと思われる。

（10）実施（問題解決）

着衣障害における問題解決とは，その人にとっての着衣とは何かを考えることでもある。重い着衣障害があっても，原因となる障害をつきとめ，着る服をなるべく単純な構造のものに限定し，目印などをつけ，訓練を行えば，自立の可能性が高まることは確実で，担当のOTは対象者の求めがあれば，その努力をする立場にある。

一方，最初で述べたように，服を着るということは，人間としての文化的で社会的な行為である。このことを考えるなら，繰り返し訓練しても自立に至らない衣類もあり，それを着る際には手助けが必要なことも対象者や家族，支援者に説明をするべきである。

セレモニー用のスーツやドレス，和服，身体にぴったりした愛用のジャケットなど，仮に自分で着られない服であっても，着るのを諦めるのではなく，どのような工夫や手助けがあれば負担が少なく着られるかを説明するのも，OTの大切な役割である。

（11）介入例

◎症例プロフィール
65歳，女性。右中大脳動脈領域における脳梗塞。皮質から深部白質にまで

及ぶ病変。左上下肢の片麻痺，重度感覚障害，左肩関節の可動域制限あり。

左半側空間無視，構成障害，軽度の注意力低下はあるが，記憶や見当識などは保たれる。改訂長谷川式簡易知能評価スケール30点，MMSE30点。

杖を利用して屋内歩行可能，食事，整容などの身辺ADLは自立。着衣動作は，麻痺側から手を通すなどの着衣手順を行うことで，ゆったりとした普段着やパジャマなどは自分で着ている。

亜急性期病棟での集中的リハビリテーションを終了し，退院後，外来で週１回60分の作業療法を継続し，左上肢の拘縮予防，調理動作などを実施。

◎OTに寄せられた相談

茶道の先生をしていたが，発症後に引退。引退後も，友人や弟子から何度もお茶会に誘われるが，「着物を着られなくなったから」と出席を断っていた。家族は70歳代の夫のみで，着物の着せ方はわからない。美容院で着付けを頼むのは費用もかかるうえに，着付けにかかる時間が長時間で疲れてしまうため利用できない。

「お茶会に着物を着せて連れて行ってやりたい」との夫からの相談を受け，夫婦二人で着付けができるように，着付けが楽な上下セパレートタイプの着物を紹介したところ，本人，夫，OTで着付けの練習を行った。「襟や帯の中心位置を糸でマーキングする」「着付けの工程を写真に撮り，着付けに使っている姿見に貼り，鏡に映った自分の姿と比べながら着る」などの工夫を重ね，夫の助けがあれば15分程度で着付け可能となった。

訓練終了後，これまで着ていた着物と帯を何着かセパレートタイプにリフォーム，愛着のある着物を着てお茶会に参加できるようになった。

（井上里美）

文献

1）井上里美・他：劣位半球病巣片麻痺患者の着衣動作学習能力について．作業療法11（5）：190，1992.

2）井上里美・他：着衣失行の病変と左手利きの関連．第28回日本神経心理学会予稿集，p102，日本神経心理学会，2004.

3）井上里美・他：脳梗塞により着衣失行を呈した左手利きの1例．神経心理学17（2）：156−163，2001.

4）井上里美・他：失行症の着衣動作について．作業療法10（5）：198，1991.

5）井上里美・板東充秋：失行症のADLについて．作業療法9（10）：264−269，1990.

6）井上里美・栗﨑博司・他：アルツハイマー病の着衣障害．神経心理学23（4）：284，2007.

7）内田裕子・井上里美・他：強制把握を呈した症例に対する手袋訓練の効果．作業療法24（Suppl）：221，2005.

8）Briggs GG, Nebes RD：Patterns of hand preference in a student population. *Cortex* 11：230−238, 1975.

9）及川奈美・板東充秋：着衣失行例に対する訓練効果の分析──衣服の方向づけの障害に対する着衣手順の訓練．作業療法20（3）：251−260，2001.

10）Marie P, Bouttier H, Bailey P：La planotopokinésie. *Rev Neurol* 38：505−512, 1922.

11）Brain WR：Visual disorientation with special reference to lesions of the right cerebral hemisphere. *Brain* 64：244−272, 1941.

12）Hécaen H, de Ajuriaguerra J：L'apraxie de l'habillage. Ses rapports avec la planotopokinésie et les troubles de la somatognosie. *Encéphale* 35：113−143, 1942−1945.

13）de Ajuriaguerra J, Hécaen H, et al：Les apraxies. Variétés cliniques et latéralisation lésionnelle. *Rev Neurol* 102：28−57, 1960.

12. 右半球コミュニケーション障害

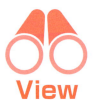

View

- 右半球のコミュニケーション障害は右半球がもともともっている役割が破たんすることによって生じる。右半球がコミュニケーションに関してもっている役割というのは，他項で述べられているように，自分自身を含めた空間を監視することと，言語野である左半球を抑制すること，つまりコミュニケーションをうまくコントロールすることである。
- 右半球によるコントロールを失うと，言語を介したコミュニケーションにさまざまな支障が生じる。最も典型的な症状は，自分の左半身に対する認識が不十分となり，その状態を正しく認識できなくなったり，妄想的な表現によって取り繕ったりすることである。また，左半身に対する認識に誤りが生じなくても，多弁になったり，相手や周囲に対する配慮を欠いた言動になったりすることもある。
- 右半球損傷後のコミュニケーション障害に対しては，無理に修正しようとはせず，対象者の人格を尊重したうえで支持的に接しながら，病態の理解を促していったほうがよい。

(1) 生活状況からとらえたこの障害の一般的な特徴

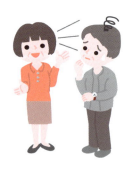

　他者とコミュニケーションをとるということは，人の日々の生活において欠かせない重要な作業の1つである。そして人の場合は，言語を介して行うことがほとんどである。自発的，つまり能動的なコミュニケーションもあれば，受動的なコミュニケーションもあるであろう。いずれの場合も，人は他人と言葉を交わすことで意思や感情を伝えたり，意図や目的を伝えたりする。そこには，一定の間（ま）や呼吸といった相手に合わせるテンポや心遣いが必要なうえに，少なくとも目の前の事実に対する共通の前提が必要になっているものである。

　右半球損傷によるコミュニケーション障害では，まさにこの間（ま）や心遣いがうまく取れなくなる。相手の状況にかまわず話し出したり，話し出すと止まらなくなったりすることもある。これらは**多弁**（hyperlalia），あるいは**過書**（hypergraphia）と呼ばれるものである[1]。

　一方で，自身の病状，特に片麻痺の状態については無関心であることがしばしばある。さらには，片麻痺の状態そのものを否定したり，麻痺肢に対して妄想を伴うような説明をする場合がある。これらは**病態失認**，あるいは**半側身体失認**などという症状に分類されている。

（2）何に着目しようか—ポイントおよびその根拠

①まずは自発的会話の量や抑揚に着目

　右利きの右半球損傷患者の場合は，通常，失語は見られない。しかしながら，通常とは違ったコミュニケーションとなることにしばしば気づくはずである。患者が話す言葉の量が多くなり，こちらが聞いてもいないことを話し続けたりする。他患に対して，平気で話しかけることもある。会話の抑揚に関しては，感情が伴っていないかのように平板なものになってしまうことがある。

②左半身に対する認識の聴取

　左半身，つまり左片麻痺の状態について尋ねると，そのことを十分に認識できていないことがしばしばある。この左半身に対する認識の障害はさまざまな分類がなされているが，本項では［表1］のように分類したうえで説明する。

　病態失認は，片麻痺の存在を指摘してもそれを認めようとはしない症状である。左腕の状態を聞いても，「ちゃんと動きます」とか「問題ないです」と答える。

　半側身体失認は，麻痺肢を提示しても，それを自己のものと気づかず認識できない症状である。

　さらに，身体パラフレニアは，麻痺肢を自己のものと認めないうえに，さまざまな妄想的信念を有す症状である。他人帰属化は麻痺肢を「看護師の手」などと他人のものだと主張する。人格化は，麻痺肢そのものが人格をもつ存在となってしまう。片麻痺憎悪は，麻痺肢を憎んだり，叩くなど麻痺肢に対して否定的な感情を抱く症状である[2]。

［表1］　左半身に対する認識の障害

症状名	症　　　　状
病態失認	片麻痺を指摘しても，それを認めようとはしない
半側身体失認	麻痺肢を自己のものと認めない
身体パラフレニア	麻痺肢に対する妄想的信念を示すもので以下の分類がある ●他人帰属化：麻痺肢を他人のものと主張する ●人格化：麻痺肢が息子や孫など人格化する ●片麻痺憎悪：麻痺肢に対して否定的な感情を抱き，叩くなどする

③合併症の影響の把握

　右半球損傷で最も呈しやすい症状は半側空間無視である。コミュニケーション障害を呈する患者のほとんどは半側空間無視を合併しているといっても過言ではない。むしろ，重度の半側空間無視を合併していることが多いた

め注意が必要である。特に体幹や頸部が右側を向いてしまう右向き傾向を呈する患者の場合，麻痺肢を提示する際にそれがはっきりと認識されているかどうかの確認が必要である。

また右半球損傷患者の多くは，全般的な注意障害を呈することも多いため，コミュニケーション障害との鑑別が重要となる。

（3）脳画像の確認

右半球損傷によるコミュニケーション障害は，内頸動脈や中大脳動脈の塞栓による広範な損傷によって引き起こされることが多い。半側空間無視との合併も多いことから，頭頂葉の損傷は重要な条件である。さらに最近の研究では，島や前頭葉眼窩部などの関与が指摘されている[3]。[図1]に島を含む右頭頂葉と側頭葉の脳梗塞例の画像を示すが，画像診断では，以下に示す部位の損傷の有無を確認しておく必要がある。

[図1] 島を含む右頭頂葉と側頭葉の脳梗塞例の画像

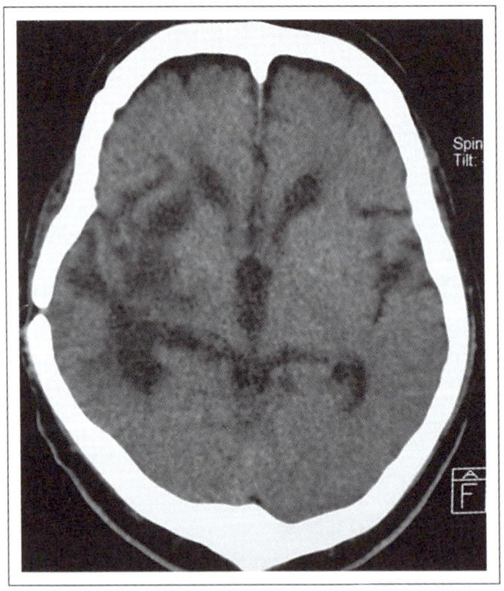

①頭頂葉

一次感覚野がある頭頂葉はいわずと知れた感覚情報を統合する大脳皮質である。運動と同様，多くの感覚も対側支配であるため，右半球の頭頂葉を損傷すると，左半身の感覚情報が入力されないか，統合に失敗することとなる。一方，健全なボディイメージは左半球の頭頂葉にあり健全なまま保たれているため，それとの葛藤で言語的反応が混乱してしまう可能性がある。

②島（insula）

Baier & Karnath[4]は79人の右半球損傷患者を対象に病態失認と半側身体失認と病巣との関連を調べ，右島回後部の重要性を指摘している。島は体

性感覚[5]や前庭系機能[6]，感情[7]との関連が指摘されているほかに，body ownershipと呼ばれる身体部位に対する自己所有感をつかさどっていると指摘されている[8]。

③前頭葉眼窩部

前頭葉は大きく背外側，内側面，そして眼窩部に分けられる。このうち眼窩部は情動や動機づけに関与しており，第Ⅱ部－3「情動障害」（76頁）の項で説明したとおり，この部位の損傷によって情動のコントロールが失われたり，抑制することや意思決定に支障をきたしたりすることがある。それに加えて，目の前の事実ではなく誤った記憶に基づいて話してしまう「作話」という症状は，この眼窩部の損傷によって引き起こされると報告されている[9]。病態失認や身体パラフレニアは作話が症状のもとになっている可能性があるため，この部位の確認も必要である。

④言語野との対応

Yamadoriら[10]によると，過書を呈する症例の病巣は左半球言語野の右半球対称領域，つまり，右半球の視床や中大脳動脈領域が左半球の書字行動を抑制しきれなくなるという。

(4)実施すべき評価

病態失認，半側身体失認，そして身体パラフレニアはいずれも言語的に確かめられる高次脳機能障害である。つまり，会話によって問いかけ，それに患者が答える回答の内容からそれら症状の存在が確認されるものである。逆に言えば，観察からはそれらの存在は確認できない。症状ごとに質問の内容を以下に示す。

①病態失認

片麻痺患者に（多くの場合は左上肢）「左手は動きますか？」と問う。「ええ，動きますよ」とか「問題ありません」と対象者が答えた場合，病態失認と判断する。あるいは，ブルンストロームステージでⅠあるいはⅡのような完全麻痺の対象者がその質問に対して，「あんまり動きません」などと完全

[表2] 病態失認の重症度評価

スコア	内　　　容
0	自発的に，または，「具合はいかがですか」というような一般的な問いかけに対し，片麻痺に関する訴えがある
1	左上下肢の筋力に関する質問に対して，障害の訴えがある
2	神経学的な診察で運動麻痺があることを示すとその存在を認める
3	運動麻痺を認めさせることができない

に動かないことを認めない場合も病態失認の疑いをもつ。[表2]のように重症度を判定できる評価法[11]もある。

②半側身体失認

片麻痺患者に（多くは）左上肢を視覚的に提示したうえで、「この手は誰の手ですか？」と問う。「私の手ではありません」とか、「自分の手のような気がしません」と回答する場合は半側身体失認の可能性が高い。ただし、表在感覚や深部感覚双方が脱失している患者では、感覚情報がないわけであるから、似た表現をする場合があるので注意が必要である。

③身体パラフレニア

半側身体失認の評価で麻痺肢の自己所有感を抱かなかった対象者に対して、「それではこの手は誰の手ですか？」とか、「○○さんの手はどこに行きましたか？」などと麻痺肢に関する問いかけを継続する。それらに対して、「この手は△△さんの手です」と他人の手であることを主張した場合は他人帰属化、「これは◇◇です」と手そのものが別人だと言い張った場合には人格化、質問のやりとりの最中に麻痺肢を叩いたり、罵ったりする場合には片麻痺憎悪と判断する。

いずれの症状もセラピストからの正しい指摘を否定し、それらの発言を決して撤回しない強固な観念を有することが特徴である。

④過書

過書で見られる書字の特徴は、自発的に文章を書き始めることである。しかもそれは、空間的な配置や文字の大きさなどに気配りがされず、乱れたものになる。自動的に書き始めることを確かめるには、紙とペンを机上に用意しておくとよい。評価では、その準備と何らかの書字課題を与える。なお、右半球側頭葉のてんかんでも過書の症状が確認されているが、この場合は整然とした意味のある文章を書くという[12]。

（5）臨床症状・画像所見・検査結果から考えられる利点・問題点の整理

私たちOTが種々の高次脳機能障害についての利点や問題点を考えるとき、それらはやはり日々の生活や活動面にどのような影響を与えるのか、という視点をもつことが重要である。その視点に立てば、本項の右半球損傷によるコミュニケーション障害は直接、日常生活に悪影響を与えるものではない。なぜなら、病態失認や半側身体失認などの症状はセラピストなど検査する側が問わなければ出現しないからである。

ただ、それら固有の症状ではなく、多弁になったり、話のつじつまが合わなくなったりすることに関しては、多少の問題点は存在するかもしれない。

むしろ、二次的な問題として、麻痺肢に対して麻痺していないとか、自分

の手ではないという認識のもとでは，対象者が積極的に参加する治療が実現できないことがあげられる。対象者自身は少なくとも麻痺肢に対する治療は必要ないと感じているであろうから，例えば患肢の管理や回復のための自主トレーニングは望めないであろう。

一方，利点としては，少なくとも片麻痺を認識していない以上，落ち込んだり悩んだりすることはないかもしれないという点があげられる。

（6）介入方略の整理

右半球損傷によるコミュニケーション障害に対する介入を考える場合，他の高次脳機能障害でもそうであるが，症状が出現するメカニズムを考慮しておくべきである。

まず，病態失認や半側身体失認の症状発現のもととなる自己の身体部位に関する自己所有感は，島を中心とした部位によってつかさどられている。この部分が損傷を受けることによって，自分の左上肢に対する自己所有感が失われ，また感覚障害によって感覚の入力も失われた状態で，動くかどうか，自分自身の手であるかどうかを尋ねられても認識できないのである。

そうであれば，失われた自分の上肢に対する所有感というものを再度，認識し直すようにアプローチすればよいことになる。ただ，上肢の感覚障害がある場合には，知覚入力による再認識は難しくなるため，視覚を利用したアプローチが有効になるであろう。

また，症状発現のメカニズムの1つとして，自分の悲観される現象を無意識のうちに抑圧しようとしているという可能性が唱えられていること[13]にも配慮が必要である。

①訓練
①視覚を使用した麻痺側上肢の再認識訓練
②麻痺肢の管理訓練

②支援
対象者が麻痺に気づかず，その所有感を再獲得できない局面では，リハビリテーションへの積極的な参加は望めないことになる。その場合は，できるだけ支持的に接し，患肢に対する二次的な障害を避けるようにアプローチすることが重要である。

（7）介入目標（機能から参加までの幅広いスペクトラムの中で）

本項では，まず，「介入」という言葉の定義についてふれておきたい。一

般に医学の領域において，介入とは疾病による症状や障害に対して，それを除去したり軽減させたりするために，治療者が積極的に新しい治療法を用いて関与する，あるいは干渉するということである。つまり，対象者が望んだり，あるいは望まなくてもその介入をすることによって何らかのメリットが生じることが医学の領域では暗黙の了解が得られているから，積極的な関与が許されている。

そのうえで，ここまで説明してきた右半球損傷後に生じる対象者自身の麻痺側に対する無認知に介入するメリットについて考えておく必要がある。病態失認や半側身体失認では，対象者自身は自分の左上肢あるいは左半身が麻痺していないとか，麻痺している手は自分のものではないと主張するわけであるから，麻痺を治療する必要性を感じていない。そのため，治したい，あるいは少しでも回復させたり，回復しないのであれば退院するために代償手段など別の方法を一日でも早く身につけなければならないとは思っていないはずである。そうであれば，介入の1つのメリットは治療の必要性に一日でも早く気づいてもらい，作業療法をはじめとしたリハビリテーションに自発的に参加できるようになるということである。これが実現できれば，高次脳機能障害という機能の障害にOTが積極的に関与し，対象者の参加の機会や意味を増やすことにつながるであろう。

①心身機能・身体構造
- 病態への認識の向上
- 自己所有感の回復

②活動・参加
- リハビリテーションへの積極的参加

③個人・環境因子
- 障害受容の確認と配慮

(8)介入方針

先述のとおり，まずは対象者自身の病気や障害に対する認識と受容の確認が必須である。そのうえで，病識を再獲得させるべきか，あるいはそのまま関わらないようにすべきかを判断する。繰り返しになるが，病識がなく，修正不可能な麻痺肢に対する妄想的な信念を抱いている場合は，こちらがいくら理論的な説明や説得をしてもその修正をすることは難しい。

病態失認や身体パラフレニアは急性期にしばしば認められ，その後消失することが多いことや，それらの出現に関しては覚醒レベルの関与も疑われているため，覚醒レベルの確認と，仮に低下している場合には，覚醒レベルを向上させるアプローチも重要となる。

また，多弁や過書について，それら自体はADLの向上などリハビリテーションの進行そのものを直接阻害するものではない。仮に多弁症状が他患に迷惑なようであれば，環境を調整することで対処したほうがよい。

(9)プログラム

①覚醒レベルの向上

覚醒レベルの向上は他の訓練に先だって行われるべきものである。一見，覚醒しているように見えてもボーッとしていたり，反応が遅い場合には，覚醒系に刺激を与えるようにアプローチする。つまり，脳幹網様体を刺激するように，表在・深部の感覚入力を増やす。痛み刺激，あるいは他動的な立位姿勢をとることによって足底からの刺激を増やすとよい。

②麻痺肢の再認識

麻痺肢を再認識させる方法として，右手で左肩から指先まで連続して触れさせたり[14]，鏡を用いて視覚的に入力したりする[15]，さらには，ティルトテーブルを利用して視覚・触覚・運動覚を組み合わせてアプローチする[16]方法が報告されている。ただ，重度の半側空間無視や同名性半盲がある場合には，鏡を利用したり，あるいは直接的にでも視覚的に提示しても，それを認識することは難しいことに留意しておくべきである。

③麻痺肢の管理

症状の消失が見込めない場合には，麻痺肢を身体の下敷きにしたり，車いす上で横に垂らしたりするという二次的なアクシデントや障害を防ぐため，麻痺肢の管理を進める必要がある[17]。具体的には，自己管理は難しいであろうから，アームスリングなどを作製して，麻痺肢の保護を行う。

④環境調整

病態失認や半側身体失認については，物理的な環境調整によってそれら症状の消失をねらうことはナンセンスである。むしろ，家族や対象者に関わる医療・福祉の従事者同士が情報を共有しあい，対象者の認識を支持的に聞きながらも，作話や妄想的な発言を抑制できるように関わることが重要である。ただし，ここでも無理な説得は効果がないし，むしろ対象者を混乱させてしまう可能性があることを十分に認識しておくべきである。

（10）実施（問題解決）

　ここまで述べてきたように，右半球損傷によるコミュニケーション障害は
それら症状が消失することが何より重要であるが，それ自体よりも，結果と
してリハビリテーションに向き合うようになれることが問題解決の指標とな
る。麻痺肢を管理して二次的な障害を防ぎながら，ADLの改善を目指すこ
とが必要になる。

（11）介入例

◎症例プロフィール

　60歳代，男性，医師。右中大脳動脈の脳塞栓。

◎評価

　突然の意識障害により上記発症，左片麻痺はブルンストロームステージで
上肢・手指ともにⅡであった。発症して１週間は意識障害のため十分な神経
心理学的評価は行えなかったが，ベッド上では常に右側を向いている状態で
あった。

　車いすに乗車できるようになってから行った神経心理学的評価の所見で
は，20cmの線分二等分課題で右側２cmに印，線分抹消課題では12/40と明
らかな半側空間無視を認めた。また，左上肢に関して尋ねると，「麻痺して
いません」「ただ，左肩が痛いだけです」などと答えた。入院している理由
についても，「乗馬の途中で馬から落ちて，肩を痛めたから」と作話で回答
した。麻痺した左手を目の前に持っていって見せても，「これはきれいな手
だから，きっと看護師さんの手でしょう」と話した。

◎介入とプログラム

　作業療法の治療は座位姿勢を安定させたうえで，更衣や排泄動作などの
ADLに重点を置いて実施したが，治療の必要性は感じておらず，終始受け
身の姿勢は変わらないまま，自宅退院となった。

◎結果

　麻痺肢に対しては，自分の手であることと，麻痺していることを認識して
もらうために，左肩から指先までを触ってもらったり，両手を組んで運動を
してもらうなどの治療を提供したが，症状は改善されなかった。職業が開業
医であったこともあり，作業療法士によるそれ以上の介入はむしろ混乱を与
える可能性があると判断せざるを得なかった事例である。

（能登真一）

文献

1) 山鳥重：右半球損傷と言語行動. 失語症研究12：168－173, 1992.
2) 能登真一・杉原浩・網本和・他：長期に持続した身体パラフレニア（somatoparaphrenia）の2症例. 神経心理学14：188－196, 1998.
3) 能登真一：Body ownership と right insula. 神経心理学30：49－55, 2014.
4) Baier B, Karnath HO：Tight link between our sense of limb ownership and self－awareness of actions. *Stroke* 39：486－488, 2008.
5) Augustine JR：Circuitry and functional aspects of the insular lobe in primates including humans. *Brain Res Brain Res Rev* 22：229－244, 1996.
6) Bense S, Bartenstein P, Lochmann M, et al：Metabolic change in vestibular and visual cortices in acute vestibular neuritis. *Ann Neurol* 56：624－630, 2004.
7) Morris JS：How do you feel? *Trends in Cognitive Sciences* 6：317－319, 2002.
8) Tsakiris M, Schütz-Bosbach S, Gallagher S：On the agency and body-ownership：Phenomenological and neurocognitive reflection. *Conscious & Cognition* 16：645－660, 2007.
9) Gilboa A, Alain C, Stuss DT, et al：Mechanisms of spontaneous confabulations：a strategic retrieval account. *Brain* 129：1399－1414, 2006.
10) Yamadori A, Mori E, Tabuchi M, et al：Hypergraphia：a right hemisphere syndrome. *J Neurol Neurosurg Psychiat* 49：1160－1164, 1986.
11) Bisiach E, Vallar G, Perani D, et al：Unawareness of disease following lesions of the right hemisphere：anosognosia for hemiplegia and anosognosia for hemianopia. *Neuropsychologia* 24：471－482, 1986.
12) フラハティAW, 吉田利子訳：書きたがる脳. pp31－73, ランダムハウス講談社, 2006.
13) Weinstein EA, Kahn, Malitz S, Rozanski J：Delusional reduplication of parts of the body. *Brain* 77：45－60, 1954.
14) 稲垣由美・成瀬聡・金子清俊・衣笠恵士：Somatoparaphrenia を呈した視床出血のMRI. 神経内科40：595－596, 1994.
15) Jenkinson PM, Haggard P, Ferreira NC, et al：Body ownership and attention in the mirror：insights from somatoparaphrenia and the rubber hand illusion. *Neuropsychologia* 51：1453－1462, 2013.
16) 井上理恵・山本夏子：長期に持続した身体パラフレニアの自己所属感が変化した1例. 作業療法29：89－94, 2010.
17) 能登真一・網本和：半側身体失認. 神経内科 68（Suppl）：425－431, 2008.

13. 外傷性脳損傷・社会的行動障害

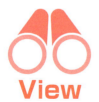

View

- 外傷性脳損傷（traumatic brain injury：TBI）とは，頭部へ物理的な衝撃が与えられることによる脳の損傷であり，交通事故や転倒，高所からの転落，スポーツ中の事故，他者からの暴行などがきっかけとなる。
- 頭部外傷の患者は脳卒中患者に比べて運動障害が比較的軽度であり，年齢層が若いことが特徴である。また，脳卒中と同じように麻痺や運動失調症，高次脳機能障害が見られるが，原因と病態が異なるため，症状や回復過程も異なってくる[1〜3]。
- 社会的行動障害とは，脳損傷（外傷性脳損傷・脳血管障害など）後に生じる行動と情動の障害を総称したものである。社会的行動障害への適切な対処方法を検討しつつ，社会生活の再開に向け，本人と家族，生活上関わる身近な人たちに対して，後遺症の症状と長期的な見通しを立てて説明を行うことが重要である。

（1）生活状況からとらえたこの障害の一般的な特徴

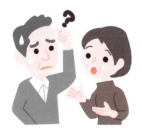

ヒトは社会的動物であり，社会のなかで集団生活を送るためには，刻々と変化していく他者との相互関係を的確に把握し，それに応じて次に自分がとるべき行動を臨機応変に選択・計画していくことが求められる[4]。

頭部外傷では，複合的な脳損傷の結果として，記憶，注意，遂行機能といった多彩な高次脳機能障害が生じ，さらに依存性・退行，欲求コントロール低下といった社会的行動障害が出現する。脳損傷により社会的行動障害が生じると，思ったことをそのまま言ってしまったり，突然怒り出して興奮してしまうため，相手を傷つけてしまったり，誤解を生じさせてしまう。特に，前頭葉損傷患者では他者の意図をくみ取ることができず，「空気が読めない」状態となるため，結果的に円滑なコミュニケーションが営めなくなってしまう。

（2）何に着目しようか―ポイントおよびその根拠

社会的行動障害が起こる原因はさまざまである[図1]。器質的要素として，

[図1] 社会的行動障害の関連要因

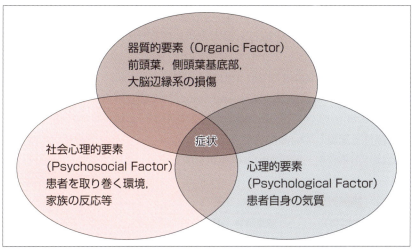

(元木純子・三村將：社会的行動障害のみかた. 臨床リハ21（1）：63-67, 2012. より)

脳画像所見や神経心理学的検査の結果から，脳の損傷部位により社会的行動障害を引き起こしていると判断される場合もあれば，記憶障害や遂行機能障害等といった他の高次脳機能障害の症状が，環境の変化を予測して対処すること・自ら環境に働きかけることを困難にし，結果的に不適切な行動・言動を引き起こしていると判断される場合もある。

また，社会的心理要素として，慣れない病院生活や，家族や周囲の人々が社会的行動障害への対応がわからず，不適切な行動・言動を引き起こしたり，助長したりするような反応や態度をとってしまうといった，患者を取り巻く環境や家族の反応が原因となる場合もある。

さらには心理的要素として，患者自身の病前の気質に加え，情報処理がうまくいかず不適切な行動・言動をしてしまい，失敗経験を積むことで自信を喪失し，心理的な負担が増えた結果，怒りや抑うつ的な症状が出現するといった悪循環を抱えている場合もある。

不適切な行動・言動の出現に対し，これらの要素のうちどれがもっとも影響力を及ぼしているのかを見定めることがポイントであり，患者本人に対する治療的介入だけでなく，治療者・家族といった患者に関わる人や，病室内の物の配置や荷物の仕分け方といった物理的環境に対する環境調整も同時に行っていくことが重要である。

(3) 脳画像の確認

頭部外傷の診断には，荒木の分類やGennarelli（ジェナレリ）の分類が用いられる［表1・2］。荒木の分類は頭部外傷を臨床症状のみにより以下の4つに分けた簡便で実用的な分類法であり，Gennarelliの分類は外傷の内容による分類法である。現在は後者のほうがよく使われている。Gennarelliの分

Key Word

★1 びまん性

「びまん性」とは，病変が広い範囲に広がっていることを指している。

Key Word

★2 直達外力，介達外力

直達外力は物体と衝突する身体の部位に直接働く外力のことをいい，介達外力は物体と接した部位から身体の組織を介して遠隔部に及ぶ作用をいう。

Key Word

★3 対側挫傷

対側挫傷は衝撃側の反対側に空洞化現象が起き，強力なエネルギーが発生するために，打撲部位と反対側の脳損傷を起こす。

One Point

★4 軽症頭部外傷とは

脳振盪後症候群と呼ばれ，外傷後の意識消失や記憶障害に続いて起こる認知症状で記憶障害や注意力散漫などがあげられる。多くは数カ月以内に消失するが，約1割の割合で1年以上持続することがある[23]。

類によると，頭部外傷による脳損傷はその受傷機転から局所性脳損傷とびまん性脳損傷[★1]の2つに分類される[1]。画像による診断は頭部CTやMRI，脳血流シンチグラフィ（SPECT）などを用いて行うことが一般的である［図2][5]。

●局所性脳損傷（focal brain injury：FBI）

直達外力[★2]による同側挫傷（coup injury）や介達外力による対側挫傷[★3]（contre injury）が前頭葉や側頭葉に生じやすい。局所性脳損傷は，脳の損傷部位と発現している症状が合致しているかどうかを画像所見から確認できれば，ある程度，器質的損傷の症状を予測することができる。局所性脳損

［表1］ 頭部外傷の分類（荒木，1967）

第1型（単純型）	意識障害，神経症候など脳の症状を全く伴わない
第2型（脳振盪型）	意識障害が一過性のものとして起こり，受傷後6時間以内（多くは2時間以内）に消失する。脳の局所症状はないが，頭痛，嘔吐，めまいなどは短時日続くことがある[★4]
第3型（脳挫傷型）	意識障害が受傷後6時間以上持続する。もしくは意識障害の有無にかかわらず脳の損傷を示す局所症状がある
第4型（頭蓋内出血型）	意識清明期を経て意識障害が急激に増悪する。もしくは意識障害が進行して脳圧迫の神経症状が出現増悪し，脳ヘルニアの徴候を示す

（荒木千里：頭部外傷の分類．日医新2274：105-106，1967．より）

［表2］ Gennarelli（ジェナレリ）の分類

①頭蓋骨損傷（skull injuries）	1）円蓋部骨折	①線状骨折 ②陥没骨折
	2）頭蓋底骨折	
②頭蓋内または脳実質の局在性損傷（focal brain injuries）	1）硬膜外血腫	
	2）硬膜下血腫	
	3）脳挫傷	
	4）頭蓋内血腫	
③脳実質のびまん性損傷（diffuse brain injuries）	1）軽度脳振盪：一時的な神経学的機能障害を認めることがあるが，意識消失は認めないもの	
	2）古典的脳振盪：一時的な神経学的機能障害を認めることはあり，また6時間以内の意識消失を認めるもの	
	3）持続性昏睡（びまん性軸索損傷）①軽度びまん性軸索損傷：6～24時間の昏睡と長期ないしは永続的な神経学的ないしは認知的機能障害を認めるもの②中等度びまん性軸索損傷：24時間以上の昏睡を認めるが，脳幹機能障害を認めないもの③重度びまん性軸索損傷：24時間以上の昏睡および脳幹機能障害を認めるもの	

（Gennarelli TA：Emergency department management of head injuries. *Emerg Med Clin North Amer* 2：749-760，1984．および吉本智信：軽度外傷性脳損傷（MTBI）．臨床リハ22：240-248，2013．より）

[図2] 脳外傷で損傷されやすい部位

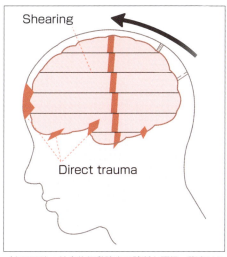

(丸石正治:社会的行動障害の診断と評価. 臨床リハ 18 (12): 1072-1079, 2009. より)

[図3] びまん性軸索損傷のメカニズムと顕微鏡所見

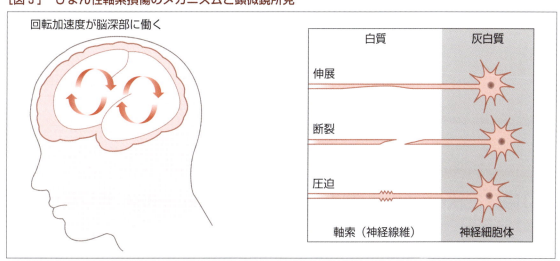

(石田暉編:ケアスタッフと患者・家族のための頭部外傷――疾病理解と障害克服の指針. p26, 医歯薬出版, 2005. より)

傷による症状は,その損傷部位の担当する脳機能の障害として現れ,**巣症状**と呼ばれる。

● **びまん性脳損傷(diffuse brain injury:DBI)**

頭部の回転加速により引き起こされる広範な脳白質の剪断損傷(shearing injury)や,脳梁など脳深部の損傷により,脳室拡大,広範な脳萎縮,脳梁・脳幹萎縮を認める[図3]。

● **びまん性軸索損傷(diffuse axonal injury:DAI)**

大脳表面と大脳辺縁系および脳幹部を結ぶ神経線維が切断,あるいは損傷され,広汎な神経連絡機能の断絶を生じる病態であり,びまん性脳損傷のなかで最も重症型とされている。

頭部外傷直後に意識障害が発生し,意識障害を呈しているにもかかわらず,画像所見上は明らかな血腫,脳挫傷を認めないという特徴がある[1,3]。また,

意識障害が何カ月も遷延する場合が多い一方で，救命された場合には長期にわたり徐々に改善が続く特徴的な経過をたどる。局所性脳損傷と診断されていても，脳の広汎に障害を受けたことにより，びまん性脳損傷を伴っている例も少なくない。

（4）実施すべき評価

　社会的行動障害については行動観察が主体となり，併せて，不適切な行動に本人がどれだけ気づいているかという“気づき（self-awareness）”を知ることも重要なポイントである。代表的な観察項目としては，「BADS（遂行機能障害症候群の行動評価）の質問表」，「PCRS（Patient Competency Rating Scale）」があり，PCRSでは，本人・家族，医療従事者に記入してもらい，相互比較することによって，症状に対する“気づき”の程度を数値化することが可能である。家族や医療従事者が「できない」と判定してPCRSが低得点になるのに対し，本人は「簡単にできる」と判定し高得点を示すことが多い[6]。

　その他，行動観察による注意障害の評価として「MARS（Moss Attention Rating Scale）」が用いられる。MARSは外傷性脳損傷患者を対象としており，病期を問わず，急性期から慢性期にまで幅広く使用でき，2日以上患者を観察した後に採点することを評価の条件としている[7]。

（5）臨床症状・画像所見・検査結果から考えられる利点・問題点の整理

■──頭部外傷の臨床症状・回復過程の特徴

　頭部外傷の運動障害は，血腫をつくり，局所の症状として麻痺を生ずる例を除いて一般に軽度で，失調や巧緻障害が主な症状となる[8]。そして，脳卒中に比べ長期的な回復が期待できる。運動障害が比較的軽度であるのに対し，認知面や情動面での治療は困難で長期にわたり，社会生活を送るうえでの問題となる。

　社会的行動障害は前頭葉，側頭葉の底面が関与し，情動回路である大脳辺縁系の機能不全が背景にあると考えられている。特に，前頭葉の下方にある眼窩前頭皮質は連合皮質の領域の一部で，意思決定などの認知処理に関わっているとされている。この部分が損傷されると，共感能力の低下による対人技能の拙劣さや，脱抑制的な行動が見られるなど，衝動のコントロールが難しい状態となりやすい。また，尾状殻や被殻といった線条体の損傷，ウェルニッケ失語，右半球損傷なども社会的行動障害の原因となるといわれている。その他，脳の損傷による症状に加えて，もともとの性格が影響したり，受傷

[表3]　社会的行動障害の具体的な症状

症状	具体的内容
依存性・退行	●できることをお願いするなど，すぐ他人に頼ろうとする ●子どもっぽくなる
欲求コントロール低下	●酒やコーヒーの飲み過ぎ，タバコを1日何本も消費する ●お金を手元にあるだけ使ってしまうなど，自制ができなくなる
感情コントロール低下	●突然泣き出す，興奮して怒り出す ●他人・家族に対して攻撃する
対人技能拙劣	●相手の気持ちを推測することが難しくなり，冗談や嫌味，比喩を理解できず，相手の言うことの真意や隠れた本音が理解できず勘違いして相手に怒ってしまい，結果的に相手を傷つけてしまう ●話にまとまりがなく，すぐに脱線する。その場に不適切な多弁であったり，雰囲気にそぐわない会話をする。このような症状から，相手に誤解を生じさせてしまう
固執性	●些細なことにこだわる，一度決めたことを状況に合わせて変更できずにやり続けるなど，臨機応変な対応が難しくなる ●同じことを何度も言ったり，やったりする
意欲・発動性の低下	●興味がわかない，やる気が出ない ●ボーっとして自分から何かしようと行動を起こさず，促されないとやっていたことも止めてしまう
抑うつ	●気持ちが沈みがちで，ふさぎこむ
その他（引きこもり，脱抑制，被害妄想，徘徊など）	●家から出ようとしない（引きこもり） ●落ち着きがなく，待てない（脱抑制） ●盗み，セクハラなどの性的逸脱行動を起こす

Column

自己認知の低下（病識欠如）について

　自己認知とは，自分の能力や限界を自分で認識したり，自分の行動の良いところと悪いところを省みる能力をいう。頭部外傷では，前頭葉損傷のために自己認知が障害されることが多い。しかし，脳外傷後間もない症例は，受傷後の社会経験が不足しているため，脳外傷以前の自己イメージで行動しやすい。この時期の行動を病識欠如と決めつけてしまうと，二次的に精神的ダメージを招くこ

とがある[1,6]。また，「脳が損傷されたことにより感情がコントロールしにくい状態となっている」と知ることで「そうだったのか」と気持ちが楽になる患者もいれば，「そんなことはない」と反発されることもある[15]。症状の説明は，本人の気づきのレベルや心理状態も考慮し，時期やタイミングなど十分に配慮する必要がある。

以前の脳機能（発達障害や認知症が背景にある場合など）が影響していることも考えられている[6,9,10]（243頁Column参照）。具体的な症状は［表3］の通りである。

（6）介入方略の整理

■──合併損傷の確認

　頭部外傷では，脊髄（頸髄）損傷，四肢や肋骨，臓器などの損傷を合併していることがある。また，症候性てんかん（けいれん発作）の合併も高頻度で見られる。てんかんは，のちに自動車の運転や仕事，レジャーといった社会参加の阻害要因となるため，リハビリテーション実施にあたっての注意事項や予後予測について医師に確認する必要がある[3]。

■──機能障害に対するアプローチ

　運動障害が重度の一部の症例を除き，歩行を含めた日常生活活動（ADL）は自立していることが多い。ごく軽傷で短期間に症状の改善が見込まれる例を除いては，認知面や情動面のリハビリテーションが重要となってくる[1]。刺激量を調節しながら残存機能と気づきのレベルに応じたアプローチを展開するとともに，有効な代償手段の検討を行う[11,12]。

■──家族への支援・協力の依頼

　社会的行動障害による社会生活への影響は，病棟での生活では顕在化しづらいということも特徴であり，外泊時や退院後に明らかになることも多い[13]。障害理解を深めるため，高次脳機能障害の症状と，退院後に予想される生活状況について説明を行う。また，対象者にとって身近な存在である家族の接し方も，社会的行動障害の増減に影響を及ぼす。家族もリハビリテーションチームの一員として，不適切な行動に対する対応方法を共有し，同時に心理面へのサポート，社会生活の再構築に向けた支援について情報提供を行っていく[14]。

（7）介入目標（機能から参加までの幅広いスペクトラムの中で）

①心身機能・身体構造
- 覚醒レベルの改善・発動性の向上
- 自らの行動に対する"気づき（self-awareness）"の向上
- 身体的体力・耐久性の向上

●情動の適切性・制御・範囲

②活動・参加
●身辺動作自立
●移動手段の獲得（自動車運転の再開・公共交通機関の利用）
●家族・友人・支援者との円滑な人間関係の構築
●学校教育，仕事の獲得・維持
●地域活動・ボランティアへの参加

③個人・環境因子
●ライフサイクルにおける生活課題の確認
●自宅・学校・職場など，生活の場の環境調整
●社会保障サービスの申請・利用

(8)介入方針

　介入方針としては，まずは本人の考えや気持ちに寄り添いながら，信頼関係を築くことを前提とする。受傷前後の記憶が曖昧で状況理解が困難な時期においては，治療者と関わることに抵抗を示すケースも少なくない。不適切な行動には冷静に対応し，起きてしまった行動の背景を理解しようとする姿勢が重要である。

　神経心理学的検査の検査結果は広範な大脳高次機能の一部であり，実際の個人の日常生活を営むうえでの知的機能や社会適応能力を反映しているわけではない[15]。本人・家族からの聞き取りや行動観察によって，主観的な評価を同時に実施していくことが重要である[5]。

(9)プログラム

■——軽度の意識障害・覚醒障害の確認

　意識障害や認知機能低下による混乱と，受傷前後の記憶が再生できなくなることで"そもそもなぜ入院しているのか"という疑問が起こり，易怒性，離院・離棟，治療拒否，意欲・発動性の低下が問題となる。本人の状況理解が進まないうちに無理に介入を進めようとすると，関係悪化を招き，治療の妨げとなりかねない。

　まずは覚醒レベルの向上と，治療者・介助者との人間関係の構築を目標に，介入のタイミングを図ることが重要である。

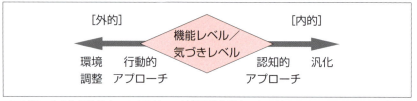

[図4] 機能・気づきのレベルによる認知行動的アプローチの方向性

(三村將：社会的行動障害への介入法──精神医学的観点からの整理. 高次脳機能研究29（1）：26－33, 2009. より)

■──アプローチ方法の検討

気づきのレベルによって，アプローチ方法と有効な代償手段を検討していく。機能レベルが低い段階では，周囲の人々との関わり方を工夫し，治療現場と家庭，必要であれば職場，学校における生活環境を調節することによって症状の軽減を試みる「行動的アプローチ」を中心に行う。機能レベルや気づきのレベルが高くなるにつれて，認知行動療法，代償手段の獲得といった「認知的アプローチ」へ移行していく［図4］。

■──認知行動療法

認知行動療法にはさまざまな方法があるが，その原則を以下に示す[1]。

①**継続性・規則性**：退院後の社会生活の再開に向け，入院中から規則正しい生活を心がけることが重要である。1日のスケジュールを決め，繰り返すことで，習慣化させる。支援を行うスタッフ間・家族にも共通理解を図るため，大きな紙に書いて見える場所に貼っておくとよい。計画的に行動することが苦手になってしまったケースでは，このようにある程度決められた枠組みのなかで生活することは，対象者本人にも安心感を与える。

②**個別性**：高次脳機能障害者の治療に共通していえることであるが，1人として同じ症状の症例はない。［図1］に示したように，個々の器質的要素，心理的要素，社会心理的要素を踏まえてプログラムを検討していく。

③**現実性**：「いつまでに」「何を」「どのくらい」実行するのか，対象者本人が納得したルールに沿って現実的な作業療法目標を決定する。目標が定まらない場合はいくつかの選択肢を提示し，あくまで対象者本人に決定権があることを前提とする。決定事項は記録として紙面に残しておくと，振り返りの際に役立つ。

④**フィードバック**：目標を達成した場合は称賛し，未達成の場合は他の方法の検討や目標の見直しを丁寧に行っていく。気づきが高まってきた段階では，できるだけその場で行為を修正できるように促していく。そのときに即（リアルタイム），客観的事実を示し（リアリティ），とるべき行動を示唆するアプローチをリアルフィードバックという[17]。

⑤**有用性**：記憶障害や見当識障害，遂行機能障害が見られる場合は，日付の確認やスケジュール確認を行う。また，メモ帳や日記，チェック表の活用など，退院後の生活を見据えた代償手段の検討を行う。対象者本人が症状

を自覚し，必要性を実感しない限り，なかなか代償手段として定着しないケースもしばしば見受けられる。対象者本人が納得する方法を話し合い，不都合が生じた場合は再検討を行い，実用的な方法を模索していく。

■──社会的行動障害に対する具体的な対応[18,19]

●怒りのコントロールが難しい場合

怒りの爆発（anger burst）は，特定の人（職員や家族，入院患者など）や状況・言葉に対して引き起こされるだけでなく，疲労・空腹・不眠・体調不良・生理周期などの体内変化や，場所・天気・気温・におい・騒音などの外的環境も要因となることを忘れてはならない[11]。リハビリテーションの場面においても，課題の難易度が高すぎる，多すぎる，焦らせるような言葉をかけられて心が不安定になる等，何がきっかけとなって感情のコントロールが難しくなっているのかを探る★5。

予防として，ストレスの原因となるきっかけを見つけ，減らしていくことがあげられる。感情が爆発しそうなときや，爆発してしまった場合にはなるべく静かな場所に移り，対応する人を代え，気持ちが静まるのを待つことが重要である。怒っているときに説得したり納得させようとするのは，逆効果となることが多い。対象者の気持ちが静まった後，状況を客観的にノートなどにまとめてフィードバックし，適切な行動を示していく。こうして共有したルールを紙に書いて貼っておくのもよい。

また，日頃の感情の抑制がきかず脱抑制の状態にある場合は，沈静を目的とした投薬治療を試みることも1つの手段である[5]。

●意欲・発動性が低下している場合

1日のスケジュールに加えて，やるべきこと（例：毎日の日課）をノートやホワイトボードなどに記入し，目に見える形で示しておく。本人の興味がわきやすいもの，成果が目に見えやすい形で行う。ノートなどを見る習慣が定着しない場合は，想起させるためのアラームなどを用いながら，活動量を上げる関わりを行う。

●過食や浪費，セクシャルハラスメント

気づきのレベルが低い段階では，食べ物や菓子，必要以上の金銭を本人に渡さないようにするなど，環境面で対応を行う。行動に対する気づきが見られてきた段階では，チェック表を作成して目に見える形にして，約束を守ったら称賛する，もしくは報酬を与えるという行動療法的な対応を試みる。セクシャルハラスメントに対しては，行動を起こしやすい環境を作らないこと，不適切な行動であるという周囲の一貫した態度が大切である。

●抑うつの場合

対象者本人の話を聞き，気持ちを受け止めることも大事であるが，症状によっては精神科での投薬治療やカウンセリングを勧めることも必要である。

💡One Point

★5　通過症候群とは

急性期からの意識障害の回復過程で見られる，精神運動興奮や見当識障害，被害的な外界の把握による"困った行動"は「通過症候群」と呼ばれ，社会的行動障害とは別に考えられている。この時期には多かれ少なかれ，自分の置かれている状況がわからないためにICUでの加療中にチューブを引き抜く，ベッドから降りようとする，大声を上げたり興奮して暴れるなどの行動が見られる。一過性に生じ，短い場合は数日，長い場合は数カ月にも及ぶとされているが，時間の経過とともに消失していく[19,22]。

（10）実施（問題解決）

■——社会復帰に向けた支援

　本人の障害状況とニーズを把握しながら，「就労・復学」「自宅以外への外出範囲の拡大」「家庭・地域生活の安定」などといった退院後の生活を見据えた具体的な作業療法目標の設定・計画の立案を行っていく。代償手段の獲得，退院先となる生活環境を整えるといった社会的行動障害が顕在化しない工夫により，社会復帰への可能性を高めていきたい[1,8]。

●学業復帰

　活発に活動する学童期・青年期では，スポーツや交通事故などが原因となり，頭頸部の外傷が頻繁に見られる。基本的に成人の臨床症状と同様であるが，子どもの場合は脳が発達段階にあるため，退院後も症状が変化したり，改善していく可能性を多いに含んでいる。

　しかし，進級などにより周囲の環境が大きく変わることで障害が顕著になる場合もあるため，学校側との連絡調整，階段やトイレといった校内の生活環境を整え，ボランティアや介助員を利用するなど，復学後も本人・家族・教育現場に対して長期的なフォローが求められる。また，身体障害や知能障害の重症度によっては特別支援学級や特別支援学校への復学も視野に入れて検討していく[20,21]。

●職場復帰

　職場復帰先と連絡調整を行い，本人が焦らず復職できる職場環境を整えることが理想である。職場に産業医が配置されている場合は，本人と配属先の状態に応じて仕事内容，勤務時間，復職期日について相談・調整を行っていく。十分な休職期間がある場合は，外来リハビリテーションや障害福祉サービスにおける就労支援施設等で職場復帰までのフォローを行うことが望ましい。職場復帰に向けた支援では，周囲の環境に左右されやすいといわれる高次脳機能障害であるため，本人の努力のみでは報われない場面にも多く遭遇する。職場復帰が叶わなかったときのために，フォロー体制を整えておく。

●障害者手帳の取得

　著明な身体障害・失語症が認められず，主となる後遺症が高次脳機能障害である場合，身体障害者手帳ではなく精神障害者保健福祉手帳の取得が適応となる。運動麻痺や失語症といった身体障害も併発している場合は，身体障害者手帳と精神障害者保健福祉手帳の複数交付を受けることも可能である。障害者手帳を取得することにより，障害福祉サービスの利用が可能となり，就労の援助，バスや公共料金の割引，年金の交付といったメリットが得られる。主治医やメディカルソーシャルワーカー（MSW）と相談し，適切な診断に基づいて障害者手帳の交付を受けることが望ましい。障害者手帳を申請するためには，その疾患による初診から6カ月以上経過していることが条件となる。入院期間中の申請ができない場合には，退院前に障害者手帳の申請・

手続きの流れを一通り説明しておく。

地域の相談機関につなげる

高次脳機能障害支援普及事業支援拠点機関

2010（平成22）年に厚生労働省の高次脳機能障害支援普及事業により全都道府県に支援拠点機関が設置された。相談支援コーディネーターが配置され，専門的な相談支援，関係機関との連携・調整を行っている。拠点機関の場所や連絡先については各都道府県のホームページで検索することが可能である。

障害者就業・生活支援センター

障害のある人の身近な地域において雇用，保健福祉，教育といった関係機関の連携拠点として，就業面および生活面における一体的な相談支援を実施している機関である。全国で300か所以上が設置されており，厚生労働省のホームページから最寄りの支援センターを検索することが可能である。

社会福祉制度の利用

65歳未満であれば，障害者手帳を取得し，障害者総合支援法に基づく障害福祉サービス利用の対象となる。近年，高次脳機能障害への関心が高まりつつあるが，世間一般の認知度が高いとはいえない状況である。MSWとともに，相談機関と連携を図りながら，近隣の福祉施設における高次脳機能障害者の受け入れ状況を確認する。受け入れ可能であった場合，施設職員に高次脳機能障害の症状と対応について情報提供を行う。情報提供の方法については電話やメール，直接会って担当者会議を開く方法があるが，なるべく担当者間で顔を合わせ，報告書やサマリーなどの紙面を用いて受傷から現在に至るまでのリハビリテーションの経過を報告できるとよい。その場合，神経心理学的検査の検査結果を載せるだけでなく，結果から読み取れる症状の解釈や行動学的な特徴，対応方法について加えると親切である。

65歳以上の場合は介護保険の対象となるため，要介護認定を受けた後，ケアマネジャーに依頼してケアプランを作成する。

このように，医療機関を退院後に新しい環境に送り出す際は，人的・物理的に大きな環境の変化をもたらすため，本人にとって多大なストレスとなりかねない。"社会参加してほしい"という治療者や家族の想いだけで話を進めるのではなく，見学・体験を経て本人の納得が得られた後に実行することが望ましい。

また施設利用が開始された後も，定期的に電話で様子を伺う等，本人だけでなく施設自体の環境調整も同時に行い，施設内での対人トラブルを未然に防ぐことも重要な支援の1つである。対応する施設側の職員も，高次脳機能障害の知識を身につけたうえで良好な関係を築いていけるような工夫が求められる。せっかく通所が決まっても，問題行動の対応に職員がお手上げとなってしまい，すぐに利用中止となってしまうケースも少なくない。作業療法士（OT）は，本人が通所施設での生活にスムーズに移行できるよう，受け入れ側の施設に対してもできる限りのサポートを行うことが望ましい。

退院後の家族への心理的サポート

医療機関を離れた後は，本人だけでなく家族も受傷前とかけ離れた生活を

余儀なくされ，本人の問題行動への対応に疲弊してしまう。脳損傷による後遺症を負った本人と家族へのサポートは，区市町村独自のものから家族が立ち上げたものまでさまざまである。地域の脳外傷友の会および関連団体，高次脳機能障害に関する身近な相談機関や，当事者同士でつながることができる場をインターネットで検索することができる。こうした情報提供を退院前に行っておくことも，安心した日常生活を送る一助となり得る。

● **経済的な保障**

休職期間中や退院後の現状で働くことが困難な場合は，障害年金や生活保護といった社会保障について情報提供をすることが必要である。

（11）介入例——支援者との関係性構築に重点を置き，就労支援施設への通所につながった症例

◎ **症例プロフィール**
- 対象者：22歳（事故発生当時），男性
- 職業：会社員（建築関係）
- 診断名：頭部外傷（多発脳挫傷，左側頭頭頂部の急性硬膜下血腫）
- MRI画像：[図5・6・7]
- 障害名：意識障害，高次脳機能障害
- 現病歴：車対トラックとの交通事故により受傷し，救急搬送される。受傷時，意識レベルⅢ-300。後遺症として遅延性意識障害があり，急性期でのリハビリテーション開始となる。

[図5] 水平面　　　[図6] 矢状面　　　[図7] 冠状面

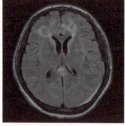 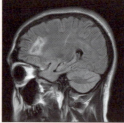 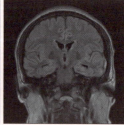

◎ **回復期（受傷から1か月半経過後）**

運動麻痺はなく，転院当初から病棟ADLは自立していたが，社会的行動障害（脱抑制，固執性，幼稚性），注意障害，記憶障害，見当識障害，病識欠如などが顕著に見られた。Moss Attention Rating Scale（MARS）：49/110点。逆行性健忘，短期記憶，展望記憶の低下も著明。リバーミードBehavioural Memory Test（RBMT）：13/24点。注意の持続が難しく，10分以上座っていることができない。環境の変化により家族やスタッフへの暴言・暴力も見られ，移動中に病棟ですれ違うスタッフを睨み，良好な関係を築くことが難しかった。そのため，信頼関係の構築と対象者本人のストレス発散を目的に散歩から介入し，本人の調子に合わせて注意機能向上課題を実施した。家族は高次脳機能障害の理解や対応に疲弊していたため，家族の

心理面のサポートを目的に，医師と家族を交えた面談を実施した。介入の後半では，復職に必要となるパソコン課題や，ドライブシミュレーターによる模擬的な運転課題を実施した。また，週末の外泊を通して家族への障害理解を促していった。

　退院時には社会性も向上し，病棟スタッフや他患者とも良好な関係を築けるようになった。MARS：64/110点。短期記憶，展望記憶に改善が見られた。RBMT：19/24点。机上課題も30分集中して取り組むことが可能となったが，依然として作業スピードは遅く，見落としも多く見られた。また病識に大きな変化はなく，脳挫傷により集中力が低下していることは，知識や体験レベルでは理解できている様子だが，注意障害が車の運転や復職にどのように影響するのかを理解することは困難であった。家族からは，長期的な支援が必要になることを理解したうえで，「退院後のイメージができるようになりました」という声が聞かれ，退院後の生活に希望を見出せるようになった。

　退院後の支援として，運転再開に向けた外来リハビリテーションの通院と，復職を目的とした就労支援施設（以下，施設）への通所を併用することになった。入院中，本人・家族に施設を見学してもらい，現在の困りごとの聴取と情報交換を行った。

◎就労支援施設の利用

　週2回，半日の体験利用から施設の通所を開始した。利用開始当初は，5分おきにトイレに行き，「お茶を飲む・ロッカーに行く」を繰り返すなど，固執傾向が見られていた。表情の変化も乏しく，施設職員の問いかけに対して「大丈夫です」とだけ答えることが多く，初対面の人や新しい環境に慣れるためには時間を要した。しかし，送迎車内での会話や協働作業を通して少しずつ関係性を築くことができ，笑顔も見られるようになった。

　「身体を動かしたい」という本人の希望に沿って支援計画を立案し，復職に向けた規則正しい生活の確立と，体力の向上，円滑な対人交流の構築という目標を設定した。

◎まとめ

　退院前は病棟内で落ち着いた生活ができていたが，就労支援施設という新たな環境下では再び落ち着きがなくなり，固執傾向が出現するなど，環境の変化が症状の表出に影響している様子がうかがえた。通所開始から3か月後には，週2回，1日を通して活動が可能となり，自分から家族の話をするなど，外交的な一面が見られるようになった。具体的な復職の話が進むなかで，「まだまだ教えてもらうことがたくさんある，頑張らないと」といった前向きな発言も聞かれるようになり，社会性の向上も認められた。今後も本人・家族と定期的に面談を実施し，復職に向けた支援を実施していきたいと考える。

Column
高次脳機能障害者の退院後の暮らし方——安定した地域生活への移行・継続に向けて

人は，学校や職場といった組織に所属することで，役割や責任感，安心感を獲得していく。しかし，障害を負ったことで家庭内での役割や社会的地位の喪失，これまで築き上げてきた人間関係の喪失を体験し，悩みや葛藤のはけ口がないまま地域から孤立してしまうケースも少なくない。

「脳損傷者は，一生を通してさまざまなリハビリテーションニーズがあります。安定した環境を築けていたとしても，人生のなかで環境の変化はさまざまあり，病院やリハビリテーションセンターを退院したらもう支援はないのではなく，その都度支援をいただけたら……」

これは，脳損傷友の会いばらきの会長である丹羽真理子氏の言葉である。環境の変化に影響を受けやすいという高次脳機能障害の特徴から，追跡調査などを行わない限り，退院後の生活の実態を把握することは難しい。しかし，発症から数年経過した後でも，いつか趣味活動を再開できるかもしれない，もう一度働くチャンスはあるかもしれない，そのタイミングを逃さないためには，長期的に見守り続ける存在が必要ではないかと思う。

OTは，地域包括ケアシステムの構築に向けて，医療と地域をつなぐ橋渡しとしての役割を求められている。まずは脳損傷友の会など，身近な地域の活動・社会資源を知り，活動の輪に加わり，地域で生活する当事者と家族の声に耳を傾けてみてほしい。それぞれの想いに触れることが，橋渡しとしての第一歩になるのではないだろうか。

(小圷仁美)

文献

1) 石田暉編，ケアスタッフと患者・家族のための頭部外傷——疾病理解と障害克服の指針．医歯薬出版，2005.
2) 柏原良二：頭部外傷と脳卒中の比較障害学．リハビリテーション医学32（8）：502-505，1998.
3) 柏原良二：頭部外傷リハビリテーションUpdate頭部外傷における予後予測．臨床リハ7（4）：357-368，1998.
4) 三村將：社会的行動障害の治療．神経治療学26（5）：599-605，2009.
5) 橋本圭司：高次脳機能障害リハビリテーション——診断・治療・支援のコツ．Jpn J Rehabil Med 47（12）：856-861，2010.
6) 丸石正治：社会的行動障害の診断と評価．臨床リハ18（12）：1072-1079，2009.
7) 澤村大輔・他：Moss Attention Rating Scale 日本語版の信頼性と妥当性の検討．高次脳機能研究32（3）：181-189，2012.
8) 前島伸一郎・他：頭部外傷リハビリテーション Update 運動機能の障害．臨床リハ7（2）：133-137，1998.
9) 元木純子・三村將：社会的行動障害のみかた．臨床リハ21（1）：63-67，2012.
10) 船山道隆：ささいなことに腹を立てる（情動・社会的行動障害）．ブレインナーシング27（6）：88-90，2011.
11) 本田哲三編：高次脳機能障害者のリハビリテーション，第2版．医学書院，2010.
12) 鈴木孝治・他：高次脳機能障害マエストロシリーズ（3）リハビリテーション評価．医歯薬出版，2006.
13) 片桐伯真・宮野佐年：頭部外傷リハビリテーション Update 頭部外傷による障害とメカニズム．臨床リハ7（2）：125-132，1998.
14) 柏原良二：頭部外傷リハビリテーション Update 行動・人格障害．臨床リハ7（2）：145-150，1998.
15) 渡辺修：頭部外傷リハビリテーション Update 認知機能の障害．臨床リハ7（2）：138-144，1998.
16) 三村將：社会的行動障害への介入法——精神医学的観点からの整理．高次脳機能研究29（1）：26-33，2009.
17) 阿部順子：社会的行動障害をもつ患者の社会復帰支援．臨床リハ18（12）：1094-1100，2009.

18) 小早川睦貴：特集9 社会的行動障害. ブレインナーシング29（2）：34－36, 2013.

19) 阿部順子："困った行動"を生じさせる高次脳機能障害の基礎知識. リハビリナース5（4）：8－11, 2012.

20) 栗原まな・他：後天性脳外傷児の就学に関する検討. 脳と発達31：38－43, 1999.

21) 水落和也・他：頭部外傷リハビリテーションUpdate復学・復職へのアプローチ. 臨床リハ7（2）：151－158, 1998.

22) 藤田勉・他：脳卒中最前線──急性期の診断からリハビリテーションまで, 第3版. 医歯薬出版, 2008.

23) 野口明男・塩川芳昭：脳外傷に関連する認知症状. Modern Physician33（1）：57－60, 2013.

さくいん

A

AAC ··································160
ADL訓練 ····························122
ADT ··································38
AEIOUTIPS ··························50
anger burst ·························247
APT ··································73
ARS ··································150

B

BADS ······························41,191
BADS遂行機能障害症候群の行動評価
　日本版 ····························192
BIT ··································39
BIT行動性無視検査日本版 ······39,204
BIT日本版 ····························204
BVRT ·······························119

C

CADL ······························39,155
CAS ·······························41,80
CAT ·······························38,67
CPT ·······························38,69
CT ··································33

D

DAI ·································241
DBI ·································241
Delirium Rating Scale ···············56
DEX ······························191,192
DRS ·································56
DTVP ·······························119
DWI ··································35

E

EMC ··································97

F

FAB ·································193
FBI ·································240
FLAIR画像 ····························35

G

GCS ·······························38,54

Gennarelliの分類 ··················239
Glasgow Coma Scale ···········38,54
GMT ·································196

I

ICF ·······························18,20
ICIDH ·······························18
IFG ·································169
IPL ·································169

J

Japan Coma Scale ··············38,51
JCS ·······························38,51

K

Kohs Block Design Test ············38
KWCST ·······························192

M

MARS日本語版 ····················66,68
MFG ·································169
MMPIミネソタ多面的人格目録 ·······41
MRI ··································33
MTDLP ·······························43
MTG ·································169
N.H.「利き手」テスト ················32

O

OM line ······························33

P

PACE ································160
PASAT ·······························38,69
POJ ·································169
PQRST法 ····························101
PST ·································196

R

RBMT ·································39

S

SAH ··································54
SALA失語症検査 ·················39,155
SDMT ·······························38,69

SDSうつ性自己評価尺度 ·············41
self-awareness ·····················242
SLTA ······························39,136,154
SLTA-ST ·························39,155
SPECT ·································33
SPTA ······························40,170

T

TBI ·································238
test ·································36
TLPA ······························39,155
TMT ··································38
Trail Making Test ···················38
T₁強調画像 ····························34
T₂強調画像 ····························35

U

USN ·································200

V

VPTA ······························39,118,137

W

WAB失語症検査 ··········39,136,155
WAIS-Ⅲ ····························41
WAIS-Ⅲ成人知能検査 ···············41
WCST ·································40
WMS-R ····························39,97

あ

アイウエオチップス ·················50
アウェアネス ·················52,59,65
アナルトリー ·······················148
誤りなし学習法 ····················100
荒木の分類 ·························239
アルツハイマー病 ····················3

い

怒りの爆発 ·························247
意識 ·······························25,38
　—の階層モデル ···················51
　—を調節する機構 ·················49
意識障害 ·····························48
意識内容の把握 ·····················51
依存性 ·······························243
一次運動野 ···························13

さくいん

一次視覚野 …………………… 11,131
一次体性感覚野 ………………… 10
一次聴覚野 ………………………… 11
意図性 …………………………… 164
意図的な再生 ……………………… 91
衣服左右部位ポインティング検査
 ………………………………… 222
衣服展開検査 …………………… 222
意味記憶 …………………………… 93
意味記憶障害 ……………………… 13
意味システム ……………… 148,159
意味性錯語 ……………………… 147
意味性錯書 ……………………… 152
意味性錯読 ……………………… 151
意味的語彙経路 ………………… 130
意味理解困難 …………………… 159
意味理解の障害 ………………… 149
意欲・発動性の低下 …………… 243
異和感 ……………………………… 91

う

ウィスコンシンカード分類検査 …… 40
ウェルニッケ・コルサコフ症候群 … 95
ウェルニッケ失語 ……… 12,152,154
ウェルニッケ野 ………………… 131
迂言 ……………………………… 147
運動学習 …………………………… 99
運動覚領域 ……………………… 132
運動技能学習 ……………………… 94
運動コード化 …………………… 101
運動性失語 ………………………… 32
運動拙劣症 ……………………… 167
運動の開始困難 …………………… 14

え

エジンバラ利き手テスト ………… 220
エピソード記憶 …………………… 93
エピソード・バッファ …………… 64
遠隔記憶 …………………………… 92

お

横側頭回 …………………………… 11
音韻失読 ………………………… 134
音韻性錯語 ………………… 147,159
音韻性錯書 ……………………… 152
音韻性錯読 ……………………… 151
音声出力辞書 …………………… 159
音素レベル ……………………… 159
音読課題 ………………………… 137
音読的呼称 ……………………… 159
音読的復唱 ……………………… 159
音読の訓練 ……………………… 139

か

カーペンターの分類 ……………… 50
外国なまり症候群 ……………… 147

解釈 ………………………………… 30
介助 ……………………………… 178
外傷性脳損傷 …………………… 238
外側溝 ……………………………… 4
外側部 ……………………………… 79
介達外力 ………………………… 240
外的ストラテジー ……………… 197
外的補助手段 …………………… 197
介入の種類 ………………………… 44
介入方略 …………………………… 43
概念機能 ………………………… 193
概念失行 ………………………… 167
概念的誤反応 …………………… 166
会話訓練 ………………………… 160
会話での応答 …………………… 135
鍵探し検査 ……………………… 191
書き取り ………………………… 151
書き取り訓練 …………………… 140
角回 ……………………………… 132
学業復帰 ………………………… 248
拡散強調画像 ……………………… 35
覚識 ………………………………… 64
核磁気共鳴画像法 ………………… 33
「書く」障害 …………………… 151
覚醒障害 …………………… 48,54
覚醒水準 …………………………… 50
覚醒ネットワーク ………………… 64
覚醒レベルの向上 ………………… 59
拡大・代替コミュニケーション …… 160
過書 ………………………… 228,232
過食 ……………………………… 247
頭文字記憶術 …………………… 101
下前頭回 ………………………… 169
画像失認 ………………………… 112
下側頭皮質 ……………………… 131
課題構成内容分析 ………………… 25
片麻痺 ……………………………… 13
語り ………………………………… 31
活動 ………………………………… 20
下頭頂小葉 ……………………… 169
かなひろい検査 …………………… 38
かなひろいテスト ………………… 72
間隔伸張法 ……………………… 100
感覚性失音楽症 ………………… 113
感覚性失語 ………………………… 32
眼窩耳孔線 ………………… 33,34
眼窩部 ……………………… 13,79
環境音失認 ……………………… 113
環境調整 …………………… 102,122
喚語困難 ………………………… 146
漢字の読み書きの障害 …………… 13
感情コントロール低下 ………… 243
観念運動失行 …………………… 166
観念失行 ………………………… 166

き

記憶 ………………… 25,31,39,90
 ―に関わる神経回路 …………… 7
 ―を担う神経回路 …………… 106

記憶更新検査 ……………… 38,69
記憶痕跡 …………………………… 91
記憶障害 …………………………… 90
記憶補助具 ……………………… 101
利き手 …………………………… 220
「聞く」障害 …………………… 148
机上訓練 ………………………… 209
規則変換カード検査 …………… 191
既知感 ……………………………… 91
気づき …………………… 44,98,242
拮抗失行 ………………………… 168
基底・外側回路 …………………… 7
機能再編成法 …………………… 156
機能水準 …………………………… 23
機能的訓練 ……………………… 122
記銘力障害 ………………… 32,93
逆向性健忘 ………………………… 93
ギャンブリング課題 ……………… 80
教示 ……………………………… 178
橋出血 ……………………………… 53
強制把握 ………………………… 220
局所性脳損傷 …………………… 240
近時記憶 …………………………… 92

く

空間性失書 ………………… 135,136
空間性注意障害 …………… 200,201
くも膜下出血 ……………… 53,54
くも膜下出血例 ………………… 188
繰り返しと記憶 ………………… 103

け

慶應版ウィスコンシンカード分類検査
 ………………………………… 192
慶應版自伝的記憶検査 …………… 96
軽症意識障害 ……………………… 51
 ―の12項目評価法 …………… 55
軽症頭部外傷 …………………… 240
形態水準 …………………………… 23
形態性錯書 ……………………… 152
形態性錯読 ……………………… 151
頸動脈閉塞 ………………………… 53
系列処理モデル ………………… 149
系列動作 ………………………… 166
けいれん発作 …………………… 244
ゲージ ……………………………… 78
ゲルストマン症候群 ………… 10,114
言語 ………………………… 25,39
 ―の意味に関わる腹側神経ネットワー
 ク ……………………………… 12
 ―のネットワーク ……………… 9
言語機能訓練 ……………… 156,158
言語障害 ………………………… 145
言語的ストラテジー …………… 100
検査 ………………………………… 36
 ―の判定基準 …………………… 36
顕在記憶 …………………… 91,93
見当識 ……………………………… 96

255

見当識カード ……………………104
見当識・領識の向上 ………………59
原発性進行性失語 ………………146
健忘失語 …………………………152

こ

語彙訓練 …………………………158
行為 …………………………………40
　―の計画 ……………………26
　―の障害 ……………………14
行為計画検査 ……………………191
行為・行動の抑制障害 …………167
構音障害 …………………………145
口腔顔面失行 ……………………167
交叉性失語 …………………………32
高次脳機能 …………………………2
　―の過程 ……………………19
高次脳機能障害 ……………………2
高次脳機能障害支援普及事業支援拠点機
　関 …………………………………249
構成失行 …………………………167
構成障害 …………………………167
　―による着衣障害 …………218
行動条件づけ法 …………………73
行動的アプローチ …………………86
後頭葉 …………………………4,11
構文訓練 …………………………159
交連線維 ……………………………8
声かけの留意点 …………………211
コース立方体組合せテスト ………38
ゴールマネジメント訓練 ………196
語音認知の障害 …………………148
語音聾 …………………………148,159
語義聾 ……………………………149
国際障害分類 ………………………18
国際生活機能分類 …………………18
語形想起障害 ……………………159
語形聾 …………………………149,159
心の理論 …………………………80
固執性 ……………………………243
語順ストラテジー ………………150
呼称 ………………………………173
呼称障害 …………………………117
語性錯語 …………………………147
語長効果 …………………………151
古典的条件づけ …………………94
語の意味ストラテジー …………150
誤反応 …………………………166,218,223
コルサコフ症候群 …………………95
語聾 ………………………………148
混合型超皮質性失語 …………153,154
コントラスト感度 ………………117
コンピュータ断層撮影 ……………33

さ

再帰的意識 ………………………52
再認再生 …………………………91
再認識訓練 ………………………233

作業記憶 …………………………93
作業遂行概念図 ……………………19
作業遂行モデル ……………………20
作業遂行理論 ………………………19
錯語 …………………………147,159
錯行為 ……………………………172
錯書 ………………………………152
錯読 ………………………………151
査定 …………………………………28
左方探索 …………………………201
左右失認 …………………………10,114
サリーとアンの課題 ………………81
参加 …………………………………20

し

ジェナレリの分類 ………………239
視覚イメージ法 …………………101
視覚失語 …………………………111
視覚失調 …………………………10
視覚失認 …………………………108
視覚失認性失読 …………………112
視覚障害 …………………………145
視覚情報処理の流れ ……………116
視覚情報の流れ ……………………11
視覚性運動失調 …………………113
視覚性形態失認 …………………111
視覚性スパン ……………………38,69
視覚性注意障害 …………………113
視覚性抹消課題 …………………38,69
視覚的イメージ法 …………………99
視覚的妨害刺激 …………………119
視覚認知過程 ……………………110
視覚認知訓練 ……………………122
視覚認知障害 ……………………9,112
時間的空間的誤反応 ……………166
時間的勾配 ………………………96
時間的分類 ………………………92
時間認知 …………………………191
時間判断検査 ……………………191
色覚 ………………………………117
色彩失名辞 ………………………112
色名呼称障害 ……………………112
視空間性の失読 …………………151
軸索損傷 ……………………………3
刺激・促通法 ……………………156
自己意識 …………………………52
自己教示法 ………………………99
自己チェック ……………………86
自己認知の低下 …………………243
視床下部調節系 …………………49
視床下部賦活系 …………………49
字性失読 …………………………112
肢節運動失行 ……………………167
肢節失行 …………………………167
持続機能 …………………………63
持続性昏睡 ………………………240
持続性注意 ………………………59
持続的注意 ………………………64
失音楽症 …………………………12

実現水準 …………………………23
失語 …………………………9,15,144
失行 …………………………15,164
　―による着衣障害 …………218
　―のスクリーニング検査の例 ……171
失構音 ……………………………148
実行機能 …………………………184
失行性失書 …………………10,134,136
失語症語彙検査 …………………39,155
失語症構文検査 …………………39,155
失語性失書 ………………………133,151
失語性失読 ………………………133,135,151
失算 ………………………………114
失書 …………………114,128,133,138,151
失読 …………………………128,133,138
失読失書 …………………134,135,136,151
失認 ………………………………108
失文法 ……………………………148
実用コミュニケーション能力検査
　……………………………………39,155
自動詞的動作 ……………………166
自動性 ……………………………164
自発語 ……………………………135
自発再生 …………………………91
自発書字 …………………………151
自問自答 …………………………86
視野 ………………………………117
社会的行動異常 …………………13
社会的行動障害 …………………238
社会福祉制度の利用 ……………249
ジャルゴン ………………………147
写字 ………………………………151
遮断除去法 ………………………156
修正6要素検査 …………………191
集団療法 …………………………87
手指失認 …………………………10,114
主題役割 …………………………150
受動的注意 ………………………63
純粋語唖 …………………………148
純粋語聾 …………………………12,113,149
純粋失書 …………………134,136,138,151
純粋失読
　……………112,133,135,136,137,151
障害者就業・生活支援センター ……249
障害者手帳の取得 ………………248
症候性てんかん …………………244
上行性網様体賦活系 ……………49
使用行動 …………………………14
使用行動・模倣行動 ……………168
使用失行 …………………………166
床上動作 …………………………208
上中下検査 ………………………38,69
象徴的行為 ………………………166
情動 …………………………25,41,76
情動障害 …………………………76
上頭頂小葉 ………………………132
上頭頂葉の運動覚領域 …………131
情報処理過程 ……………………25
情報処理システムの構造 ………26
情報処理の基本図式 ……………24

職場復帰 ……………………248
書字 ………………………135
　―の訓練 ……………………140
書字困難 …………………133
助詞ストラテジー …………150
触覚失認 …………………111
視力 ………………………117
シルビウス裂 ……………4,32
人格 …………………………41
人格化 ……………………229
神経心理学 ………………20,22
神経心理学的検査 …………36
神経ネットワーク ……………9
神経変性疾患 …………………3
心身機能 …………………20
新造語 ……………147,152,159
深層失読 …………………134
身体・衣服マッチング検査 ……222
身体構造 …………………20
身体パラフレニア ………229
診断的介入 ………………30
心的過程 …………………19,25
新日本版トークンテスト ……39
新版TEGⅡ東大式エゴグラムVer.Ⅱ
　………………………………41

す

遂行機能 ……………26,40,184
遂行機能障害 ……………184
　―の質問表 …………191,192
推測 …………………………30
数唱 ………………………38,69
スクリーニング ……………36
ストラテジー ……………195
ストラテジー訓練 ………178

せ

生活記憶 …………………94
生活技能訓練 ……………197
生活行為向上マネジメント ……43
生活障害の評価 …………114
制御機能 …………………63
精神性注視麻痺 …………113
生物的意識 ………………52
セクシャルハラスメント ……247
前向性健忘 ………………93
潜在学習 …………………100
全失語 ……………153,154
選択機能 …………………63
選択的注意 ………………64
前頭前野 ………13,14,187
前頭側頭葉変性症 …………3
前頭葉 ……………………4,13
前頭葉眼窩部 ……………231
前頭葉基底核視床回路 ……14
前頭葉損傷 ………………15
前頭葉脳挫傷例 …………188
前頭連合野 ………………187

線分二等分試験 …………205
戦略置換法 ………………73

そ

相貌失認 …………………13,112
側坐核 ……………………79
即時記憶 …………………92
側性化 ……………………15,219
側頭葉 ……………………4,11
側頭葉後下部 ……………131
側頭連合野 ………………12
ソマティックマーカー ……76
存在想起 …………………93

た

退院後 ……………………252
退行 ………………………243
代償 ………………………137
代償訓練 …………………122
代償手段 …………………101
対人技能拙劣 ……………243
体性感覚領域 ……………131
対側挫傷 …………………240
大脳 …………………………4
大脳機能側性化の変則性 ……221
大脳縦裂の歪み …………203
大脳性色覚障害 …………112
大脳白質 ……………………8
大脳皮質 ……………………4
大脳表面 …………………33
大脳辺縁系 …………………6
タイムアウト ……………86
タスクアナリシス …………25
脱抑制 ……………………13,243
他動詞的動作 ……………166
他人帰属化 ………………229
多弁 ………………………228
短期記憶 …………………92
探索課題 …………………209

ち

知覚運動的意識 …………52
知覚型視覚失認 …………111
知覚型触覚失認 …………111
知覚技能学習 ……………94
逐次読み症候群 …………112
地誌的見当識障害 ………112
地誌的障害 ………………112
知能 …………………………41
着衣失行 …………………219
　―による着衣障害 ………218
着衣障害 …………………10,216
着衣動作 …………………216
着衣動作ゼスチャー検査 ……223
注意 ………………………25,38
　―の転換 …………………65
　―の転導性 ………………64

注意拡散 …………………50
注意機能 ……………48,50,62
注意障害 …………………62
　―のリハビリテーション ……73
注意ネットワーク ………64
注意評価スケール ………66
中心溝 ……………………32
中心溝切痕 …………………5
中心前回 ……………………4
中前頭回 …………………169
中側頭回 …………………169
聴覚失認 …………………12,113
聴覚性検出課題 …………38,69
聴覚的認知障害 …………113
聴覚的把持力の障害 ……150
聴覚的弁別課題 …………159
聴覚入力辞書 ……………148,159
聴覚分析システム ………148,159
長期記憶 …………………92
超皮質性運動失語 ………153,154
超皮質性感覚失語 ………152,154
聴力障害 …………………12
直接刺激法 ………………73
直達外力 …………………240
地理的見当識障害 ………112
地理的障害 ………………112
陳述記憶 …………………91,93

つ

通過症候群 ………………247

て

ディープ検査 ……………36
手がかりカード …………86
手がかり再生 ……………91
手がかり刺激 ……………73
手がかりの提示 …………211
出来事記憶 ………………94
手続き記憶 ………………94
手続き記憶学習 …………99
手続き記憶活用 …………104
手の領域 …………………132
てんかん …………………244
転導機能 …………………63
伝導失語 …………………152,154
テント下病変 ……………52
テント上病変 ……………52
展望記憶 …………………93

と

島 …………………………230
島回 ………………………169
頭蓋骨損傷 ………………240
統覚型視覚失認 …………11,111
道具使用の身振り ………166
道具に関する知識確認の検査 ……173
道具の強迫的使用 ………168

257

統合 ………………………………41
統合型視覚失認 ……………………111
統合型視覚性物体失認 ……………112
統合的認知能力 ……………………23
統語障害 ……………………148,152
統語理解障害 ………………………150
動作手順の習得訓練 ………………210
動作の誤り方 ………………………173
動作の再獲得訓練 …………………175
同時健忘 ……………………………92
同時失認 ……………………………113
等速打叩課題 ………………………38
頭頂後頭溝切痕 ……………………5
頭頂－後頭接合部 …………………169
頭頂葉 ………………………4,10,230
頭頂連合野 …………………………10
頭部外傷 …………………95,238
　―の分類 …………………………240
動物園地図検査 ……………………191
同名性半盲 …………………………11
読字の二重経路モデル ……………130
特殊色彩失語 ………………………112
読解の訓練 …………………………139
トップダウン ………………………63
トップダウン・アプローチ ………43
トップダウン型アプローチ ………84

な

内側部 …………………………13,79
内的ストラテジー …………………196
内的補助手段 ………………………196
内容想起 ……………………………93
内容的分類 …………………………93
なぞり読み …………………………138
難聴 …………………………………12
難聴障害 ……………………………145

に

二重経路モデル ………………130,131
日常記憶チェックリスト …………97
日本語版Catherine Bergego Scale
　………………………………206
日本版BADS遂行機能障害症候群の行
　動評価 …………………………41
日本版ウェクスラー記憶検査法
　………………………………39,96
日本版リバーミード行動記憶検査
　………………………………39,96
日本版レーヴン色彩マトリックス検査
　………………………………38,67
認知 …………………………25,38
認知技能学習 ………………………94
認知行動的アプローチ ……………246
認知行動療法 ………………………246
認知症 ………………………………145
　―の着衣障害 ……………………219
認知神経心理学 ……………………24
認知心理学 …………………………20,24

認知的アプローチ …………………87
認知脳科学 …………………………21
認知モデル …………………………131
認知リハビリテーション …………99

ね

寝返り動作 …………………………209

の

脳回 …………………5,33,34,115
脳外傷 ………………………………2,3
脳幹網様体調節系 …………………49
脳血管疾患 …………………………3
脳溝 …………………………………5,32
脳－心の関係 ………………………21
脳挫傷 ………………………………188
脳振盪 ………………………………240
脳損傷 ………………………………238
脳損傷者外来通院治療プログラム ……84
能動的注意 …………………………63
脳葉 …………………………………32
脳梁離断症候群 ……………………9
能力判定票 …………………………82

は

把握現象 ……………………………168
パーソナリティ変化 …………13,15
背外側部 ……………………………13
背側型同時失認 ……………………113
背側経路 ……………………………131
背側ネットワーク …………………65
発語失行 ……………………………148
「話す」障害 ………………………146
パペッツ回路 ……………………6,106
バリント症候群 …………113,121
　―の評価 …………………………117
般化 …………………………………161
反響言語 ……………………………148
汎性注意 ……………………………48
半側空間無視 ……………10,31,200
　―による着衣障害 ………………217
半側身体失認 ………………………228
半側無視 ……………………………10,39
判定票 ………………………………80
パントマイム ………………………166
パントマイム失行 …………………166

ひ

非意味的語彙経路 …………………130
引きこもり …………………………243
非言語的ストラテジー ……………101
非語彙経路 …………………………130
皮質盲 ………………………………11
左半球 ………………………………15
左半側空間無視 ……………………16
左半側無視 …………………………200

非陳述記憶 …………………91,93
びまん性 ……………………………240
びまん性軸索損傷 …………188,241
びまん性脳損傷 ……………………241
評価 …………………………………28
描画テスト …………………………218
病識欠如 ……………………………243
標準意欲検査法 ……………………41
標準意欲評価法 ……………………80
標準高次視知覚検査 ……39,118,137
標準高次動作性検査 …………40,170
標準失語症検査 …………39,136,154
標準失語症検査補助テスト ………39
標準注意検査法 …………38,67,69
標準抽象語理解力検査 ……………39
表層失読 ……………………………134
病態失認 ……………………10,228
非流暢型失語 ………………………153
非流暢性領域 ………………………147

ふ

フィードバック …………178,246
複合的感覚 …………………………10
復唱障害 ……………………………12
腹側型同時失認 ……………………113
腹側経路 ……………………………131
腹側ネットワーク …………………65
腹内側部 ……………………………13
符号化 ………………………………91
プッシング症候群 …………………31
物体失認 ……………………………112
プライステスト ……………………96
プライミング ………………………94
プラスのフィードバック …………71
ブローカ失語 ……………13,153,154
ブローカ野 …………………………13
ブロードマンの脳地図 ……………6
フロスティグ視知覚発達検査 ……119
プロソディ障害 ……………………147
分割機能 ……………………………63
分割的注意 …………………………64
文と絵のマッチング法 ……………160
分配機能 ……………………………63

へ

ペグ法 ………………………………101
ペグ棒の移動課題 …………………209
ペグボードを用いた探索課題 ……212
ヘッシュル回 ………………………11
辺縁葉 ………………………………4
扁桃体 ………………………………79
ベントン視覚記銘検査 ………39,119

ほ

報酬 …………………………………86
補完現象 ……………………………148
補助 …………………………………137

保続 …………………………… 148
ボトムアップ ……………………… 63
ボトムアップ・アプローチ ………… 43
掘り下げ検査 ……………………… 36

ま

街並失認 ……………………… 112
マッチング ……………………… 159
マッチング課題 ………………… 137
マッピング障害 ………………… 150

み

右半球 ……………………………… 16
右半球コミュニケーション障害 …… 228
水抑制画像 ……………………… 35
道順障害 …………………… 10,112
身振り …………………………… 166
三宅式記銘力検査 ……………… 39,96

む

無関連錯語 ……………………… 147
無視性失読 ……………………… 135

め

メモリーノート ……………… 101,102

も

妄想性障害 ……………………… 32
目的活動 ………………………… 31
文字想起困難 …………………… 152
文字の理解 ……………………… 135
模倣行動 ………………………… 14
問題解決訓練 …………………… 196

や

ヤコブレフ回路 …………………… 6,106

よ

抑うつ …………………………… 243
欲求コントロール低下 …………… 243
予定記憶 ………………………… 93
「読み書き」の障害 ……………… 129
読み書きの二重神経回路モデル …… 132
読み書きの脳内機構 …………… 132
「読む」障害 …………………… 151

り

リーブマンの観念失行 …………… 166
理解障害 ………………………… 12
離断症候群 ………………………… 9
リマインド ……………………… 86
流暢型失語 ……………………… 152

流暢性の障害 …………………… 146
流暢性領域 ……………………… 147
リラクセーション ……………… 86

れ

連合型視覚失認 …………… 12,13,111
連合型視覚性物体失認 ………… 112
連合型触覚失認 ………………… 111
連合線維 …………………………… 8

ろ

浪費 …………………………… 247
ロゴジェンモデル ……………… 129

わ

ワーキングメモリ ………… 53,63,93

259

クリニカル作業療法シリーズ

高次脳機能障害領域の作業療法
——プログラム立案のポイント

2017年9月25日　初　版　発　行
2021年5月20日　初版第2刷発行

編　集……………鈴木孝治
発行者……………荘村明彦
発行所……………中央法規出版株式会社
　　　　　　　　〒110-0016　東京都台東区台東3-29-1　中央法規ビル
　　　　　　　　営　業　　　TEL03-3834-5817　FAX03-3837-8037
　　　　　　　　取次・書店担当　TEL03-3834-5815　FAX03-3837-8035
　　　　　　　　https://www.chuohoki.co.jp/
装幀・本文デザイン…齋藤視倭子
表紙絵……………ネモト円筆
本文イラスト………イオジン，藤田侑巳
印刷・製本…………サンメッセ株式会社

ISBN978-4-8058-5323-8
定価はカバーに表示してあります。
本書のコピー，スキャン，デジタル化等の無断複製は，著作権法上での例外を除き禁じられています。また，本書を代行業者等の第三者に依頼してコピー，スキャン，デジタル化することは，たとえ個人や家庭内での利用であっても著作権法違反です。
落丁本・乱丁本はお取り替えします。
本書の内容に関するご質問については，下記URLから「お問い合わせフォーム」にご入力いただきますようお願いいたします。
https://www.chuohoki.co.jp/contact/